Dagmar Braunschweig-Pauli

D1735730

Jod-Krank

Der Jahrhundert - Irrtum

dingfelder

Wichtige Hinweise des Verlages:

– Sämtliche Gesprächs- und Briefzitate sind von den Urhebern ausdrücklich zur Verwendung in diesem Buch freigegeben worden. Gesprächszitate wurden per exaktem Wortprotokoll und / oder genehmigtem Tonbandmitschnitt festgehalten. Aus diesem Grunde wurde – um der Authentizität willen – auch an solchen Stellen nicht redaktionell eingegriffen, die einer Bearbeitung seitens des Lektorats durchaus zugänglich gewesen wären.

– Sämtliche sonstigen Angaben und Zitate sind nach den Grundsätzen wissenschaftlich korrekter Zitierweise erfolgt und anhand der Quellenangaben im Anhang des Buches zum Original zurückzuverfolgen. In Zweifelsfällen hinsichtlich des Verständnisses empfehlen wir die Kontext-Lektüre in den jeweiligen Originalquellentexten.

– Die Einschätzung von Zitaten lebender Persönlichkeiten geben grundsätzlich kein Werturteil hinsichtlich der zitierten Person, sondern ausschließlich die Meinung der Autorin zur Sache wieder.

– **Haftungsausschluss:** *Weder Autorin noch Verlag sind Ärzte oder Heilpraktiker, können und wollen auch keinerlei Diagnosen stellen. Die Leser des Buches werden von uns hiermit ausdrücklich darauf hingewiesen, dass die hier versammelten und vorgestellten Informationen ausschließlich orientierenden Charakter haben und weder dazu geeignet noch hinreichend sind, das Fachurteil eines kompetenten Arztes zu ersetzen. Die gewonnenen Kenntnisse können allenfalls dazu beitragen, dass die Kommunikation zwischen Betroffenen und ihren medizinischen Betreuern verbessert werden kann. Insofern weisen wir ausdrücklich darauf hin, dass weder die Autorin noch der Verlag irgendeine Haftung hinsichtlich der in diesem Buch gemachten Vermutungen, Aussagen, Darstellungen und Folgerungen übernehmen; wir fordern die Leser vielmehr ausdrücklich dazu auf, in allen Fällen eigenen Betroffenseins einen entsprechend qualifizierten Arzt zu Rate zu ziehen!*

Die Deutsche Bibliothek – CIP-Einheitsaufnahme

Braunschweig-Pauli, Dagmar:
Jod-Krank : Der Jahrhundert-Irrtum / Dagmar Braunschweig-Pauli
- Andechs : Dingfelder, 2000
ISBN 3 - 926253 - 58 - 4

Gedruckt auf säurefreiem, alterungsbeständigem Papier

2000

ISBN 3 - 926253 - 58 - 4

© 2000 by Dingfelder Verlag, Annette und Gerd Gmelin GbR, Andechs
Umschlaggestaltung: Gerd E. Gmelin
Satz: Dingfelder Verlag, Andechs
Druck und Bindung: Kösel, Kempten (www.KoeselBuch.de)
Printed in Germany

Inhaltsverzeichnis

Jod-Krank

I

Als im Frühsommer 1995 im Krankenhaus, in das ich mich zur Untersuchung begeben hatte, vier „Heiße Knoten" * in meiner Schilddrüse diagnostiziert wurden, sagte der Oberarzt der radiologischen Abteilung zu mir:

„Wir haben die Anweisung, keine Patienten mehr vor Jod zu warnen, auch die Patienten mit Überfunktion, „Heißen Knoten" und Morbus Basedow nicht. Aber ich sage es Ihnen trotzdem, dass Sie Jod meiden müssen. Verwenden Sie kein jodiertes Speisesalz und essen Sie keine jodierten Lebensmittel, auch keinen Seefisch, und natürlich sollten Sie auch nicht an die Nordsee verreisen."

„Das ist ja ungeheuerlich," sagte ich. „Wieso dürfen Sie Patienten nicht mehr vor Jod warnen, wenn Jod doch für diese schädlich ist?"

„Um die flächendeckende Jodierung nicht zu gefährden."

„Und dafür gefährden Sie lieber Menschen, nicht wahr? Das ist ja glatte Körperverletzung!", sagte ich in gerechter Empörung.

Denn das, was mir der Oberarzt da so locker im Plauderton mitgeteilt hatte, war nicht mehr und nicht weniger als eine Menschenquälerei in großem Maßstab.

---

* Medizinische Fachbegriffe werden im Text des Anhangs ab Seite 269 ausführlich erläutert und verständlich gemacht. Um der besseren Lesbarkeit willen haben wir im ersten Teil des Buches auf Anmerkungen im Text weitgehend verzichtet. *(Anm. d. Hrsg.)*

„Die Patienten werden sich das aber nicht gefallen lassen," fügte ich aufgebracht hinzu.

„Die Patienten erfahren es ja gar nicht mehr, dass ihnen Jod schadet. Also wissen sie es auch nicht. Außerdem sind die Hyperthyreotiker so fertig, da rührt sich keiner."

„Da irren Sie sich gewaltig," rief ich zornig. „Ich bin durchaus nicht fertig, wie Sie es ausdrücken, und wenn die anderen Geschädigten sich nicht mehr rühren können, dann werde ich das für sie tun! Ich werde zu dieser offensichtlich inhumanen Methode, Menschen krank zu machen, bestimmt nicht schweigen."

„Bei den Medien werden Sie keinen Erfolg haben," entgegnete der Radiologe, „die sind informiert: ‚Jod ist gesund.' Und an einer anderen Meinung sind die nicht interessiert."

„Das wäre ja undemokratisch. Das glaube ich Ihnen nicht."

Aber mich beschlich auf einmal ein unbehagliches Gefühl. Denn die Sicherheit des Oberarztes zeigte mir, dass er sich durchaus nicht auf verlorenem Posten fühlte. Er hatte mir nicht sagen wollen, wer diese unmenschliche Anordnung an alle Ärzte erteilt hatte. Wenn das nicht das Bundesgesundheitsministerium selber war, was ich mir wirklich nicht vorstellen konnte, wer war dann diese anonyme Macht, die in unserer demokratischen Bundesrepublik etwas derartig Abartiges anordnen konnte, ohne dass die rechtsstaatlichen Organe gegen dieses groß angelegte Unrecht einschritten? Aber das Erschreckendste an allem ist, dass Ärzte – wie viele es tatsächlich sind, wusste ich da noch nicht – diesen menschenverachtenden Anordnungen, von wem immer sie kommen mögen, tatsächlich gehorchen, obwohl sie sich durch ihren hippokratischen Eid verpflichtet haben, niemandem zu schaden *(nemini nocere)*.

Der Oberarzt war durch meinen heftigen Protest so ärgerlich geworden, dass er noch einige Einzelheiten über die sogenannte Jodkampagne aus dem Nähkästchen zog: Die Grenzwerte für Überfunktion seien sowieso so hoch, dass die Überfunktionspatienten sie nicht erreichten. „Auch Ihre Werte sind nur grenzwertig," erklärte er, „obwohl Sie einen kleinen Basedow haben." Und man sei sich bewusst, durch die allgemeine Jodierung mit mindestens 30% neuen Überfunktionserkrankungen rechnen zu müssen. Das nehme man aber in Kauf.

Mein Hausarzt hatte anhand meiner TSH-Werte bereits vor dem Szintigramm vermutet, dass ich sogenannte „Heiße Knoten" hätte. Da hatte er mich gewarnt:

„Sie wissen ja: jodarme Ernährung, keinen Seefisch, kein Jodsalz, keine jodierte Zahnpasta, keinen Nordseeurlaub."

Nun ging ich zu ihm, empört über die Ungeheuerlichkeit, die ich vom Oberarzt erfahren hatte, und rechnete damit, dass er meine Entrüstung teilen würde. Damals war ich noch sicher, dass mein Verständnis von Menschlichkeit von den meisten Menschen meiner Umgebung, vor allem aber von Vertrauenspersonen, wie es eben der langjährige Hausarzt ist, geteilt werden würde. Selbstverständlich. Aber mein Hausarzt war weit davon entfernt, meine Empörung zu teilen. Auch schien er vollständig vergessen zu haben, dass er mir noch vor einem Vierteljahr gesagt hatte:

„Keinen Seefisch, keine Ferien an der Nordsee, keine jodhaltige Zahnpasta und natürlich kein Jodsalz."

Wie von der Tarantel gestochen fuhr er hoch, als ich gegen diese menschenverachtende „Nicht-vor-Jod-zu-warnen"-Aktion protestierte.

„Das müssen Sie erdulden", herrschte er mich an, „im Interesse der Volksgesundheit!"

„Das muss ich überhaupt nicht," widersprach ich ebenso aufgebracht. „Niemand hat das Recht, mich krank zu machen, um selber gesund zu bleiben. Das ist eine ganz perverse Argumentation und absolut unmoralisch. Jeder kann Jod essen, soviel er will. Essen Sie es doch scheffelweise! Aber deshalb muss ich, die durch Jod krank wird, nicht ebenfalls zum Jodessen gezwungen werden. Was sich da als eine Gesundheitsmaßnahme ausgibt, ist gar keine, sondern eine gigantische Krankheitsbeschaffungsmaßnahme!"

Ich rannte aus dem Sprechzimmer und die Tränen der Hilflosigkeit rannen mir über das Gesicht. Ich war von dem rüden Ton, in dem mich mein Arzt angefahren hatte, zutiefst verletzt, und ich war beschämt, weil ich ihn als Mensch geschätzt hatte. Jetzt fühlte ich mich von dem Manne verraten, dem wir alle unsere Gesundheit anvertraut hatten, mein Mann, meine Kinder, und ich in dem Selbstverständnis, dass er auch wirklich an unserer Gesundheit interessiert sei. Dabei war er das gar nicht. Er hatte es tatsächlich fertig gebracht, mir eiskalt zu sagen: „Dann müssen Sie eben krank sein, aber Jod muss in die Nahrung, weil Deutschland ein Jodmangelgebiet ist."

Das war meine erste Begegnung mit diesem dummen Schlagwort, das ohne jeden Wahrheitsgehalt, dafür aber von durchschlagender Wirkung ist.

Warum das Jod aber in sämtliche Nahrungsmittel hineinmuss, ist, wenn man nur die medizinischen Fakten berücksichtigt, nach wie vor unverständlich, weil es ja nachweislich viele Jodunverträglichkeiten gibt. Diese Frage, die ich mir selber von Anfang an stellte, und die mir nach wie vor zu schaffen macht, wird mir fast täglich von anderen Jodgeschädigten gestellt. Vom Standpunkt einer „menschlichen" Medizin wäre die Frage nur so zu beantworten, dass Jod nicht in die Lebensmittel gehört, sondern als Medikament in die Hand des Arztes. Vom Standpunkt der „unmenschlichen" Medizin habe ich eine spontane Antwort erhalten. Ein Gynäkologe stellte mir spöttisch die Gegenfrage: „Wo soll man denn hin mit dem vielen Jod? Das ist doch ein Geschäft." – „Aha," sagte ich, „der Mensch als Mülleimer. Das ist eine sehr aufschlussreiche Äußerung für einen Arzt, die werde ich mir merken."

II

Die Diagnose der „Heißen Knoten" (=autonomen Bereiche) erfolgte nicht zufällig. Ihr waren schlimme Wochen und Monate vorausgegangen. Ich bekam plötzlich, ohne dass der Hausarzt einen organischen Grund dafür feststellen konnte, schwere Herzrhythmusstörungen. Es wurde ein EKG gemacht und ich musste ein Medikament gegen Herzrhythmusstörungen einnehmen. Aber es half gar nicht. Das Gefühl, innerlich wie mit Blei angefüllt zu sein, das mich zwang, mich so schnell wie möglich hinzusetzen, blieb. Jede Bewegung geriet zu einer ungeheuren Anstrengung, und ich war nach wenigen Tagen kaum noch in der Lage, meine 6- und 7-jährigen Kinder zu versorgen, vom Haushalt gar nicht zu reden. Ich schleppte mich durch den Tag und hoffte auf den erholsamen Nachtschlaf. Der blieb jedoch bald aus. Schlagartiges Herzrasen riss mich aus dem Tiefschlaf und löste eine panische Unruhe in mir aus, sodass ich nicht im Bett liegen bleiben konnte.

Es begannen die nächtlichen Wanderungen durch die Wohnung. Ich pilgerte von Fenster zu Fenster, sah dem letzten Bus nach, der meist ohne Fahrgäste die letzte Strecke bis zur Endstation zurücklegte, und beobachtete einen kräftigen Marder, der immer zur selben Zeit, etwa gegen 2 Uhr 30, die Straße heruntergetappst kam. Erst in den frühen Morgenstunden stellte sich eine gnädige Erschöpfung ein, die mir noch zwei Stunden Schlaf bis zum Weckerläuten schenkte. Aber der Schlaf brachte mir keine Erholung mehr. Ich stand so zerschlagen auf, wie ich abends zu Bett gegangen war. Früher war ich morgens immer vergnügt aufgestanden, hatte meine Kinder mit unserem „Morgenlied vom frechen Floh" geweckt, und war stets voller Vorfreude auf einen ausgefüllten Tag gewesen.

Nun musste ich erst einmal todmüde auf der Bettkante sitzen bleiben, bis ich die Kraft zum Aufstehen gesammelt hatte, und nach dem Waschen, Anziehen und Frühstück machen war ich so erschöpft, als hätte ich Baumstämme zersägt. Die Zeit der Lieder war vorbei. Meine Kinder sagten: „Mami singt nicht mehr." Und dann sagten sie: „Mami lacht nicht mehr." Das war, als die Sehprobleme begannen.

Ich bin Musikwissenschaftlerin. Ich habe mich auf mittelalterliche Musikhandschriften spezialisiert, und damals arbeitete ich gerade an einem Lexikonartikel über eine Musikhandschrift aus dem 15. Jahrhundert, als mein bis dato ausgezeichnetes Sehvermögen rapide nachließ. Meine Lider schwollen an und waren gerötet, die Augen tränten. Und plötzlich sah ich die Handschrift, die ich beschreiben sollte, nur noch verschwommen. Ich sah alles wie hinter einer Fensterscheibe, an der der prasselnde Regen herunterströmt. Die Einzelheiten des handgeschriebenen Textes konnte ich nur noch mit einer starken Lupe erkennen. Ich suchte einen Augenarzt auf und ließ mir eine Brille verschreiben. Sie ermöglichte es mir zwar, meine wissenschaftliche Arbeit fortzusetzen, aber meine Augenprobleme – die geschwollenen Lider, die geröteten und tränenden Augen, und die sehr starke Verminderung der Sehkraft – konnte sie nicht lösen. Heute weiß ich, dass es sich dabei um die typische, durch Jod ausgelöste Bindehautentzündung bei Basedow-Erkrankungen (= Konjunktivitis) handelte. Und oft musste ich sogar trotz Brille und Lupe meine Forschungsarbeiten unterbrechen. In diesen Situationen weinte ich. Dagegen erschien mir der Haarausfall, der unvermittelt einsetzte, eher nebensächlich. Mir fielen tatsächlich auch die Wimpern aus. Wenn ich las oder schrieb, landeten immer auch einige Wimpernhärchen auf dem Papier.

Die bedrückendste Krankheitserscheinung aber, die mich seelisch am stärksten belastete, war die fürchterliche Akne, die sich allmählich entwickelte. Zuerst hatte ich nur einige dicke, eitrige und schmerzhafte Pickel auf dem Rücken. Über die lachte ich und sagte. „Ach, auf dem Rücken stören die mich nicht." Aber dabei blieb es nicht. Ich bekam dicke Pickel am Hals, in den Ohren, außerdem auch an den Oberarmen und Unterschenkeln, deren Schmerzen mir die Tränen in die Augen trieben.

In *„Bittere Pillen"* (*„Nutzen und Risiken der Arzneimittel"*, herausgegeben von Kurt Langbein, Hans-Peter Martin und Hans Weis, Kiepenheuer & Witsch, 72. ergänzte und korrigierte Auflage 1999, Seite 357) fand ich unter dem Abschnitt: *„Akne – durch Medikamente verursacht"* die Beschreibung und auch die Ursache meiner eigenen Akne:

„Schließlich kann Akne (besser gesagt: akneähnliche Hautveränderungen) auch durch Medikamente hervorgerufen werden. Typisch für medikamentös bedingte Akne sind plötzlicher Beginn, ausgedehnter Befall ungewohnter Stellen (auch am Rumpf und an Armen und Beinen) sowie das Vorkommen auch außerhalb der Pubertät. Zu den Verursachern zählen Jod- und Bromverbindungen (Jod- und Bromakne)."

Und schließlich waren die Pickel auch im Gesicht. Rote, eitrige Pickel, die zu unförmigen Furunkeln anschwollen, was oft zwei bis drei Wochen dauern konnte. Platzten sie dann endlich auf, kam außer Eiter auch Blut, und der Schorf, der sich schließlich bildete, ging immer wieder ab: beim Waschen, bei einer unbedachten Berührung, bei einer stürmischen Kinderumarmung. Und dann bluteten sie sehr stark, sodass mir manchmal ein richtiges Rinnsal von Blut über Wange, Stirn oder Kinn rann. Auch diese Phase der Verschorfung dauerte meist mehrere Wochen.

Diese Entzündungen, die großflächig waren, weil zwei, drei oder sogar vier Furunkel zu einem einzigen Entzündungsherd zusammenwuchsen, waren sehr schmerzhaft. Es dauerte Monate, bis sie abgeheilt waren, und dann blieben tiefe, gezackte und rote Narben zurück. Größer als die körperlichen Schmerzen waren jedoch die seelischen. Man sprach mich an:

„Was haben Sie denn mit Ihrem Gesicht gemacht?" oder „Sie sehen einfach fürchterlich aus."

Meine langjährige Freundin, niedergelassene Internistin, sagte in einer Mischung von Ermahnung und Schadenfreude, als sie meine verkrusteten Furunkel sah: „Das kommt vom Kratzen."

Ich protestierte gegen diese ungerechte Unterstellung und widersprach: „Ich kratze nicht."

„Natürlich kratzt du, das sehe ich doch." Es gelang mir nicht, mit ihr vernünftig über mein Problem zu reden. Sie beharrte auf ihrer Meinung, ich sei an meiner Entstellung selber schuld, und somit geschehe es mir ganz recht, dass ich so gezeichnet herumlaufen müsse. Ich war über diese Uneinsichtigkeit und Herzlosigkeit zutiefst enttäuscht. Immerhin waren wir über zweiundzwanzig Jahre lang eng befreundet gewesen. Später schrieb ich ihr in einem Brief:

„Wenn ich mit den mir anvertrauten Handschriften so umginge wie du und manch andere Ärzte mit ihren Patienten, hätte ich längst Bibliotheksverbot."

Damit beendete ich unsere langjährige Freundschaft.

Ich verließ das Haus nur noch selten und wenn überhaupt, mit tief geneigtem Kopf, meine entsetzlichen Haut-Verunstaltungen unter einer dicken Make-up-Schicht nur notdürftig versteckt.

Zuerst diagnostizierte mein Hausarzt Herpes und verschrieb mir eine sehr teure Salbe. „Das wirkungsvollste Virostatikum, das es zur Zeit gibt," sagte er. Als dies nach wochenlanger Behandlung nicht half, diagnostizierte er Gürtelrose und ich nahm über Monate das dafür vorgesehene Medikament ein. Das machte mich furchtbar müde, ohne den gewünschten Erfolg zu bringen. Da zuckte mein Arzt mit den Schultern und meinte:

„Sie kommen jetzt allmählich in die Jährchen" (er meinte damit die Wechseljahre, aber ich war 42 Jahre alt und es gab gynäkologisch keine Anzeichen für beginnende Wechseljahre),

14

„da müssen Sie mit solchen Dingen rechnen. Am besten, Sie finden sich damit ab."

Ich schüttelte den Kopf: „Sie werden keine Frau unter neunzig finden, die sich mit so einer entstellenden Gesichtsakne abfindet," antwortete ich. Ich tappte lange im Dunkeln, woher diese rätselhafte Akne wohl kommen könne. Ich stellte meine Ernährung um und verzichtete kategorisch auf alle Süßigkeiten, die ich ab und zu durchaus zu genießen pflegte: Schweizer Schokolade, Lebkuchen, Sahnetorte, Marzipan. Es tat sich gar nichts. Heilten alte Furunkel endlich ab, wuchsen neue nach.

Ich las, dass künstliche Aromastoffe Hautveränderungen auslösen konnten. Seit meiner Studienzeit liebte ich aromatisierte Tees, vor allem Orangentee und Earl Grey, und ich war im Sprachgebrauch der Teegenießer durchaus eine starke Teetrinkerin. Am Schreibtisch hatte ich immer eine Tasse Tee neben mir stehen. Es fiel mir sehr schwer, aber ich trennte mich nun ebenfalls kategorisch von meinen geliebten Tees. Auch dieses Opfer war umsonst, denn am furunkulösen Zustand meiner Haut änderte sich gar nichts. Trotzdem behielt ich diese selbst gewählte Diät bei, denn in allen Abhandlungen über Akne kann man nachlesen, dass die Heilung von Akne viel Geduld und viel Zeit kostet. Und ich wollte einen möglichen Erfolg nicht durch vorzeitiges Abbrechen einer wirkungsvollen Nahrungsumstellung gefährden.

Die Erfahrung mit der Jodakne hat mir aber gezeigt, dass diejenige Akne, die durch Jod in Lebensmitteln ausgelöst wird, durchaus zügig abklingen kann, wenn man nur konsequent das Akne auslösende Jod (sprich: jodierte Lebensmittel und Jodsalz) weglässt. Sobald das im Körper übermäßig gespeicherte Jod zu einem Teil ausgeschieden ist – was bis zu drei Wochen dauern kann –, hört die Eiterbildung allmählich auf, und der Pickel (bzw. Furunkel) trocknet schließlich aus. Es bleibt eine tiefe, rote Narbe zurück. Die Rötung verblasst allmählich innerhalb einiger Monate. Die in die Haut eingekerbte Narbe jedoch bleibt leider bestehen. (Man kann unter Umständen die tiefe Ausprägung der Narben ein wenig abschwächen, indem man den Eiterherd vorher konsequent mit Teebaumöl betupft.)

Es ist beinahe schon überflüssig zu sagen, dass auch Verzicht und Geduld nicht erfolgreich waren.

Zwar war ich der festen Meinung, dass diese Furunkel von einer inneren Fehlsteuerung herrührten, aber ich versuchte schließlich doch mein Glück mit äußerlich anzuwendenden Aknepräparaten. Ich glaube, es gibt kein Aknemittel in Apotheken, Drogerien und Reformhäusern, das ich nicht ausprobierte. Schließlich entdeckte ich die Heilerde, von der ich mir nun täglich abends Gesichtsmasken machte. Sie brachte eine geringfügige Schmerzlinderung der entzündeten Hautstellen. Aber nur so lange, wie ich die Maske auf dem Gesicht hatte. Aber natürlich konnte ich nicht den ganzen Tag mit einer grünen Maske im Gesicht herumlaufen. Und an den Furunkeln selber änderte sie ja leider auch nichts. Unendliche Mühe, unendliche Geduld brachten mich keinen einzigen Schritt weiter. Es war eine schlimme Zeit für mich. Ab und zu gewann aber doch mein Humor wieder die Oberhand, und ich sagte zu meinem Mann:

„Ich wünschte, wir lebten im Orient. Da dürfte ich wenigstens einen Schleier tragen."

Erst viel später, als ich schon meine Selbsthilfegruppe gegründet hatte, las ich im *„Pschyrembel"*, dem Klinischen Wörterbuch, dass es sich bei meiner Akne um die sogenannte Jodakne handelt. Unter dem Stichwort „Jodakne" finden sich dort drei Verweise:

1. Acne venenata,

2. Jodausschlag und

3. Jododerma tuberosum,

und die beschriebenen Hautveränderungen sind genau diejenigen, die ich an mir hatte beobachten müssen. Ausgelöst wird sie durch halogenierte Kohlenwasserstoffe (das sind z. B. Chlor-, Fluor- und Jodverbindungen), durch die innere und äu-

16

ßere Jodaufnahme (selbst durch Seefisch!), durch Jodsalz, jodhaltige Medikamente, jodhaltige Röntgenkontrastmittel und jodhaltige Desinfektionsmittel. Und nun durch die praktisch vollkommene Jodierung der Lebensmittel durch fast jede Nahrungsaufnahme schlechthin.

Jean Carper widmet der Jodakne in ihrem 1997 im Econ-Verlag, München erschienen Buch „*Wundermedizin Nahrung*" ein eigenes Kapitel unter der bezeichnenden Überschrift: „*Die McJod-Gefahr*":

„*Andererseits sollten Sie, wenn Sie akneanfällig sind, sich davor hüten, regelmäßig zu viel Jod zu essen. Übermäßig viel Jod kann die Poren reizen und so Akneausbrüche mit sich bringen. Jod bekommen Sie natürlich aus mit Jod angereichertem Salz. Hohe Mengen sind überraschenderweise auch in Fastfood und in Milch entdeckt worden. Die amerikanische Consumer's Union fand einmal heraus, dass der durchschnittliche Jodgehalt einer Fast-food-Mahlzeit über dreißigmal höher war als die empfohlene diätetische Menge von 150 Mikrogramm täglich – 4500 Mikrogramm Jod pro Mahlzeit. Eine Analyse von Milchproben, die von 175 Kuhherden aus ganz Wisconsin gesammelt worden waren, kam vor kurzem auf einen Schnitt von 466 Mikrogramm Jod pro Liter Milch; 11 Prozent der Proben enthielten mehr als 1000 Mikrogramm Jod pro Liter. In die Milch kommt das Jod durch verseuchte Melkausrüstungen und Medikamente, die Kühen gegeben werden.*"

Nun, bei uns kommen die toxischen Jodmengen zudem über die absichtliche Jodierung der Mineralfuttergemische in die Milch und sämtliche Milchprodukte, wie ich an anderer Stelle nachweisen werde.

In dem 1996 neu bearbeiteten Handbuch „*Ernährungsmedizin und Diätetik*", das im Kapitel „Jod" ausschließlich dem einseitigen Ernährungsbericht der Deutschen Gesellschaft für Ernährung von 1992 folgt, kommt der Autor Heinrich Kasper doch nicht umhin, einen Hinweis auf die Jodakne anzubringen. Auf Seite 387 schreibt er im Kapitel „*Acne vulgaris*": „*Es gibt*

Hinweise darauf, dass die Hauterscheinungen unter oraler Jodzufuhr exazerbieren, sodass möglicherweise auch dem Meiden besonders jodreicher Lebensmittel und von jodiertem Speisesalz eine gewisse Bedeutung zukommt."

Hautärzte haben festgestellt, dass mittlerweile jeder zehnte Aknepatient unter einer Jodakne leidet. Trotzdem behauptete einer der führenden deutschen Jodbefürworter, der Mainzer Radiologe und Internist Prof. Dr. med. Peter Pfannenstiel auf dem 15. Wiesbadener Schilddrüsengespräch im März 1997:

„An dieser Stelle muss gesagt werden: Es gibt keine Allergie und auch keine Akne durch Jod."

Hier wird sehr spitzfindig argumentiert, indem hinsichtlich des Allergiebegriffs eine sehr eng gefasste Definition zugrunde gelegt wird, um der eigentlichen Problematik aus dem Wege gehen zu können. Ob es sich nämlich um eine „Allergie" im strengen Sinne, eine sogenannte „Pseudoallergie" oder eine „allergoide Reaktion" handelt, ist für den Patienten letztlich völlig unerheblich. Entscheidend ist, dass die Reaktion spontan hervorrufbar ist, der Körper bei erneuter Zufuhr des auslösenden Stoffes immer empfindlicher reagiert, und dass ausschließlich die Jodvermeidung die Reaktion beendet. Die an anderer Stelle von P. Pfannenstiel angeführte und von vielen stereotyp nachgebetete Behauptung (Zuletzt in: „Bio", Nr. 6, 1999, Seite 18, in einem im Übrigen durchaus jodkritischen Artikel), nur „großmolekulares" Jod, wie es in Nahrungsmitteln nicht vorkomme, könne eine Allergie auslösen, ist höchst diskussionsbedürftig. Jod tritt nämlich im menschlichen Körper nicht als einzelnes Atom, sondern in Klustern (Zusammenballungen) auf, die durchaus die Größe großmolekularer Verbindungen erreichen können. Erstaunlich, dass viele Wissenschaftler, die die Zusammenhänge kennen, nicht gegen diese Argumentation protestieren und sie richtig stellen.

Es ist Patienten, die unter einer Jodallergie leiden, nicht zu verübeln, wenn sie ein totales Schweigen z. B. ihrer Ärzte zu diesem Thema als gegen sie gerichtete Komplizenschaft empfinden und sich in die Situation der Unterwerfung unter eine totalitäre Herrschaft versetzt sehen.

Wissenschaftliche Autorität und wissenschaftliche Terminologie werden benutzt, um ein offenkundiges, aber „störendes" Problem einfach als „nicht vorhanden" darzustellen. Wenn Wissenschaft nicht bereit ist, ihre Annahmen – und um nichts anderes handelt es sich bei den erwähnten Behauptungen – immer neu an der Realität zu überprüfen, wird sie unmenschlich. Ein Jodallergiker, dem sein behandelnder Arzt erklärt: „Dein Problem gibt es überhaupt nicht!", fühlt sich „ghettoisiert", ausgegrenzt und in einer Situation, die von ihm ähnlich erlebt wird wie die Lage beispielsweise eines Juden zur Zeit der Naziherrschaft oder die eines Dissidenten in einem der noch heute existierenden totalitären Staatsgefüge.

Warum hat keiner den Mut, zu sagen, dass hier Unrecht geschieht? Der Patient wird nicht nur die Phalanx des Schweigens als gegen ihn gerichtet empfinden. Er sieht sich leider einer zweiten, ihn verletzenden, sich schleichend ausbreitenden Gewohnheit gegenüber – und auch diese wird ihn an eine totalitäre Herrschaft erinnern: einer unmenschlichen Sprache. *„Die Sprache des Dritten Reiches,"* stellt Victor Klemperer fest, *„scheint in manchen charakteristischen Ausdrücken überleben zu sollen ... Die nazistische Sprache ... ändert Wortwerte und Worthäufigkeiten, sie macht zum Allgemeingut, was früher einem Einzelnen oder einer winzigen Gruppe gehörte, ... und in allem durchtränkt sie Worte und Wortgruppen und Satzformen mit ihrem Gift, macht die Sprache ihrem fürchterlichen System dienstbar, gewinnt sie an der Sprache ihr stärkstes, ihr öffentlichstes und geheimstes Werbemittel ... Man sollte viele Worte des nazistischen Sprachgebrauches für lange Zeit, und einige für immer, ins Massengrab legen."* („LTI – Notizbuch eines Philologen", 1995, Seite 20 ff.) Da hinein gehört auch, das kann ich jetzt schon sagen, der Ausdruck *„im Interesse der Volksgesundheit"*. Im Folgenden wird sich zeigen, dass die Beschäftigung mit der gegenwärtigen Jodierung zwangsläufig die

Enttarnung der LTI (*Lingua tertii imperii* = Sprache des Dritten Reiches) im Sprachgebrauch der Jodierer nach sich zieht. Und nicht nur im Sprachgebrauch, sondern auch in den Maßnahmen. Es wird sich außerdem zeigen, dass die Jodierungsmaßnahmen dem Geist der LTI entsprechen.

Wenn von diesem Geist im Folgenden die Rede ist, dann geht es nicht etwa darum, heute lebende Personen gar als „Nationalsozialisten" abzustempeln. Es geht vielmehr darum, zu zeigen, wie schnell man – durchaus unbewusst – in eine Sprache abgleiten kann, die unmenschlich ist und im Nationalsozialismus ihre historisch belegbaren Wurzeln hat, und wie kurz der Weg von einer unmenschlichen Sprache zu einer unmenschlichen Vorstellung ist. Wenn sich ein Gynäkologe in der Presse mit der Überschrift zitieren lässt: „*Schwangeren viel Jod verpassen*" („Medical Tribune", 1999, Nr. 47, Seite 9), dann ist das nicht nur eine „Ausdrucksentgleisung", sondern – bewusst oder nicht – Ausdruck einer Vorstellung vom menschlichen Gegenüber und des ärztlichen Handelns, zu der sich ein Mediziner nicht hinreißen lassen sollte.

Hinzu kommt allerdings, dass es in nationalsozialistischer Zeit erstmals in Deutschland eine forcierte Kropfprophylaxe gab und dass die dabei benutzten wissenschaflichen Argumente, die Ausdrucksweise und die sich vielfach kundgebende Einstellung zum Patienten in verblüffender Weise dem gleichen, was wir aus unserer Gegenwart kennen.

Die mentalitätsgeschichtliche Untersuchung dieser Zusammenhänge wäre eine lohnende Aufgabe. Ich habe daher begonnen, mich dieser zu unterziehen, und will hier nur ein paar Beispiele geben, wobei ich mich auf eine einzige wissenschaftliche Zeitschrift, die „Münchener medizinische Wochenschrift" beschränke:

Im Jahr 1942 veröffentlichte der Züricher Gynäkologe Hansjakob Wespi-Eggenberger – sein Schwiegervater Hans Eggenberger war bereits in den zwanziger Jahren als Jodbefürworter hervorgetreten – einen Aufsatz über die „*Jodprophylaxe des*

Kropfes, ihre Grundlagen und ihre Erfolge" (siehe Literatur-verzeichnis). Minutiös versucht Eggenberger die „Jodmangel-theorie" wie er sie bereits nennt, zu begründen. Diese Theorie, so Eggenberger, ist schlüssig, weil ein eindeutig umgekehrt proportionales Verhältnis zwischen Jodreichtum und Kropf-häufigkeit beobachtbar ist. Die übliche Anreicherung mit 5 Milligramm Jod pro kg Salz genüge aber nicht. Eine ideale Jodversorgung sei erst bei 20 Milligramm pro kg Salz gegeben. Das ist genau der Wert, mit dem das Jodsalz in Deutschland heute angereichert wird. Es ist wichtig, dies festzustellen, da man immer wieder die Behauptung findet, in der Zeit des Na-tionalsozialismus seien zwar Jodschädigungen aufgetreten, aber nur durch die damalige extreme Überdosierung.

Noch weitere Parallelen zu den heute gängigen Argumenten fallen in Eggenbergers Beitrag auf. Er begnügt sich nicht da-mit, Beobachtungen zum Jodsalzgebrauch zusammenzutragen, sondern macht den Kropf gleich noch für andere Übel verant-wortlich, denen man in der Nazizeit den Kampf angesagt hatte: Kretinismus, Taubstummheit, Minderwuchs. Seit 1930 habe bei den Taubstummen ein starker Rückgang eingesetzt, der so enorm sei, dass ein großer Teil der Taubstummenanstalten ih-ren Betrieb ganz einstellen oder sich auf andere Gebrechen ha-be umstellen müssen. Seine eigenen Landsleute, die Appenzel-ler, hätten sich früher immer durch auffallende Kleinheit aus-gezeichnet. Seit der Einführung der Jodprophylaxe habe eine bemerkenswerte Zunahme der durchschnittlichen Körperlänge eingesetzt. Aber da bekommt Eggenberger denn doch Angst vor der eigenen Courage und fügt schnell hinzu, dass natürlich auch andere Faktoren wie die bessere Rachitisbekämpfung mitverantwortlich seien. (Seite 201)

Auch für die Handhabung der Jodprophylaxe hat Eggenber-ger ein Rezept:

„Es hat sich immer wieder gezeigt, dass es am besten ist, wenn die Einführung des jodierten Kochsalzes stumm erfolgt, d. h. ohne Propaganda und große Volksaufklärung, sondern

einfach so, dass durch Verfügung der verantworlichen Regierung an Stelle des gewöhnlichen Kochsalzes jodiertes in den Handel und zum Verkauf gebracht wird. Man vermeidet damit am leichtesten neurotische Reaktionen bei überängstlichen Individuen." (Seite 205)

Tatsächlich wurden in der Nazizeit – wie in den neunziger Jahren bei uns – die vorher bestehenden gesetzlichen Behinderungen für eine derartige Jodierungspraxis abgeschafft. Am 27. November 1940 wurde die Polizeiverordnung vom 16. November 1939 über die Abgabe von Jod und seinen Zubereitungen außer Kraft gesetzt.

Zu den schlimmsten Erscheinungen der nationalsozialistischen Gesundheitsfürsorge zählte leider der Umgang mit Basedow-Kranken. Wir haben dazu Zeitzeugen befragt. Eine erinnert sich:

„Im zweiten Weltkrieg gab es auf einmal immer mehr Menschen, denen die Augen aus dem Kopf quollen. Heute weiß ich, dass sie Morbus Basedow hatten. Damals sagte man uns, sie seien Kretins geworden, die müssten ins Irrenhaus und beseitigt werden. Keiner sah sie je wieder ... "

Fairerweise muss man zugeben, dass es auch im Nationalsozialismus trotz überwiegend positiver Beurteilung der Jodprophylaxe kritische Stimmen gab, und dass diese sich artikulieren konnten.

In der „Münchener medizinischen Wochenschrift" vom Dezember 1938 erschien ein Beitrag eines Mitarbeiters der Berliner Universitätsklinik (siehe Literaturverzeichnis unter „Keseling"), der unvoreingenommen über Folgeschäden der Jodprophylaxe berichtete:

„Die Prozentzahl an Kranken mit thyreotoxischen Erscheinungen nach Jodgebrauch beträgt in der Zeit vom 1.9.1937 bis zum 1.9.1938 für die Männer 20% und für die Frauen 30% aller in Berücksichtigung gekommenen Thyreotoxikosen." (Seite 1912)

„Unter den Kranken befanden sich zwei 64-Jährige, von denen eine erst in diesem hohen Alter durch spontane Jodkochsalzbenutzung eine akut einsetzende Thyreotoxikose bekommen hat." (Seite 1913)

„Es genügte bereits eine drei Monate lang dauernde Benutzung von Jodsalz im Haushalt, um thyreotoxische Symptome auszulösen. Das dosierte Salz enthält 5 mg Kaliumjodid pro kg." (ebd.)

„Jeder Organismus besitzt gegenüber Jod eine verschiedene Empfindlichkeit, und es ist ... unmöglich, die optimale Jodzufuhr für einen einzelnen Kranken festzustellen." (ebd.)

Zurück zur Jodakne. Selbstredend kann eine Jodakne nur geheilt werden, wenn man weder innerlich noch äußerlich zusätzliches Jod zu sich nimmt. Es ist also strikte Jodabstinenz angesagt. Wie man das aber bewerkstelligen soll, wissen im Moment leider nur die Götter, denn durch jodierte Mineralfuttergemische für die Schweine- und Bullenmast sowie das Milchvieh lauert das schädliche Jod bereits verdeckt in allen Fleisch- und Milchprodukten und den Halb- und Fertigprodukten, denen Fleisch- und Milchprodukte (z. B. Fleischextrakt in Brühwürfeln und Saucenhilfen, Milcheiweiß, etc.) zugesetzt sind. Jod in aller Munde sozusagen. Und in unüberschaubaren Mengen, dass es manchen, denen mit den Ohrfurunkeln beispielsweise, zu den Ohren wieder herauskommt.

Mit einer Nulldiät habe ich zunächst vollständig auf die Jodbremse getreten und in kleinen Schritten nur die Dinge gegessen, die wirklich kein Jod enthalten konnten: Kartoffeln, Bananen, Paprika, Tomaten, Reis, Sojamilch, Äpfel, Birnen, Ananas, Avokados usw. Vorsichtig tastete ich mich von einem genießbaren Lebensmittel zum anderen. Und ich wurde auf die schönste Weise belohnt. Meine Haut heilte zusehends ab. Zwar blieben die Narben. Aber die taten nicht weh. Und ich entdeckte zufällig, dass das australische Teebaumöl die Furunkel schneller abheilen hilft, und tatsächlich fast ohne Narbenbildung. Da hatte ich aber meine Narben auf der Stirne, der Nase, den Wangen und dem Kinn schon weg.

III

Nun wusste ich, dass mir die vertrackte Jodierung nicht nur die vier „Heißen Knoten" und den Morbus Basedow eingebrockt hatte, sondern außerdem noch die scheußliche Jodakne. Mir fielen gleichzeitig die vielen Zeitungsartikel zur bundesweiten Jodierungskampagne auf. Alle priesen die Notwendigkeit der Jodierung (wobei allerdings kein Sterbenswörtchen von der Viehfutter-Jodierung verlautete!), von Jodproblemen, die es nun ja gibt, war nie die Rede. Dabei benutzt die Pharmaindustrie einen sehr eingängigen Werbespot. Bei jeder Medikamentenwerbung im Fernsehen flüstert eine meist wohlklingende Frauenstimme: „Zu Risiken und Nebenwirkungen lesen Sie die Packungsbeilage oder fragen Ihren Arzt oder Apotheker." In einer Arztpraxis las ich die freche Persiflage: „Bei Risiken und Nebenwirkungen fressen Sie die Packungsbeilage und erschlagen Sie Ihren Arzt oder Apotheker." Ich lachte darüber herzlich, griff aber lieber zu Feder und Papier und schrieb einen Leserbrief, in dem ich gegen die Zwangsjodierung protestierte:

„Protest ist aber angesagt. Denn die Realität ist nicht so eindeutig, wie es die Medien glauben machen wollen..."

Dieser Leserbrief erschien im September in einer großen süddeutschen Tageszeitung, und eine Flut von Briefen war die Antwort. Es waren Briefe von Leidensgenossen, denen es genauso ging wie mir, bei denen sich auch auf einmal nach Mahlzeiten zu Hause oder im Gasthaus schweres Herzstolpern, zitternde Hände, Kloßgefühl im Hals, Schlaf- und Sehstörungen einstellten. In den meisten Fällen waren die Ärzte völlig ratlos gewesen, wie diese Symptome zu erklären seien. Eine Dame schrieb, sie hätte in den letzten Monaten, seit es auch bei ihr zu Hause fast nur noch jodierte Nahrung gäbe, fast nichts mehr außer Obst und Gemüse gegessen.

„Ich ess halt fei gern a Semmel mit Wurscht," erklärte sie traurig. Aber die Unruhe und Schlaflosigkeit und die Angstzustände, wenn sie jodierte Speisen gegessen habe, seien nicht auszuhalten. „Da ess ich lieber gar nichts," resümierte sie.

Ich beantwortete alle diese Briefe. Eine Freundin sagte: „Wenn das so weitergeht, kann das ganz schön teuer werden," womit sie meine Portokosten meinte. Aber meine wissenschaftliche und private Korrespondenz war auch umfangreich und teuer, und mir war die Anschaffung von Briefmarken in ausreichenden Mengen immer wichtiger gewesen als z. B. ein neues Kleid oder ein Restaurantbesuch. Letzterer war nun für mich sowieso nicht mehr möglich. Ich hatte nicht vor, Geld auszugeben, um mich krank zu essen. Ich wollte auch nicht, wie es einer Leidensgenossin passiert war, nach einem Festmenü auf der Intensivstation aufwachen. Dort war bei ihr Morbus Basedow diagnostiziert worden, der erst durch das jodierte Essen ausgelöst worden war. Und der hohe Jodgehalt hatte sie nicht nur in den Basedow fallen lassen, sondern hatte bei ihr außerdem noch zu einer thyreotoxischen Krise geführt.

Kurz nach dem Restaurantbesuch war sie bewusstlos zusammengebrochen, und ihr schockierter Mann ließ sie in höchster Angst ins Krankenhaus bringen. Das schicke, aber jodierte Abendessen hätte für die Dame leicht zur Henkersmahlzeit werden können. Und wer weiß, wie oft das bereits schon passiert ist, ohne dass man die wirkliche Ursache, die Thyreotoxische Krise, erkannt hat?

Der schon erwähnte Mainzer Nuklearmediziner Peter Pfannenstiel räumt selbst ein, dass die Todesrate der Thyreotoxischen Krise bei ca. 10-50% liegt. Nicht eingerechnet die unerkannten Todesfälle. Die Dunkelziffer ist da nämlich sehr hoch, weil die meisten Ärzte und Notärzte erfahrungsgemäß diese

Krise oft nicht oder nicht rechtzeitig erkennen und somit auch nicht richtig behandeln.

Obwohl mich der Oberarzt der Radiologie vor künstlich jodangereicherten Nahrungsmitteln gewarnt hatte, gelang es mir trotz größter Sorgfalt nicht, jedes jodierte Lebensmittel vor dem Verzehr rechtzeitig zu erkennen und zu vermeiden. Es kam immer wieder zu erschreckenden Rückfällen, die ich mit Herzrasen, Schlaflosigkeit, panischer Unruhe und schließlich totaler Erschöpfung bezahlen musste. Von den Hauterscheinungen gar nicht zu reden. Die stellten sich ebenso prompt ein. Mir verging bald jeglicher Appetit. Ich aß nur das Nötigste und alles mit großem Misstrauen. War ich doch nie sicher, ob mir meine Mahlzeit bekommen würde oder nicht. Von Mal zu Mal verschlimmerten sich auch die Symptome. Die vier „Heißen Knoten" schienen immer heftiger in mir zu rasen. Später erfuhr ich von einer Leidensgenossin, dass ihr Arzt zu ihr gesagt hatte: *„Bei ‚Heißen Knoten' ist Jod, als wenn man Benzin ins Feuer gösse."*

An meinem sich rapide verschlechternden Zustand war also offenbar allein die unvermeidbare Jodaufnahme schuld. Meine Hände zitterten so sehr, dass ich gar kein Klavier mehr spielen konnte – was für mich als Berufsmusikerin einen bitteren Verzicht bedeutete. Aber auch für meinen Mann und meine Kinder, die nun auf ihr tägliches Wunschkonzert zum Schlafengehen verzichten mussten. Wir alle liebten unsere traditionelle Abendmusik: Da saß ich nach dem Beten am Flügel, alle Türen waren geöffnet, und aus den beiden Kinderzimmern tönten die fröhlichen Kommandos: „Mozart! – Schumann! – Schnurpsellied! – Chopin! – Wir sind das Schurpselballett, uns bringt gleich keiner ins Bett!" Meine Kinder, Herrad und Hieronymus, konnten es nicht begreifen, warum sie auf einmal ihr geliebtes Wunschkonzert nicht mehr haben konnten. „Weil in der Bratensauce leider Jodsalz war," erklärte ich ihnen. „Davon zittern mir die Hände so stark, dass ich nicht Klavier spielen kann."

„Blödes Jod!" empörte sich Hiero. Herrad fragte: „Werden denn die Jodierer nicht auch jodkrank?"

Ich schüttelte den Kopf. „Nein, offensichtlich nicht. Denn niemand, der mit Jod solche Probleme hat wie ich, würde die Jodierung machen. Das müsste ja ein ausgemachter Dummkopf sein, wenn er seine eigene Gesundheit zerstören wollte."

„Und was ist, wenn ein Jodierer doch jodkrank wird?" wollte Herrad wissen. „Dann hört er mit dem Jodmist auf," stellte Hiero befriedigt fest.

„Was wir brauchen," sagte ich, „ist ein berühmter Mensch, der außerdem schilddrüsenkrank ist, und der bei einem eleganten, möglichst offiziellen Diner seinen Löffel in die Jodsuppe fallen lässt und sagt: ‚Jod – Nein danke!' "

Außer den zitternden Händen verstärkten sich auch meine Sehprobleme derart, dass ich an meinem Lexikonartikel nicht mehr weiterarbeiten und überhaupt nicht mehr Autofahren konnte.

„Was machen bloß Berufskraftfahrer?" fragte ich Heinrich, meinen Mann. „Die können doch auch Sehprobleme durch Jod bekommen, nach dem Verzehr einer jodierten Bockwurst auf der Autobahnraststätte zum Beispiel."

„Die übersehen dann die Leitplanke oder werden Geisterfahrer," vermutete Heinrich. Und wir sahen uns entsetzt an. Wie unaussprechlich furchtbar, diesen Gedanken weiterzudenken! Ich jedenfalls konnte es nicht mehr verantworten, unter Jod Auto zu fahren.

Im Sommer entdeckte ich dann folgende Zeitungsnotiz:

„Herztod am Steuer!" – „Während der Fahrt ist ein deutscher Urlauber in Tirol nach einer Herzattacke gestorben. Der 63-jährige Mann war gerade von einer Jausenstation losgefahren, als er plötzlich leblos über dem Lenkrad seines Wagens zusammensackte."

Wortlos legte ich Heinrich diesen Artikel auf den Schreibtisch. Er sah mich an und nickte zustimmend.

IV

Ich hatte mich vom Oberarzt der Radiologie über die verschiedenen Behandlungsmöglichkeiten beraten lassen, die es für meine „verknotete" Schilddrüse gab. Zum einen gibt es die Operation, aber deren Hauptrisiko ist die gefürchtete Stimmbandverletzung. Zwar liegt da die Wahrscheinlichkeit nur bei 1-2 %, aber das Pech konnte es ja wollen, dass gerade ich zu diesen 1-2 % Stimmbandgeschädigten gehörte. Eine Freundin meiner Mutter hatte dieses Pech tatsächlich gehabt (allerdings in einer anderen Stadt). Als ich mit ihr telefoniert hatte, war mir jedes Wort, das sie sprach, durch Mark und Bein gegangen, und ich hatte mich sehr zusammennehmen müssen, um ihr nicht mein Entsetzen über ihre Stimme zu verraten.

Da hatte meine Entscheidung festgestanden: Operiert werden wollte ich auf keinen Fall! Ich war zwar keine Sängerin, aber ich sang doch jeden Tag für meine Kinder. Eine Mami, die nicht mehr singen konnte, die durfte es nicht geben.

Also entschied ich mich für die andere Behandlungsmethode, für die „Radiojodtherapie".

Diese Methode ist unblutig, aber man wird einer erheblichen Strahlenbelastung ausgesetzt. Man erhält eine Kapsel, deren Inhalt an radioaktivem Jod genau für die Menge des zu zerstörenden Schilddrüsengewebes berechnet ist. Und solange diese innere Bestrahlung anhält, muss man sich stationär in einem eigens für diese Behandlung gebauten Strahlenbunker aufhalten. In dieser Zeit darf man keinerlei direkten Kontakt zu anderen Menschen haben. Leider bedeutet das „keinen Familienbesuch", weil man selber hoch radioaktiv und damit gesundheitsgefährdend geworden ist.

Ich sagte zwar: „Das ist die Therapie meiner Wahl." Aber ich erschrak doch sehr, als man mir aufgrund meiner vier großen „Heißen Knoten" eine Bunkerzeit von mindestens 12 - 14 Tagen ausrechnete. Ich wusste von anderen Radiotherapiepatienten, dass sie 2 - 4 Tage hatten im Bunker zubringen müssen, was ihnen durchaus gereicht hatte.

Mir wurde bewusst, dass ich offensichtlich ein schwieriger Fall war. Und mir wurde doch einigermaßen mulmig im Gedanken an die in Aussicht gestellte hohe Strahlendosis. Was wäre, wenn die sich aus Versehen in der Dosis vertun und mir eine höhere Strahlendosis verpassen? Natürlich wäre danach das Bedauern groß, man würde sich entschuldigen, das sei noch nie passiert. Das alles würde mir dann aber doch die Strahlenüberdosis nicht mehr nehmen können.

Weitere Ratschläge taten ein Übriges zu meiner Beunruhigung.

„Bringen Sie viel Lesestoff mit und viele, viele saure Drops!" sagte der Oberarzt.

„Wozu saure Drops?" wollte ich wissen. „Ich esse keine Bonbons, und saure Drops schon gar nicht."

„Saure Drops müssen Sie während der Behandlung lutschen, um den Speichelfluss der Speicheldrüsen anzuregen. Dadurch soll verhindert werden, dass die Strahlung die Speicheldrüsen schädigt." – „Sie machen mir wirklich Mut," sagte ich ironisch.

Und ich wurde sehr nachdenklich und fragte mich, ob die Operationsrisiken nicht doch geringfügiger seien als die Strahlenrisiken. Ich führte mit Heinrich endlose Gespräche über das Für und Wider der beiden Therapien und blieb schließlich – obwohl mit gemischten Gefühlen – zunächst bei meiner Entscheidung.

Inzwischen weiß ich, dass die Radiojodtherapie sehr viel risikoreicher ist als zugegeben wird. Man kann durchaus folgende Faustregel aufstellen: Wer die Aussicht hat, noch länger als maximal 10 Jahre zu leben, der sollte sich besser keiner Radiojodtherapie unterziehen.

Kurz vor Fertigstellung dieses Buches hörte ich von zwei jungen Müttern, die während der Schwangerschaft (in der sie zusätzlich Jodtabletten verabreicht bekamen) in einen akuten Morbus Basedow fielen. Beide sind um die dreißig und wünschen sich noch mehr Kinder. Zuerst medikamentierte man sie mit Carbimazol, empfahl dann eine Radiojodtherapie. Als ich davon hörte, hatte die eine Mutter die Radiojodtherapie schon hinter sich. Ich besprach diese Therapie mit einer niedergelassenen Ärztin, die empört ausrief: „Um Gottes willen, aber das weiß doch jeder Arzt, dass das unverantwortlich ist."

Ein amerikanisches Forscherteam stellte im amerikanischen Ärzte-Journal „JAMA" (Bd. 280, Nr.4) nach der Strahlenbehandlung *„eine leicht erhöhte Rate von Brustkrebs, Lungen- und Nierenkrebs fest."*

Etwa gleichzeitig ging im Sommer 1998 eine andere Meldung durch die Presse:

„Bundesdeutsche Nuklearmediziner beklagten den Radio-Jod-Tourismus. Bei der Jahrestagung der Bayerischen Gesellschaft für Nuklearmediziner sagte Prof. Klaus Hahn (München), wegen der strengen Strahlenschutzvorschriften würden Patienten nach Frankreich fahren, dort eine radioaktive Jodkapsel kaufen, einnehmen und dann zurückkehren. In Deutschland dauert die Krankenhaus-Behandlung vier Tage, bei der die ‚strahlenden Patienten' in Quarantäne sind. ... Die Nuklearmediziner kritisierten, dass die ‚fast nebenwirkungsfreie Jodtherapie' noch nicht allgemein bekannt sei."

Die beiden aus dem Zeitungsartikel zitierten Kernaussagen von Prof. Hahn sind falsch:

1. Die Radiojodtherapie dauert weder durchschnittlich noch normalerweise vier Tage, wie er es behauptet. Sie kann im besten Falle vier Tage dauern, wenn man z. B. nur einen sehr kleinen „Heißen Knoten" hat. Meistens entwickelt der

Patient aber – vor allem seit der totalen Jodierung, die gleichzeitig eine Mehrfachjodierung ist – mehrere „Heiße Knoten", die auch oft recht groß werden. Um diese mit der Radiojodtherapie zu beseitigen, braucht es, wie man an meinem Beispiel sieht, eine sehr hohe Strahlendosis mit einer „Bunkerzeit" von 12 - 14 Tagen. Wenn auch nicht jeder Patient ein so schwerer Fall ist wie ich, so dürfte sich die durchschnittliche Krankenhaus-Behandlungszeit für die Radiojodtherapie aber deutlich über den von Prof. Hahn angegebenen vier Tagen bewegen. Nach den Erfahrungen, die mir mitgeteilt worden sind, dürften es etwa zehn Tage sein.

2. Die Radiojodtherapie ist durchaus nicht „fast nebenwirkungsfrei". Eine sehr häufig auftretende und auch gefürchtete Nebenwirkung ist die Unterfunktion. Außerdem Ödembildung (= Wasseransammlung) in Armen und Beinen, leider auch im Gesicht, z. B. als geschwollene Augenlider und als dicke Tränensäcke unter den Augen. Schließlich gehört der Exophthalmus, das starke Hervorquellen der Augen, zu den abschreckenden und leider häufig auftretenden Nebenwirkungen. Ich finde diese Begleiterscheinungen der Radiojodtherapie überhaupt nicht so geringfügig, dass ich sie als Bagatelle bezeichnen würde. Im Gegenteil, die äußere Entstellung, die mit ihr einhergehen kann, erscheint mir als regelrechte Körperverletzung, ganz zu schweigen von der Gefahr, ein behindertes Kind zu bekommen oder an Krebs zu erkranken. Frauen im sogenannten „gebärfähigen" Alter, Schwangere und stillende Mütter sollten wegen der möglichen Keim- oder Kindesschädigung die Radiojodtherapie möglichst gar nicht machen lassen. Die Gefahr, dass es dem Kind schadet, kann kein Arzt sicher ausschließen.

Auch die Gefahr, dass die Strahlenbehandlung Krebs auslösen kann, ist nicht gering. Die Radiojodtherapie wird durchgeführt mit dem schnell zerfallenden Jod_{131} (Halbwertzeit: 8,02 Tage). Jod_{131} wird auch bei einem Atomunfall frei, und die bei einem solchen Unfall vorgesehene Ausgabe von Jodtabletten an die Bevölkerung hat den Sinn, die Schilddrüse der Betroffenen so mit Jod zu sättigen, dass sie kein Jod_{131} mehr aufnimmt. Häufig betroffene Organe sind: Schilddrüse, Speicheldrüsen, Kehlkopf, Brust, Lunge und Nieren. Glaubt man den Statistiken, dann ist die Zahl der Krebserkrankungen an diesen Organen in den vergangenen drei Jahren stark gestiegen.

Die Hochjodierung ist aber auch dabei, die Bedingungen für die Radiojodtherapie völlig zu verändern, obwohl die Nuklearmediziner das wohl noch nicht bemerkt haben. Nachdem das Jodproblem und meine Selbsthilfegruppe im Mai 1998 im ARD-Magazin „Brisant" dargestellt wurden, bekam ich folgende Zuschrift:

„Nach einer erfolgten Herzoperation muss nunmehr eine Radio-Jodtherapie bei mir durchgeführt werden, da eine Operation der Schilddrüse auf Grund der Herz-Operation nicht in Frage kommen kann. Diese Behandlung, die in L. durchgeführt werden soll, kann z. Zt. nicht begonnen werden, da mein Jodanteil im Körper zu hoch ist. Ich bitte um Ihre Unterstützung insofern, dass Sie mir freundlicherweise Material übersenden, welche Lebensmittel zu meiden sind oder was ich sonst noch tun kann, um meine Werte zu verbessern" ...

Es ist ein Treppenwitz, dass eine Musikwissenschaftlerin in ganz Deutschland die Einzige sein soll, die weiß, wie man das viele Jod, das letztlich auf Anweisung von Fachärzten in die Nahrung gepumpt wird, wieder loswerden kann. In einem Leserbrief der Zeitschrift „Medizin" (22/1995) wies ein Konstanzer Schilddrüsenspezialist darauf hin, dass durch die unterschiedslose Hochjodierung die Diagnose und Therapie von Schilddrüsenkrankheiten erschwert sei. Das individuelle „Uptake" (das heißt, wie „gierig" eine Schilddrüse Jod aufnimmt und wie schnell sie es umsetzt) erkrankter Schilddrüsen sei unter der allgemein erhöhten Jodsättigung nicht mehr feststellbar, bzw. künstlich vermindert. Die Redaktion der Zeitschrift setzte eine „Gegendarstellung" des Münchner Jodbefürworters Peter

Scriba dazu, mit dem dieser Hinweis schulmeisterlich abgeschmettert wurde.

Die laute, ausschließlich für ihre Methode werbende Informationspolitik der Nuklearmediziner verschweigt, dass es eine zweite, nicht-chirurgische Methode der Zerstörung „Heißer Knoten" gibt, die Alkoholinstillation (Alkoholeinträufelung). Dieses Verfahren hat eine bemerkenswerte primäre Erfolgsrate von 60% und ist relativ leicht zu handhaben, dafür aber nur bei einem „Heißen Knoten" anwendbar (unifokale Autonomie). In dieser Weise behandeln lassen kann man sich zum Beispiel bei Dr. Klaus Buchali, 10439 Berlin, Schönhauser Allee 82, und im Kreiskrankenhaus in 72764 Reutlingen, Steinenberg 31, Tel.: 07121/2000, wo die Diagnose fortschrittlicherweise mit Hilfe von Ultraschall (statt mit der strahlenbelastenden Szintigraphie) gestellt wird. Ansprechpartner ist Oberarzt Dr. Wolfgang Blank.

Zurück zu meiner eigenen Krankheitsgeschichte.

Ich ging zum verabredeten Vorbereitungsgespräch ins Krankenhaus, um nun die näheren Einzelheiten und vor allem den Beginn meiner Behandlung zu erfahren. Zu meiner Überraschung bat mich der Oberarzt sehr schroff in sein Sprechzimmer und herrschte mich an:

„Sie haben wegen der Jodierung an die AOK geschrieben. Die Ernährungsberaterin Frau H. war bei mir, sie war außer sich!"

Zweifellos war der Oberarzt auch außer sich, weil ich ihn sozusagen bei der AOK verpetzt hatte, als einen Arzt, der aus persönlichem Verantwortungsgefühl entgegen der Anordnung noch Patienten vor Jod warnte. Nun verschanzte er sich hinter Peter Pfannenstiel, der, wie er sagte, „als Kapazität die allgemeine Jodierung bundesweit durchsetzen will. Ich als kleiner Arzt kann da gar nichts machen," erklärte er. „Pfannenstiel ist die Kapazität."

Wir trennten uns durchaus unfreundlich voneinander. Und

mein Entschluss stand fest: Keine Radiojodtherapie. Ich hatte nicht vor, mir diesen unwürdigen Umgangston gefallen zu lassen.

Gerade war mein zweiter Leserbrief in Sachen Zwangsjodierung erschienen, diesmal in unserer Tageszeitung, deren Leserkreis sich offenkundig bis zum Niederrhein erstreckt. Unter dem Titel „*Warnung notwendig*" schrieb ich unter anderem:

„*Diese Warnung jedoch, die unbedingt neben den Rat zur Jodierung gestellt werden muss, sucht man in offiziellen Informationen vergebens. So zum Beispiel bei der Kampagne zur allgemeinen Jodierung von Grundnahrungsmitteln, die die AOK im Frühsommer gestartet hatte. Eine Umfrage bei den großen Backbetrieben der Region und einer überregionalen Metzgerei ergab, dass alle diese Betriebe auf Grund dieser Kampagne vollständig auf Jodsalz umgestellt hatten, ‚weil das doch gesund ist'.*"

„*Keiner der befragten Handwerksmeister war darüber informiert worden, dass Jod für bestimmte Schilddrüsenerkrankungen schädlich ist. Denn, wenn sie es gewusst hätten, hätten sie, wie sie versicherten, doch nicht vollständig auf Jodsalz umgestellt. In der gesamten Bundesrepublik ist bereits die vollständige Jodierung der Grundnahrungsmittel im Gange. Eine differenzierte Berichterstattung wäre da nur der unerwünschte Sand im Getriebe, und was man nicht weiß, macht einen nicht heiß. Nur reagiert die Schilddrüse leider wie ein Geigerzähler, allen Manipulationen zum Trotz.*"

Ich bekam Anrufe und Briefe aus der Eifel und dem Ruhrgebiet bis Moers. Eine Dame aus Essen sagte mir, sie hätte in den aufgezählten Symptomen in meinem Leserbrief ihre Beschwerden erkannt. Aber ihre Ärzte behandelten sie als herzkrank und depressiv, keiner erwähnte die Möglichkeit einer Schilddrüsenerkrankung. Weil sie immer nur gehört hatte, Jod sei gesund, nahm sie, außer den sowieso schon jodierten Lebensmitteln, Jodsalz und Jodtabletten. Ihr Zustand hätte sich dadurch so verschlimmert, ihr Herzrasen und die panische

Angst, dass sie meinte, bald überschnappen zu müssen. Daraufhin hatte ihr ihr Arzt Antidepressiva verordnet.

Ich riet ihr zu einer Blutuntersuchung, bei der ihre TSH-Werte bestimmt werden würden. An ihnen ließe sich dann eine eventuelle Schilddrüsenüberfunktion ablesen, wenn sie die denn hätte.

Eine Dame aus Trier hatte so schlimme Herzbeschwerden bekommen, dass sie mehrfach in Ohnmacht gefallen war. Ihr Arzt behandelte sie auf Herzerkrankung und Rheuma, und als sich keine Besserung einstellte meinte er, sie sei wohl eine hysterische Simulantin. Die Kosten, die ihr durch die falschen Behandlungen entstanden waren, überstiegen bei weitem die Kosten einer normalen Schilddrüsenbehandlung. Diese kamen schließlich noch hinzu, denn die Dame litt unter einer starken Überfunktion der Schilddrüse, die dann schleunigst behandelt werden musste. Das ganz Schlimme und wirklich Unmenschliche an dieser Jodsache ist, dass manche Ärzte so völlig blind an einer Schilddrüsenerkrankung vorbei diagnostizieren und die verzweifelten Patienten schließlich in die depressive oder überspannte Ecke drängen, wenn sie mit ihrem Latein am Ende sind.

Selbstkritik und die Einsicht, dass man vielleicht doch recht wenig weiß, scheint unter Medizinern nicht sehr populär zu sein. Ihr neuer Arzt, der sie endlich richtig behandelte, sagte ihr als erste Verhaltensmaßnahme: *„Benutzen Sie kein Jodsalz und meiden Sie jodierte Lebensmittel."*

Wo sie die allerdings herbekommen sollte, das konnte er ihr nicht sagen. Zum Glück hatte ich mittlerweile so viele Informationen über – noch – jodfreie Bäckereien und Metzgereien gesammelt, dass ich allen Hilfe Suchenden wirklich Hilfe leisten konnte. So auch dieser Dame.

Schließlich rief mich ein Freund von uns an, der Chefarzt für Anästhesie ist. „Was hast du denn für Probleme mit der Schilddrüse, Dagmar?" fragte er besorgt. Und nach meinem Bericht schlug er vor: „Ich mache die Narkose, wenn du dich bei uns operieren lässt, und die Risiken einer Stimmbandverletzung sind wirklich sehr gering."

„Melde mich bitte sofort bei eurem Chirurgen an," bat ich ihn, „ich komme morgen zu euch."

Das tat ich und besprach mit dem Chirurgen alle Einzelheiten für die Operation. „Wann kann ich denn frühestens zu Ihnen kommen?" fragte ich ihn. „Von mir aus schon übermorgen," sagte er.

„Also übermorgen," sagte ich.

Er lachte. „Sie haben es wirklich sehr eilig."

„Das habe ich," bestätigte ich. „Denn ich kann so nicht mehr weiterleben. Diese Dauererschöpfung, dieses Herzrasen und die Unfähigkeit zu jeder körperlichen und geistigen Tätigkeit ist unerträglich. Ich kann meine Kinder nicht mehr versorgen, ich kann meinen Beruf nicht mehr ausüben. Das geht so nicht weiter."

V

Zwei Tage später, am 2. November, fand ich mich im Krankenhaus ein. An diesem Tag wurden nur die klinischen Routineuntersuchungen gemacht: Blutabnahme, Urinprobe, EKG, Wiegen, Ausfüllen des Kranken-Fragebogens.

Die Frage: „Sie wissen, warum Sie hier sind?" fand ich allerdings etwas merkwürdig. Sie klang so, als müsse man sich der geistigen Klarheit des Patienten eigens versichern. Aber ich wusste wirklich genau, warum ich da war: Ich wollte wieder gesund werden, ich wollte wieder eine vergnügte Mami sein und meine wissenschaftliche Arbeit weiterführen. Also, ich wusste bestimmt, warum ich operiert werden wollte, und zwar so schnell wie möglich!

Nachdem ich durch die klinische Mangel gedreht worden war, hatte ich etwas Zeit, mich mit meiner neuen Umgebung anzufreunden. Ich war sehr froh, ein Einzelzimmer bekommen zu haben, mit Telefon und einem passablen Tisch, auf dem ich meine Manuskripte, den Füller und das Tintenfass bereit legte. Außerdem war ein großer Fernseher unter der Decke montiert, den ich aber nicht beachtete, denn wir sehen zu Hause nie fern.

Die Schwester, die mir den Begrüßungstee brachte und mich schreibend antraf, meinte mit Blick auf den Fernseher: „Den können Sie jederzeit anstellen, wenn Ihnen danach ist." Ich schüttelte lächelnd den Kopf und sagte, dass ich nicht glaubte, dass das passieren würde.

Eine Operation – auch so eine Routineoperation, wie es die Schilddrüsenoperation geworden ist – ist doch nicht so ganz harmlos. Immerhin wird der Körper an einer höchst sensiblen Stelle aufgeschnitten, und es gibt auch noch andere Operationsrisiken als „nur" eine Stimmbandverletzung. Blutungen oder Embolien zum Beispiel. Allerdings vollzieht sich die Operation nicht so, wie der Laie sie sich vielleicht vorstellt.

Der Operateur legt nicht die Schilddrüse frei, um dann in mühsamer Kleinarbeit die „Knoten" aus ihr zu entfernen. Vielmehr wird die Schilddrüse in der Regel ganz bis auf einen etwa 50-Pfennig-Stück großen Rest „zurückgeschnitten" und damit die erkrankten Partien zugleich entfernt. Das kann schwierig genug sein, wenn sie sich in komplizierten Verästelungen tief im Halsgewebe verzweigt hat. Der zurückbleibende Schilddrüsenrest ist in der Regel zunächst nicht in der Lage, den Körper ausreichend mit Hormonen zu versorgen. Die meisten Patienten fallen deshalb nach der Operation in eine Unterfunktion. Aber der Rest wächst nach, hoffentlich ohne erneut autonome Bereiche auszubilden.

Bei Krankheiten, bei denen die Schilddrüse nicht in einzelnen Bereichen, sondern als Ganze betroffen ist (z. B. bei Morbus Basedow) wird bei der Operation dagegen häufig die ganze Schilddrüse entfernt (Extraktion). Wer eine solche Operation hinter sich hat, muss lebenslang Hormone zu sich nehmen. Was aber, wenn er gegen das in ihnen enthaltene Jod allergisch reagiert? Menschen mit Jodallergien und Jodakne steht dann ein lebenslanger Leidensweg bevor. Es ist also ein höchst leichtfertiger Rat, einem Morbus-Basedow-Patienten, der unter der Jodierung leidet, einfach zu sagen: Dann lassen Sie sich doch die Schilddrüse herausnehmen! Die Totaloperation ist der letzte Ausweg, wenn die mit einer autoimmunen Schilddrüsenerkrankung für den Körper im Ganzen verbundenen lebensbedrohlichen Gefahren nicht anders ausgeräumt werden können.

Außerdem ist eine lebenslange Einnahme von Schilddrüsenhormonen keinesfalls unbedenklich. Ich zitiere, was in H. P. T. Ammons „Handbuch der Arzneimittelneben- und -wechselwirkungen" (Wissenschaftl. Verlagsgesellschaft mbH Stuttgart, 1991, Seite 889) über die Kanzerogenität von Schilddrüsenhormonen steht:

„Eine Studie an 5500 unter Schilddrüsenhormonbehandlung stehenden Patientinnen, bei denen eine Mammographie durchgeführt wurde, ergab, dass bei 635 Brustkrebs vorlag. Dies ist eine Rate von 12%. Bei den anderen 4560 Patientinnen betrug die Rate dagegen nur 6,2%. Bei denen, die Schilddrüsenhormone über 15 Jahre bekommen hatten, lag die Krebsrate sogar bei 19,5%.

Das ist deutlich genug. Eine langjährige oder lebenslange Einnahme von Schilddrüsenhormonen erhöht demnach das Brustkrebsrisiko um mindestens 20 %. Jeder Arzt, der Schilddrüsenhormone verordnet, müsste natürlich über dieses besondere Krebsrisiko Bescheid wissen und selbstverständlich auch seine Patientinnen darüber informieren. Unter den über tausend Schilddrüsen- und Jodkranken, die bei mir bis jetzt Rat suchten, und die alle mit Schilddrüsenhormonen behandelt wurden, war aber nicht eine einzige Patientin, die über diese brisanten „Nebenwirkungen" aufgeklärt worden war. Ich erntete jedes Mal fassungsloses Entsetzen, wenn ich ihnen den betreffenden Passus aus dem „Ammon" zitierte.

Ich hatte damals also noch eine Menge nachzudenken und aufzuschreiben und wollte jedenfalls meine kostbare Zeit vorher noch sinnvoll nutzen, wollte sozusagen mein geistiges Haus aufräumen. Da konnte ich Ablenkungen nicht gebrauchen.

Nur ist der Nachmittag vor dem Operationstag kein idealer Zeitpunkt für ruhige geistige Arbeit.

Der Assistenzarzt kam herein, um mir anhand einer schnell skizzierten Schilddrüse noch einmal die Operationsrisiken zu verdeutlichen. Ich war ja schon hinreichend informiert und amüsierte mich im Stillen über seine Schilddrüsenskizze. Mir sind schon relativ viele Ärzte begegnet, die gerne die zu behandelnden Organe bzw. Körperteile aufzeichnen, auf Karteikarten oder Kalenderseiten. Ich finde das eine nette Marotte, denn einen tatsächlichen Nutzen haben solche Skizzen ja nicht, wenigstens nicht für den Patienten. Der bekäme einen klareren

Überblick über den Sachverhalt durch eine Abbildung in einem anatomischen Atlas. Immerhin! Ich fand das Bemühen des jungen Mannes rührend und versicherte ihm, ich sei nun wirklich völlig im Bilde.

Dann kam mein Chirurg. „Haben Sie nicht den Leserbrief geschrieben?", fragte er mich. „Die Jodierung ist durchaus sinnvoll", erläuterte er, „bei autonomen Bereichen ist sie allerdings ganz schlecht."

„Ich denke doch, dass sich meine Jodunverträglichkeit nach der Operation legen wird," sagte ich hoffnungsvoll. „Ohne autonome Bereiche müsste ich Jod doch wieder vertragen, nicht wahr?"

Der Chirurg nickte. „Auf Wiedersehen morgen," sagte er, „obwohl das Wiedersehen einseitig sein wird, denn Sie werden schon in der Narkose sein, wenn ich komme," und er ging schmunzelnd hinaus.

Schließlich kam unser Freund B., der Anästhesist, und erklärte mir, dass er mich intubieren würde. Das ziehe oft Erbrechen und Heiserkeit nach sich, sei aber nicht bedenklich. Dann unterhielten wir uns über angenehmere Dinge.

Wenn es sich machen lässt, veranstalten wir einmal im Jahr ein Hauskonzert, bei dem es selbst für Musik-Kenner immer eine Überraschung gibt. B. und seine Frau gehören zu unseren Musikstammgästen, und ich verriet ihm, dass diesmal die beinahe völlig vergessenen Chopin-Lieder gesungen werden sollten, die selbst für manche gestandenen Musikkritiker ein Novum sind. „Vorausgesetzt natürlich, meine Operation morgen wird kein Reinfall," unkte ich augenzwinkernd. Dass es dann trotzdem (noch) nicht zu diesem Chopinabend gekommen ist, lag nicht an der Operation, sondern an anderen, nicht vorhergesehenen Ereignissen.

Wichtig an allen diesen Gesprächen waren eigentlich nicht so sehr die medizinischen Einzelheiten, die ich erfuhr, sondern der menschliche Ton, in dem sie mir mitgeteilt wurden. Ich spürte aus allen Worten ein echtes Interesse heraus, sodass ich mich nicht wie die Schilddrüse Nr. 501 fühlte, sondern genau wie der Mensch, der ich war, wie die Mutter und Ehefrau, die sich notgedrungen am Halse aufschneiden lassen muss, und deren Gedanken und Gefühle überhaupt nicht zur Krankenhausroutine passten. Die waren nämlich alles andere als klinisch weiß und steril. Ich hatte einen gerechten Zorn auf alle diejenigen, die diese infame Jodierung zu verantworten hatten, ohne wirklich auch die Verantwortung zu übernehmen.

Ich war künstlich krank gemacht worden und musste mich nun operieren lassen – aber würde einer dieser obergescheiten Jodbefürworter mir etwa Schmerzensgeld bezahlen? Oder eine Entschädigung für meinen Arbeitsausfall?

Und die seelischen Schäden, die meinen Kindern zugefügt werden? – Bedeuten die nichts?

Und die gesundheitliche Belastung meines Mannes – bedeutet die nichts?

Und die Beschneidung meiner Lebensqualität, dass ich an keiner Geselligkeit mehr teilnehmen kann, die mit einem Essen verbunden ist – bedeutet die nichts?

Und die Behinderung meiner Beweglichkeit, dass ich keine Bibliotheksreisen mehr zu den Staatsbibliotheken machen kann, mit deren Handschriften ich arbeite – bedeutet die ebenfalls nichts?

Wer gibt diesen erbarmungslosen Ärzten eigentlich das Recht, meine Gesundheit zu ruinieren und unsere Familienharmonie zu zerstören?

Es ist grundsätzlich inhuman, Menschen im sogenannten „Interesse der Volksgesundheit" krank zu machen. Das ragt wirklich hinein in die Grundgedanken der Euthanasie, die ja seinerzeit zur Vernichtung von Millionen Menschen führte.

In dem medizin-ethischen Werk *„Unbehindert und schön wie Apoll"* (Butzon & Bercker, 1997) resümiert die Autorin,

Dr. med. Dr. theol. h. c. Maria Overdick-Gulden, über unsere gegenwärtige Medizin der absoluten Machbarkeit:

„Grundsätzlich gilt es zu prüfen, ob wir es vor der Vernunft rechtfertigen können, eine medizinische oder soziale Norm für das Mensch-Sein zu entwerfen und diese innerhalb bestimmter Grenzen festzuschreiben." (Seite 20)

Es steht außer Frage, dass wir das eben nicht vor unserer Vernunft, und schon gar nicht vor unserer Menschlichkeit verantworten können, die natürliche Vielfalt des Menschlichen durch Zwangsmaßnahmen auf wenige, für die „Macher" überschaubare Variationen einzuengen, sozusagen zu ghettoisieren. Damit hat die Jodprophylaxe aber die rote Karte bekommen, weil hier die „Volksgesundheit" darauf reduziert wird, dass man keinen Kropf zu haben hat. Frei nach Hamlet: „Kropf oder Nicht-Kropf! Das ist hier die Frage."

Das dumme Argument von der Volksgesundheit bekam ich leider ausgerechnet auch von einer anderen befreundeten Ärztin vorgehalten. Außerdem berichtete sie, dass es in letzter Zeit eine ausgesprochene Schilddrüsenpsychose gäbe. Da kämen die Leute in Scharen in die Praxis und bildeten sich ein, schilddrüsenkrank zu sein.

Nun, das ist keine Einbildung, sondern die Leute sind tatsächlich krank, und nicht aus eigener Verantwortung, sondern von Staats wegen. Ich finde, es ist eine Schande ohnegleichen, dass man Menschen erst krank macht, um sie dann, wenn sie sich Hilfe suchend an ihren Arzt wenden, als eingebildete Kranke abzustempeln. Ich war ziemlich aufgebracht und sagte ihr dasselbe, was ich vorher der anderen Freundin geschrieben hatte: „Wenn ich mit den mir anvertrauten Handschriften so umginge, wie ihr mit euren Patienten, dann hätte ich längst Bibliotheksverbot!"

In dieser Zeit, in der ich im Freundes- und Verwandtenkreis mein Recht auf Gesundheit formulierte – was ja übrigens im Grundgesetz verankert ist (Artikel 2, Absatz 2, Satz 1: *„Jeder hat das Recht auf Leben und körperliche Unversehrtheit."*) –

42

erlebte ich aber die große Enttäuschung, dass meine Meinung durchaus nicht von allen geteilt wurde. Nicht einmal von den meisten. Sie alle sind sozusagen durchs Sieb gefallen. Übrig blieb eine kleine Gruppe Menschen, die menschlich, und nicht unmenschlich dachte. Was für mich eine sehr bittere, aber heilsame Lebenserfahrung bedeutete. Bisher war ich tatsächlich so naiv gewesen zu glauben, dass die Verwandten und Freunde, denen ich Vertrauen und Herzlichkeit entgegengebracht hatte, auch für mich nur Gutes wollten. Hätte man mich vorher danach gefragt, ich hätte jede Wette darauf abgeschlossen. Nun weiß ich es besser, aber seelische Narben lassen solche menschlichen Enttäuschungen doch zurück. „Ich bin im Begriff, Narben zu sammeln," schrieb ich. „Da kommt ganz schön was zusammen."

Nach seinem Dienst kam Heinrich mit Herrad und Hieronymus zu mir ins Krankenhaus und wir machten es uns in meinem geräumigen Zimmer gemütlich. Ich hatte Malstifte und Papier für sie dabei, und so waren He und Hi zunächst abgelenkt und vertieften sich in ihre Malereien. Aber ihre Ausdauer war diesmal nicht groß. Sie waren unruhig und ängstlich, und kamen immer wieder zu mir, um mich zu umarmen und sich in meine Arme zu schmiegen. Sie hatten viele Fragen, und ich ahnte, dass diese Fragen, wenn auch von mir beantwortet, ihnen trotzdem ihren Schlaf rauben würden.

„Tut das Aufschneiden weh, Mami?"

„Wartet B. auch wirklich, bis du fest eingeschlafen bist?"

„Blutet dann dein Hals?"

„Wann stehst du wieder auf?"

„Kommst du morgen wieder mit nach Hause?"

Ach Gott, sie waren doch erst sechs und sieben Jahre alt! Wie sollte ich ihnen das alles begreiflich machen? Heinrich und ich sahen uns an, und mir wurde das Herz noch schwerer, als es ohnehin schon war. Das Allerschlimmste an meiner Krankheit war für mich der Seelenschmerz, den sie meinen

Kindern zufügte. Sie wollten mich doch gesund haben. Sie litten mit mir, wenn ich erschöpft war, wenn ich Herzrasen und geschwollene Augen hatte, wenn die Furunkel schmerzten, wenn ich vor Übermüdung und Erschöpfung in Tränen ausbrach. Dann standen sie ratlos vor mir, meine zwei kleinen, aber so unendlich tapferen Kinder. Ich hatte ihnen einmal gesagt, dass Freude gesund machen könne. Deswegen begannen sie, sich die wunderschönsten Freuden auszudenken, die ihre Kinderherzen erfreut hätten, damit ich mich an ihnen gesund freuen sollte.

Ich freute mich auch sehr: über das selbst genähte Püppchen (aus Holz und Taschentüchern), über den daumenkleinen geharnischten Ritter (aus mit Goldpapier überzogener Knete), über dessen papierne Burgruine, über Ledermäuse, die in ganzen Mäusefamilien auftraten, und über Strickbärchen und wunderschöne winzig kleine Puppenschulbücher. Diese Schätze wurden mir feierlich überreicht, oder aufs Kopfkissen gesetzt oder in meiner Handtasche versteckt.

„Freust du dich, Mami?" wurde ich vorsichtig gefragt, und ich nahm meine beiden zärtlich in den Arm und antwortete wahrheitsgemäß: „So viel habe ich mich in meinem ganzen Leben noch nicht gefreut." Darauf strahlten mich die blauen und braunen Kinderaugen glücklich an, und später beim Spielen hörte ich sie zueinander sagen: „Mami freut sich. Dann wird sie auch bald wieder gesund." Meine Kinder! Wenn ich doch bloß ihren Kummer hätte verhindern können.

Ich kam mir vor wie jemand, den man mit einem Mühlstein um den Hals ins Wasser stößt, sicher, dass er damit untergehen muss. Aber ich wollte nicht untergehen! Ich wollte leben, ich wollte für meine Kinder leben. Ich wollte für Heinrich leben. Ich wollte auch für mich leben, denn ich bin voller Lebensfreude. Mein ganzer Lebenswille, meine ganze Liebe zu meiner Familie bäumte sich gegen die rohe Gewalt auf, die mich krank gemacht hatte, und die mich zwingen wollte, noch kränker zu werden. Wenn ich auch nie wieder vollständig gesund werden würde – damals wusste ich noch nicht, dass auch Morbus Basedow zum Stillstand kommen kann – so wollte ich doch wenigstens mit der mir aufgezwungenen Krankheit ein menschenwürdiges Leben führen können.

Dass ich der heimlichen, damit aber umso tückischeren Jodierung ins Messer gelaufen war, und mich deshalb operieren lassen musste, war nicht mehr zu ändern. Aber zu ändern war meine Zukunft! Ich wollte in Zukunft verhindern, dass ich durch die unkontrollierte Jodierung noch kränker gemacht wurde, als ich es leider schon war. Ich wollte mich nicht mehr an unerkannt jodierten Lebensmitteln krank essen müssen. Ich wollte mein Recht als Mensch, mich menschenwürdig ernähren zu können. Ich wollte mir diese abscheuliche Krankheit, die ich ohne die Jodierung nie bekommen hätte, und die Körper und Seele zerstört, nicht aufzwingen lassen. Ich wollte leben, für Herrad, für Hieronymus, für Heinrich. Ich wollte wieder mit ihnen unbeschwert lachen können. Und ich wollte wieder ein Mensch unter Menschen sein, keine Außenseiterin, die nirgendwo mehr etwas essen kann. Denn ich liebe die Geselligkeit. Und ich liebe auch gutes Essen. Ich war immer gerne essen gegangen. Alles aus und vorbei!

Da saß ich nun am Vorabend meiner Operation mit meinen beiden Kindern in den Armen und musste sie trösten und von einer Zuversicht überzeugen, die ich selber durchaus nicht fühlte. „Ihr dürft nicht erschrecken," sagte ich vorbeugend, „wenn ihr mich morgen nach der Operation seht. Vielleicht ist dann mein Verband blutig. Aber mir tut bestimmt nichts weh. Daran müsst ihr denken. Das müsst ihr mir versprechen." Sie nickten mit beklommenen Gesichtern. „Noch etwas müsst ihr mir versprechen: Ihr dürft keine Angst um mich haben. Erinnert euch gegenseitig daran, wenn ihr es vergessen solltet. Ich verspreche euch ganz fest, dass ich wieder gesund werde. Ich weiß das." Sie nickten wieder und schauten mich nun doch etwas erleichterter an. „Nun sagt ihr das einmal laut," bat ich, „damit ich es höre und beruhigt schlafen kann." – „Wir haben keine Angst, Mami, weil du uns versprochen hast, gesund zu werden," kam es zögernd in einer tränenverwackelten Zweistimmigkeit. Und dann kullerten sie doch, die Kindertränen, die mit Erwachsenenvernunft nicht zu verhindern gewesen waren.

Ich überlegte fieberhaft, womit ich sie ablenken und erheitern könnte. „Was steht dort auf dem Tisch?", fragte ich. „Tinte," antwortete Hiero unter Schluchzen. „Und was sagt ihr immer, wenn ich Tinte an den Fingern habe?" – „Mami ist gesund, Mami hat Tinte an den Fingern," antwortete Herrad mit tränenden und gleichzeitig schon wieder lachenden Augen.

„Und was sagt ihr noch?"

„Aber Mami, schon wieder Tinte am Bettzeug!" Das kam unisono in dem liebevoll empörten Tonfall, wie sie ihn mir gegenüber manchmal hatten. Wir lachten alle.

Heinrich drohte mir scherzhaft mit dem Finger: „Das traue ich dir zu, dass du das Krankenhausbettzeug mit Tinte verkleckerst."

„Tinte ist doch besser als Blut," antwortete ich herausfordernd. Und ich versprach beiden, für jeden von ihnen eine Geschichte zu schreiben, die ich ihnen dann als aus dem Krankenhaus mit nach Hause bringen würde. „Und morgen nach der Schule, wenn ihr Pfannekuchen esst, liege ich schon wieder hier in diesem Zimmer in meinem Bett und warte auf euch."

Dann verabschiedeten wir uns im Zimmer voneinander und ich begleitete meine kleine Familie den Flur entlang bis zum Ausgang. Dort verabschiedeten wir uns noch einmal voneinander, und wenn es tatsächlich möglich war, noch zärtlicher als vorher. Alle drei bekamen von mir einen Extrakuss auf die Stirn und die Nase, und ich bekam von ihnen ebenfalls Extraküsse. Und dann sah ich ihnen nach, dem großen Papa und dem kleinen Zopfmädchen und dem Bübchen mit dem verwirbelten Igelschnitt, wie sie Hand in Hand fortgingen. Sie drehten sich viele Male um, um mir Kusshände zuzupusten. Das geht so: man küsst seine Handfläche und pustet dann den Kuss in Richtung Mami. Und die Mami pustet dann ebenso viele Kusshände zurück.

Ich ging in mein Zimmer zurück, und hoffte, dass ich ungestört bleiben würde. Ich setzte mich an den Tisch, mit Heinrichs sonngelbem Rosenstrauß vor mir, und weinte.

VI

Es liegt in der Natur einer chirurgischen Station, dass ihre Patienten die meiste Zeit ihres Aufenthaltes ans Bett gefesselt sind und man ihnen nicht auf einem Spaziergang auf dem Flur begegnet.

So schlenderte ich ganz allein die Gänge auf und ab und lernte dabei nur einen Mitpatienten kennen: Azzis, einen 12-jährigen afghanischen Jungen, der schon fast ein ganzes Jahr auf der Station war, wo sein von einer Tretmine schwer verletztes Bein in vielen mühsamen Operationen hatte gerettet werden können.

An diesem Nachmittag war er wieder operiert worden, und seine Schmerzensschreie hallten über den Flur. He und Hi waren entsetzt, als sie es hörten, und ich versprach ihnen, den Jungen zu besuchen.

Als ich mich selber wieder etwas beruhigt hatte, wusch ich mir das Gesicht mit kaltem Wasser. Dann faltete ich einen lustigen, beweglichen Origami-Drachen, und ging hinüber zu dem Jungen.

Seine Zimmertüre stand offen – sie stand immer offen –, und er lag erschöpft und tränenüberströmt im Bett. Sein geschientes, dick bandagiertes Bein ragte aus dem Bett heraus. Als er mich sah, lächelte er, und ich lächelte zurück.

„Ich heiße Dagmar," stellte ich mich vor.

„Ich heiße Azzis," sagte er. Wir lächelten uns wieder an. Dann zeigte er auf ein Foto an der Wand: „Mein Vater." Und ich nickte verstehend. Allmählich wurde Azzis vertrauter, und wir unterhielten uns durchaus flüssig, denn er konnte überraschend gut deutsch sprechen, und offensichtlich noch besser verstehen.

Als ich mich verabschiedete, fragte er: „Kommst du morgen wieder?" Ich schüttelte den Kopf. „Morgen werde ich operiert. Aber vielleicht komme ich schon übermorgen wieder." – „Viel Glück!" Er winkte mir nach. An meiner Zimmertüre drehte ich mich noch einmal um, und da saß er, in die Betrachtung des kleinen Papierdrachens versunken, dessen Rachen er auf- und zuklappte.

Ich verbrachte meinen ungewohnt einsamen Abend damit, an meine Familie zu denken und dabei das Bild der alten, weiträumigen Buchen im Krankenhausgarten in mich aufzunehmen. Ich konnte die Bäume auch von meinem Bett aus sehen, worüber ich froh war. Denn wenn ich morgen nicht aufstehen konnte, würde ich wenigstens die Baumwipfel sehen können. Ich liebe Bäume. Ich habe fast überall, wo wir gewohnt haben, einen Baum gepflanzt.

Die Nachtschwester kam und gab mir vorbereitende Hinweise: Alles, was nicht angewachsen sei, müsse ich vor der Operation ablegen. Ob ich ein Gebiss trüge? „Nein," antwortete ich, „aber einen Ehering." Schweren Herzens zog ich ihn vom Finger, denn von ihm trennte ich mich, wenn auch nur für ein paar Stunden, sehr ungern. Ich fand es auch einigermaßen übertrieben, dass ich den Ehering ablegen musste, obwohl keine Gefahr bestand, dass ich ihn verschlucken könnte, und ich wurde ja auch nicht am rechten Ringfinger operiert.

Ich legte den Ring in meine Handtasche, die ich im Kleiderschrank einschloss, und die Schwester musste mir fest versprechen, mein Zimmer während meiner Operation abzuschließen. Es gibt nämlich leider in allen Krankenhäusern Taschendiebe, die sich die Sondersituationen in Krankenzimmern zu Nutze machen. Und es war mir nun doch nicht einerlei, ob mir mein Ehering gestohlen werden würde oder nicht.

Am Operationsmorgen wurde ich um 7 Uhr geweckt, und die Krankenschwester gab mir sofort die Tablette, die, wie B. mir erklärt hatte, mich gleichgültig machen sollte. „Die nehmen Sie sofort mit so wenig Wasser wie möglich," wurde ich angewiesen. „Ich muss mich aber noch waschen."

„Was? Das haben Sie noch nicht getan?"

„Ich wurde doch eben erst geweckt," antwortete ich vorwurfsvoll.

„Dann müssen Sie sich aber sehr beeilen," riet mir die Schwester, womit sie Recht hatte. Mit wurde in rasend schnellem Tempo schwindelig, und ich wusch mich im Wettlauf mit einer alles einnehmenden Lethargie. Dann kam aber doch noch ein Schreck.

„Sie haben doch nicht gefrühstückt?" vergewisserte sich die Schwester, die das ja eigentlich hätte wissen müssen, da sie mir kein Frühstück gebracht hatte.

„Nein," antwortete ich wahrheitsgemäß, „aber getrunken." – „Das dürfen Sie doch nicht," rief sie in höchstem Schreck. „Hat Ihnen denn das der Anästhesist gestern nicht gesagt? Das kann Ihnen bei der Narkose hochkommen, und dann ersticken Sie!" Die Schwester stürzte davon, um B. von dieser Katastrophe zu informieren. Ich war aber ganz unbeeindruckt, weil die angekündigte Gleichgültigkeit schon Besitz von mir ergriffen hatte. Es war mir auch nicht möglich, mich auf mein Gespräch mit B. zu besinnen und mich etwa daran zu erinnern, ob er das mit dem Trinkverbot gesagt hatte oder nicht. Wir hatten uns über die Chopinlieder unterhalten, das wusste ich, worüber aber sonst noch, das konnte ich nicht einmal in Gedanken fassen. Mein ganzer inwendiger Kopf schien in Watte gepackt zu sein.

Man hatte mir am Vorabend schon ein Wäschebündel bereitgelegt gehabt. Es bestand aus dem weißen, hinten offenen Operationshemd, das ich bereits nicht mehr ohne Hilfe anziehen konnte, und aus ungemütlich engen, langen, an den Zehen offenen Thrombosestrümpfen. Außerdem war da noch ein Rasiermesser dabei, das ich nicht einordnen konnte. Ich rasierte mich nie. Die Schwester kam zurück, gar nicht mehr aufgeregt, nahm das Rasiermesser zur Hand, und beugte sich suchend über meinen Hals: „Sie haben ja gar kein Haare am Hals," wunderte sie sich. Ich wunderte mich nicht, mir war alles egal, und von diesen frühen Morgenstunden sind mir nur Erinnerungsbruchstücke geblieben, die wie bunte Mosaiksteinchen auf einem grauen Untergrund nur schemenhafte Umrisse des ursprünglichen Bildes erkennen lassen. Von meiner Fahrt im Bett den Flur entlang und im Aufzug, mit der unförmigen Duschhaube auf dem Kopf („Damit Ihre Haare nicht blutig werden," erklärte man mir), weiß ich glücklicherweise nichts mehr.

Im grünen, hellgrellen Operationssaal wurde ich von einem ebenfalls grünen, sehr kalten Förderband regelrecht vom Bett gehoben. B. stand vor mir, ganz ungewohnt im grünen Operationskittel und mit grüner Kappe und fragte freundlich: „Guten Morgen, Dagmar, wie geht es dir?" – „Gut," antwortete ich, „aber ich habe getrunken." – „Das macht nichts," sagte er beruhigend, und er verschwand lächelnd in einem hellgrünen Nebel. Das letzte, was ich wahrnehme, sind drei oder vier gleißend helle Lampen über mir.

VII

Später konnte ich Hiero wahrheitsgemäß berichten, dass B. wirklich aufgepasst hat, dass ich fest schlafe, ehe man mir den Hals aufgeschnitten hat, denn ich habe von alledem absolut nichts gemerkt. Die Operation soll, wie man mir sagte, etwas über zwei Stunden gedauert haben, und so reibungslos, wie man es gedacht hatte, war sie auch nicht verlaufen. Die Wunde hatte nämlich, was bei Schilddrüsenoperationen selten ist, sehr geblutet, und konnte nicht sofort geschlossen werden.

Wie gesagt, überspringt meine barmherzige Erinnerung diese Erlebnisse und setzt erst da wieder ein, wo Heinrich in seinem grauen Lodenmantel zur Türe hereinkommt und flüstert: „Da ist ja die Mami." Und dann fühle ich, wie eine kleine zärtliche Hand meine rechte Hand streichelt: Herrad! Und eine zweite kleine zärtliche Hand meine linke, am Tropf hängende Hand: Hiero!

Vielleicht habe ich etwas gesagt. Sehr wahrscheinlich sogar. Aber das weiß ich nicht mehr. Ich fiel immer wieder in Schlaf.

Dann stand B. neben Heinrich an meinem Bett und sagte: „Dagmar, sag' mal ‚Amerika'." – „Amerika," sagte ich gehorsam und, für meine Ohren, sehr laut. Das war wohl die Probe gewesen, ob meine Stimmbänder beschädigt waren oder nicht. Also nicht! Ich war sehr froh!

Später kam mein Chirurg mit einem anderen Arzt, den ich nicht kannte, und sie lachten beide über etwas, was oben an dem Balken hing, an dem die Handschlaufe zum Hochziehen und die Klingel befestigt waren. Abends, nachdem ich plötzlich hellwach geworden war, sah ich, worüber sie gelacht hatten: es war eine kleine, hellgrüne Ledertasche mit Henkel. Die hatte Hiero mir gebastelt – weil ich doch Lederhandtaschen so liebe – und dort oben hingehängt, damit ich sie beim Aufwachen sofort sehen würde. Aber erst Tage später entdeckte ich den Zettel, den er daran befestigt hatte, und über den alle Besucher schmunzeln mussten. Auf ihm stand in großen und mit Bleistift geschriebenen Druckbuchstaben, so sorgfältig, wie nur ein Erstklässler mit seinem frischen Wissensschatz umzugehen pflegt: „für diech!"

Ledertäschchen samt Widmung ließ ich die ganze Krankenhauszeit zu meiner Erheiterung über mir schweben.

Ich erinnere mich nicht mehr daran, dass Heinrich mit Herrad und Hieronymus wieder gegangen ist. Die Aufwachphase nach einer Operation ist eine seltsame Mischung von Klarheit, wobei ich zum Beispiel alles viel lauter hörte, als es in Wirklichkeit war, und Bewusstlosigkeit, von der gar nichts im Gedächtnis zurückbleibt. Ich war sehr froh, als ich sie endlich überstanden hatte.

Irgendwann in der Nacht wurde ich richtig wach. Ich hatte Durst und wollte ins Bad. Aber es war ganz unmöglich, überhaupt aus meiner liegenden Position hochzukommen, weil an allen Bewegungen des Oberkörpers die Halsmuskeln beteiligt sind, die ich noch nicht belasten konnte. Das hatte ich mir vorher nicht bewusst gemacht, und es hatte auch kein Arzt erwähnt. Es ist wohl so, dass ein Patient auf eine ganze Reihe von Beeinträchtigungen nicht hingewiesen wird, wenn sie nur lästig, aber nicht gravierend sind, um ihn nicht zu verprellen. Dabei wäre es viel besser, man wüsste genau, was auf einen zukommt, um sich innerlich darauf vorzubereiten. Die wenigsten Patienten sind tatsächlich Hypochonder, die sich die erwähnten Beschwerden hinterher nur einbilden. Dies ist schon einmal ein Punkt, in dem Ärzte umdenken müssen. Die Art der geistigen Bevormundung ist es, die einen verstimmt.

Die Probleme des Halsschnittes wurden mir jedenfalls erst deutlich, als ich nicht mit eigener Kraft aus der Horizontalen in die Vertikale gelangen konnte. Und auch für die beiden

Nachtschwestern war es ein Stück Schwerarbeit, mir beim Aufrichten zu helfen. Sie standen an beiden Seiten meines Bettes und bemühten sich zunächst erfolglos, mich hochzuheben. Dann hatte eine die brauchbare Idee: dass ich mir in die Haare greifen solle, um mich an ihnen hochzuziehen. Wie Münchhausen sozusagen.

Und es ging tatsächlich. Darüber musste ich schallend lachen, aber das brachte die zweite schmerzhafte Erkenntnis: Auch schallendes Lachen geht über die Halsmuskulatur. Daran denken zu müssen, nicht spontan zu lachen, war für mich viel schwerer, als daran zu denken, mich vorsichtig zu bewegen. Weswegen gerade das Lachen in den ersten Tagen nach der Operation sehr schmerzhafte Erinnerungen hinterlassen hat. Ich wäre sehr dankbar gewesen, wenn mich ein Arzt darauf hingewiesen hätte, dass mir das Lachen Schmerzen bereiten würde. Die Beschränkung meiner Lachfreiheit war gravierender als die Beschränkung meiner Bewegungsfreiheit.

Diese war durch die beiden „Fiffis", wie ich sie nannte, begrenzt. Das waren zwei Redonflaschen, in die mein Blut über zwei lange, dünne und durchsichtige Plastikschläuche floss, deren andere Enden rechts und links unterhalb der Wunde in den sogenannten Operationsbereich hineinreichten (d. h. dort festgenäht waren), um die Wundflüssigkeit abzuleiten.

Es muss für meine Kinder entsetzlich gewesen sein, diese Schläuche, durch die mein Blut rann, und diese mit Blut gefüllten Flaschen neben meinem Bett hängen zu sehen.

Über eine Woche lang waren diese „Fiffis" meine ständigen Begleiter, und ich war sehr vorsichtig, sie nicht zu vergessen, wenn ich aufstand, weil das einen ziemlich schmerzhaften Ruck in der Wunde verursachte.

In der Nacht, die auf die Operation folgte, war ich überaus hellwach und unterhielt mich angeregt mit der Nachtschwester. Liegen konnte ich dann nicht mehr, weil der Druck auf den Hals auf einmal unerträglich geworden war. Ich setzte mich fast senkrecht ins Bett, sodass ich mich auch ohne Hilfe nach rechts und links wenden konnte.

Erst da entdeckte ich die kleine Puppe mit dem Hütchen auf dem Porzellanköpfchen, die Herrad mir zur Gesellschaft aufs Nachttischkästchen gesetzt hatte. Ich saß einfach da und freute mich: Über Hieros Ledertäschchen, das über mir schwebte, über Herrads Püppchen, das neben mir saß, über Heinrichs gelbe Rosen vom Vortag und rote Rosen vom Operationstag, die vor mir standen.

„Sie haben die schönsten Blumen auf der ganzen Station," sagte eine Schwester.

In meiner Erinnerung ist diese Nacht nach der Operation eine helle, frohe Nacht. Ich hätte nicht gedacht, dass man sich als Frischoperierte so wohl fühlen konnte.

Schon am nächsten Morgen konnte ich allein aufstehen und mich ohne Hilfe waschen (allerdings wegen der Fiffis langsam und vorsichtig), und ich nahm mein Frühstück nicht im Bett ein, sondern am rosengeschmückten Tisch. Ich fand, dass eine Schilddrüsenoperation wirklich keine große Angelegenheit mehr war. Kleinere Malaisen ließen sich erdulden, wenn man so schnell wieder auf den Beinen sein konnte. Zu den Malaisen gehörte auch, dass ich nicht schlucken konnte. Ein Teelöffel Quark und mehrere Schlucke Kaffee die Speiseröhre hinunter zu bringen erforderte eine ungeheure Anstrengung. Dabei tat mir nichts weh. Es war einfach technisch nicht möglich, Speisen und Getränke an der Wunde vorbei in den Magen zu befördern. Man hatte mich auf Schluckbeschwerden vorbereitet, und ich machte nun die Erfahrung, dass damit eine ausgesprochene Schluckhemmung gemeint war.

Ich hatte einen sehr starken Bluterguss am Hals und im oberen Brustbereich, der sich zusehends vergrößerte und zunächst eine dunkelviolette Färbung hatte. Mein Chirurg meinte, das sei sehr selten, und ihm sei das noch nie bei einer Operation passiert. Ich hätte so dünnes Blut, dass sie die Wunde wegen der starken und anhaltenden Blutung zunächst nicht hätten schließen können. Wie Wasser sei das Blut immer weiter nachgeflossen. Es sei genau so gewesen, wie ich es ihm von meiner Mandeloperation beschrieben hätte. Damals war es mehrere Tage nach der Operation zu einer schweren Blutung gekommen. Aber der Chirurg hatte gehofft, dass das diesmal zu vermeiden sei.

Leider erfüllte sich diese Hoffnung nicht. Einen Tag nach der Operation bekam ich Fieber, das am zweiten Tag auf fast 40 Grad stieg. Der Oberarzt untersuchte die Wunde, die aber nicht entzündet war. Eigentlich gab es keinen Grund für Fieber. Es sei denn, ich hatte einen grippalen Infekt. Das ist bei uns immer möglich, weil He und Hi oft Infekte aus der Schule mit nach Hause bringen.

Zunächst machte ich mir keine Gedanken wegen des Fiebers. Auch das Anschwellen des Halses nahm ich von der humorvollen Seite. Als ich meine Familie zum Gutenachtsagen anrief, erzählte ich fröhlich, mein Hals sei seit ihrem Nachmittagsbesuch so dick wie ein Elefantenbein geworden.

Einige Stunden später verging mir aber der Frohsinn. Der Hals schwoll immer mehr an, und die innere Blutung, die das bewirkte, hörte nicht auf. Die Nachtschwester brachte mir in halbstündlichen Abständen Eisbeutel, mit denen die Wunde gekühlt und die Blutung gestillt werden sollte. Außerdem wurden neue Redonflaschen an die Schläuche gehängt, durch die jetzt dickes, schwarzrotes Blut nur noch tropfenweise sickerte. Allmählich bekam die Schwester auch Angst und rief den diensthabenden Arzt. Es war Sonntagnacht, und nur eine Notbesatzung war „an Bord".

Ein junger Arzt kam nach wenigen Minuten in mein Zimmer gestürzt und rief: „Ist das hier der Notfall?" Ich stand vor ihm und bestätigte es. „Ja, ich bin der Notfall. Ich bekomme keine Luft mehr."

Ohne ein weiteres Wort zu sagen schoss der junge Mann genauso zur Türe hinaus, wie er vorher zur Türe hereingeschossen war. Und kam nicht wieder. Ob ihm wohl später ein Hauch von Verantwortungsgefühl gekommen ist, sich zu fragen, was aus dem Notfall geworden war, den er im Stich gelassen hatte? Während meines ganzen Krankenhausaufenthaltes sah ich ihn jedenfalls nicht wieder, und ich hoffe im Interesse anderer, späterer Notfälle, dass dieser junge Arzt sich für einen anderen, weniger verantwortungsvollen Beruf entschieden hat.

Ich lief in wachsender Panik und mit zunehmender Luftnot im Zimmer herum und bekam zum ersten Mal im Zusammenhang mit dieser Operation Todesangst. An so eine Komplikation hatte ich nie gedacht. In der Zwischenzeit war es der Nachtschwester gelungen, einen anderen Arzt zu finden. Es war ein junger Chirurg von der Abteilung für Handchirurgie. Er besah sich meinen umfangreichen Hals, bestätigte, dass ich eine innere Blutung hatte und beruhigte mich aber, dass ich daran bestimmt nicht ersticken würde. Ich solle nur weiter mit Eisbeuteln kühlen. Ich sagte, dass ich ihm gerne glauben wolle. Bloß stünde dem entgegen, dass mir der Hals zunehmend eng würde, und da könnte ich die Angst, zu ersticken, beim besten Willen nicht unterdrücken.

Mittlerweile war es 1 Uhr nachts geworden. Ich rief Heinrich in Abständen an, und als sich die Lage zuspitzte, kam er. He und Hi schliefen so fest, dass er sie nicht hatte wecken können, und da war er unbesorgt um sie weggefahren. Aber das kindliche Unterbewusstsein ist so sensibel wie ein Echolot. Es schaltet auf Geborgenheit und Beruhigung, wenn die Eltern da sind, wobei die Eltern durchaus ebenfalls schlafen können. Aber es schaltet auf Alarm, sobald das Haus „elternleer" ist. Und genau so war es auch bei He und Hi gewesen. So fest sie schliefen, als Heinrich sie hatte wecken wollen, so hellwach waren sie, nachdem Heinrich gegangen war. Sie waren durch seine Abwesenheit wach geworden.

Zuerst riefen sie nach ihm. Dann suchten sie ihn, und als sie sicher waren, dass er wirklich nicht da war, brachen sie in Jammern und Weinen aus. Sie waren ja noch nie allein gelassen worden, und in der Nacht schon gar nicht. Auch die Tatsache, dass wenigstens unsere Airdale-Terrierhündin Ronja bei ihnen war und sie vor Einbrechern beschützen konnte, beruhigte sie nicht. Sie waren in Panik und fühlten sich mitten in der Nacht allein gelassen, da half keine vernünftige Überlegung. Sie ahnten, dass Heinrich bei mir im Krankenhaus war, wodurch sich ihre eigene Angst noch um die Angst um mich verstärkte, und sie trauten sich deshalb nicht, bei mir im Krankenhaus anzurufen. Als Heinrich gegen drei 3 Uhr morgens endlich zurückkehrte und schon von weitem die erleuchteten Fenster sah, wusste er, was ihn erwartete: zwei verweinte, verstörte und übernächtige Kinder. Außerdem, aber das nur am Rande, ein ratloser Hund.

Es war gut, dass wir davon nichts ahnten, als er zu mir kam. Im Gegenteil waren wir beruhigt, dass unsere Kinder so einen – wie wir glaubten – unerschütterlichen Schlaf hatten. In dieser nervenangespannten Situation brauchten wir unbedingt die Beruhigung, dass wir um unsere Kinder keine Sorgen haben mussten.

Heinrich half mir tröstend über die objektiv kurze, für mich aber quälend lange Wartezeit, bis der junge Handchirurg wieder kam. Er beschloss, die Schläuche der Redonflaschen dort, wo sie in die Haut führten, ein Stück herauszuziehen, um den Sog zu verstärken und damit den Blutfluss wieder zu beleben. Er war wohltuend sicher und sehr vorsichtig, sodass ich gar keine Schmerzen bei dieser Prozedur verspürte. Obwohl er selber todmüde war und vor Schlafmangel rot geränderte Augen hatte, erklärte er Heinrich und mir alle Handgriffe, die er vornehmen musste. Plötzlich begann das Blut wieder abzufließen, und ich spürte die Erleichterung durch den nachlassenden Druck im Hals sehr schnell. Handchirurg, Heinrich und ich lächelten uns an.

Eigentlich hätte ich vor Erschöpfung sofort einschlafen müssen, nachdem Heinrich beruhigt wieder nach Hause gefahren war. Aber ich war von einer unbestimmten Unruhe erfasst und rief doch noch zu Hause an, als nach meiner Berechnung Heinrich wieder dort sein musste. Und so erfuhr ich, was Heinrich mir sonst mit Sicherheit verschwiegen hätte, dass ihn nämlich bei seiner Rückkehr „Heulen und Zähneklappern" empfangen hatte. Es war nur gut, dass unser aller Ängste bereits hinter uns lagen, und wir aufatmen konnten. Ich tat es ja im unmittelbaren Sinne des Wortes.

Diese ungemein dramatische Nacht ging für mich ruhig und mit Dauer-Eiskühlung vorüber. Einmal sah der junge Handchirurg wie versprochen nach mir, und am Morgen kam er zur Visite: „Sie haben wohl nicht mehr viel geschlafen?" erkundigte er sich teilnehmend. „Nein," antwortete ich, „Sie aber auch nicht." Er nickte.

VIII

Es folgte eine Woche geruhsamen Krankenhaustrottes. Ich bekam morgens und abends eine Thrombose-Spritze und wurde immer gefragt: „Wohin wollen Sie sie haben: In den Bauch oder ins Bein?"

Selbstverständlich zog ich das Bein – gemeint war der Oberschenkel – vor. Um jeden Einstich bildete sich sofort ein großer Bluterguss, weswegen ich abwechselnd in den rechten und den linken Oberschenkel spritzen ließ. Als Schwester Irmi meine blaugrünen Oberschenkel sah, rief sie entsetzt: „Das ist ja grausam!" Wir waren ratlos, wohin die Thrombosespritzen überhaupt noch gesetzt werden konnten. Da löste sich das Problem anders: die Einstiche begannen zu jucken, und man stellte fest, dass ich mittlerweile gegen dieses Thrombosemittel allergisch geworden war. Inzwischen war ich aber fast den ganzen Tag auf den Beinen, sodass bei mir glücklicherweise keine Thrombosegefahr mehr bestand, und man also auf diese Spritzen verzichten konnte.

Meine Blutergüsse waren „stationsbekannt" geworden, und einmal kam eine Schwester herein, die ich noch nicht kannte, und die sagte: „Sind Sie die Patientin mit dem sagenhaften Bluterguss?" – „Ich bin die Patientin mit den drei sagenhaften Blutergüssen," antwortete ich, und wir lachten gemeinsam darüber.

Beim Verbandswechsel zeigten sich rote, schmerzende Streifen dort, wo das Heftpflaster geklebt hatte. „Sie hätten uns aber sagen müssen, dass Sie gegen Heftpflaster allergisch sind," sagte die Schwester vorwurfsvoll zu mir. „Das wusste ich doch gar nicht," gab ich ebenfalls vorwurfsvoll zurück. „Ich hatte bisher nie eine Heftpflasterallergie gehabt."

Dass auch diese plötzliche Heftpflaster-Allergie durch Jod ausgelöst worden war, weiß ich erst seit der *Öko-Test*-Ausgabe vom September 1999. In dem darin auf Seite 37 ff. befindlichen Artikel „*Klebriger Trost*" wird berichtet, dass einige der bei uns im Handel befindlichen Heftpflaster „halogenorganische Verbindungen" (mit Jod, Brom und mitunter auch Chlor) enthalten. Leider gerade auch solche, die sich als besonders für Allergiker geeignet empfehlen. Dankenswerterweise erfährt man in dem Bericht auch, welche Pflaster wirklich ohne Jod auskommen: z. B. das in allen Apotheken erhältliche „Cosmos Wundpflaster" der Firma Hartmann.

Dann bekam ich rote, schmerzhafte Pöckchen auf der Brust, und die Ärzte hielten das für eine doppelseitige Gürtelrose. Der Assistenzarzt sagte in Anspielung auf meine exorbitante Blutung: „Frau Pauli hat all das, was andere Patienten nicht haben." Doppelseitige Gürtelrosen sollen nämlich sehr selten vorkommen. Wenn die Diagnose stimmt. Bei mir stimmte sie aber nicht. Mein Hausarzt stellte fest, dass es sich bei diesen Pöckchen auf gar keinen Fall um eine Gürtelrose handeln konnte, sondern um eine allergische Hautreaktion auf das Desinfektionsmittel, mit dem man mir vor der Operation den gesamten Oberkörper eingerieben hatte. Das war ein rötliches Mittel gewesen, und es stellte sich heraus, dass es sich um das jodhaltige Desinfektionsmittel „Betaisodona" gehandelt hatte. Ich habe im „*Pschyrembel*" nachgeschlagen und fand dort meinen Pöckchen- bzw. Nesselausschlag mit Hautröte als Jodausschlag beschrieben.

Man hätte mich als Basedow-Patientin sowieso nicht mit Jod desinfizieren dürfen. Wer soll das besser wissen als das geschulte Krankenhauspersonal, das alle Unverträglichkeiten im Blick haben muss? Betaisodona ist eine Jodverbindung und enthält, laut „*Rote Liste*", Polyvidon-Jod. Es ist kontraindiziert

z. B. bei manifester Hyperthyreose. Die *„Rote Liste"* (1999) führt folgende Überempfindlichkeitsreaktionen auf:

„Fieber, Schwitzen, Kopfschmerz, Schwindel, Migräne, Würgen und Atemnot, Blutdruckanstieg oder -abfall, Juckreiz, Urtikaria (Nesselsucht)*, Ödeme, Muskelzittern, Nasen- und Tränenfluss"*, außerdem Schock und vereinzelte Todesfälle. (Seite 266)

Nicht jeder Patient verfügt über medizinische und pharmazeutische Kenntnisse, und es ist ganz schön viel verlangt, dass Patienten selber an alle Risiken denken sollen, die sich durch begleitende Maßnahmen ergeben. Nachdem ich durch Erfahrung klüger geworden bin, habe ich mir eine medizinische und pharmazeutische Handbibliothek zugelegt. Weil Wissen immer noch die einzige Möglichkeit ist, sich wirkungsvoll vor Schaden zu schützen.

Leider war das gesamte Essen im Krankenhaus jodiert. Ich merkte das am Herzrasen, das sich nach jeder der drei täglichen Mahlzeiten einstellte. Es ist also genau so, wie es mir ein anderer Mediziner-Freund vorhergesagt hatte: Die Jodempfindlichkeit bleibt trotz der Operation weiter bestehen.

Meine Wunde war nicht genäht, sondern geklammert worden. Geklammerte Operationsschnitte sollen schönere Narben ergeben, hatte man mich belehrt. Dabei finde ich Narben grundsätzlich nicht schön, egal, wie sie verarbeitet sind. Und die acht Krampen, die meine Narbenschönheit erhöhen sollten, taten es auch nicht. Sie zogen meine Halshaut so stark zusammen, dass ich meinen Kopf nicht vollständig heben konnte. Mit schief- und schräggeneigtem Kopf lief ich herum und sagte zu B.: „Hoffentlich habt ihr mich nicht am Hals geliftet. Es war nicht nötig gewesen." Auch heute, fünf Jahre später, ist die Narbe noch gerötet und wulstig, und ich habe es aufgegeben, auf ihre Verschönerung zu hoffen.

He und Hi trösteten mich auf ihre Art.

„Wie gut, dass du keine ausgeschnittenen Kleider trägst," sagte Hiero.

„Papa muss dir eine Kette kaufen," forderte Herrad. – Heinrich schenkte mir zwei Ketten.

Einen wichtigen Operationserfolg gibt es allerdings zu vermelden: Das Gefühl der Erschöpfung und bleiernen Schwere ist weg. Ich fühle mich wieder wohl, ein Gefühl, das ich lange nicht mehr gehabt hatte. Außerdem bin ich morgens wieder ausgeschlafen, und ich träume auch wieder. Ich hatte lange nicht mehr geträumt. Bis zur Operation konnte mich auch nur starker Kaffee- und Teegenuss so ausreichend beleben, dass ich in der Lage war, meinen täglichen Mutter- und Haushaltspflichten einigermaßen nachzukommen. Das ist nun vorbei. So gründlich sogar, dass ich nun gar keinen starken Tee oder Kaffee mehr vertrage, und ich habe auch kein Verlangen mehr danach.

IX

Zwölf Tage nach der Operation wurde ich entlassen. Das ist ein ungewöhnlich langer Krankenhausaufenthalt für eine Schilddrüsenoperation. Krankenkassen und Ärzte veranschlagen dafür im Allgemeinen einen Krankenhausaufenthalt von vier bis fünf Tagen. Wenn keine Komplikationen eintreten. Ja, wenn! Das ist das immergrüne Problem bei den scheinbar so glatten Kostenberechnungen, die sich hinterher oft als Milchmädchenrechnungen entpuppen. Ich bin mittlerweile vielen Schilddrüsenoperierten begegnet, aber bei keinem hatten diese vorausberechneten vier bis fünf Tage tatsächlich ausgereicht. Alle hatten mindestens die doppelte Zeit im Krankenhaus zugebracht. Man will immer die Behandlungskosten dämpfen. Ich finde das eine absurde Logik, wenn man gleichzeitig für die Behandlungsbedürftigkeit vieler Menschen sorgt.

Meine zugegebenermaßen sehr hohen Behandlungskosten wären nie entstanden, wenn ich nicht durch die totale Jodierung „Heiße Knoten" und Morbus Basedow bekommen hätte. Und ich bin keineswegs ein Einzelfall, wie die Statistiken über Neuerkrankungen der Schilddrüse ausweisen.

Peter Pfannenstiel stellte im März 1997 auf einer Pressekonferenz fest, dass nach seinen Berechnungen Erkrankungen der Schilddrüse das Gesundheitssystem im Jahr mit 2,2 Milliarden Mark belasten. Jedes Jahr gebe es an die 100.000 Schilddrüsenoperationen an Erwachsenen, „so viele wie in keinem anderen Land."

Meine Operation wäre im Jahre 1995 nicht dabei gewesen, und auch später nicht, wenn es nicht die sogenannte „flächendeckende" Jodierung gäbe. In Peter Pfannenstiels Buch

„Nichts Gutes im Schilde" findet sich eine Bemerkung, die von Betroffenen nur als zynisch empfunden werden kann. Auf Seite 152 schreibt P. Pfannenstiel: *„Mit der Massenenttarnung"* (von Schilddrüsenerkrankungen, Anm. d. Autorin) *„in den Anfängen kollektiver Jodversorgung wäre das Problem ein für alle Mal gelöst."*

P. Pfannenstiel stellt – unserer Meinung nach nicht gerechtfertigt – das Leid der Betroffenen als „Anfangsproblem" dar, das zwar zugegeben wird, aus dem aber nicht gefolgert werden können soll, dass eine „kollektive Jodversorgung" überhaupt zu unterbleiben habe. Er verschweigt dabei, dass es immer wieder neue Menschen geben wird, die betroffen sind. Erfahrungen aus anderen Ländern zeigen, dass sich die Zahl der autoimmun bedingten Schilddrüsenerkrankungen unter der Jodierung stark und dauerhaft erhöht.

Zu diesem Buch werde ich übrigens immer wieder nach meiner Meinung gefragt.

Zunächst werfe ich diese „Massenenttarnungen", genau wie Klemperer es vorgeschlagen hat, ins Massengrab der LTI. Dort gehören sie nämlich hin. Sodann bin ich dafür, dass Mediziner und andere Verantwortliche, die bestimmte Maßnahmen mit allen Mitteln der modernen Meinungsbeeinflussung fördern, auch für die durch diese Maßnahmen verursachte Schädigung persönlich haften. Jeder Bundesbürger, der die gesundheitliche Schädigung anderer in Kauf nimmt oder verursacht, wird dafür haftbar gemacht. Warum diese Verpflichtung nicht auch für Mediziner, die mit einer umfassenden Maßnahme und in voller Kenntnis des Risikos gesundheitliche Schädigungen – als leider nicht zu vermeidende „Kratzspur" sozusagen – in Kauf nehmen? In einem Rechtsstaat dürfte da eigentlich kein Unterschied gemacht werden. Die nervöse Empfindlichkeit, mit der Behörden und Ärzte auf die Erläuterung solcher Zusammenhänge reagieren und etwa den Nachteil als tatsächlichen Vorteil darzustellen versuchen (siehe dazu unser Anhang), lässt aufhorchen.

Zu dem immer wiederholten Kostenargument, der letzten Rückzugsposition in diesem Argumentationszusammenhang, zwei Anmerkungen: Keine der bisher von uns angeschriebenen Krankenversicherungen war bereit, über die Häufigkeitsentwicklung von Schilddrüsenerkrankungen seit 1995 oder über die daraus erwachsenden Kosten Auskunft zu geben. Es ist zu vermuten, dass die Zahl der Erkrankungen und die Kosten insgesamt weiter gestiegen sind. Hinzu kommen „verdeckte Nebenkosten". Wir können zahlreiche Fälle nachweisen, in denen Betroffenen teure und langwierige psychotherapeutische Behandlungen verschrieben und finanziert wurden. Keiner von ihnen war darüber aufgeklärt worden, dass eine einzige vollständig kostenlose Maßnahme geholfen hätte, einem langen und völlig unnötigen Leidensweg zu entgehen: ein striktes Vermeiden künstlich jodangereicherter Nahrungsmittel.

Startschwierigkeiten, die „durchgestanden" werden müssen? Nach fünfjährigem „Kaltstart" sollte man es doch einmal mit neuen Zündkerzen versuchen!

Wer sich überhaupt näher über die angeblich zu hohen Gesundheitskosten informieren will, dem empfehle ich die Veröffentlichung von B. Braun / H. Kühn / H. Reiners: *„Das Märchen von der Kostenexplosion. Populäre Irrtümer zur Gesundheitspolitik"*, Fischer Tb, 1998.

Mir waren jedenfalls die Kosten, die ich unfreiwillig verursacht hatte, herzlich gleichgültig. Mich interessierte einzig meine Gesundheit, die ich nur mit viel Mühe und unter Schmerzen halbwegs wiederherstellen konnte. Und ich war glücklich, wieder zu Hause bei meiner Familie sein zu dürfen.

Acht Tage früher hatte es Momente gegeben, in denen ich das nicht mehr für möglich gehalten hatte. Ach, war das schön, Heinrich mit He und Hi von der Schule kommen zu hören. Sie stürmten sofort zu mir herauf und umarmten mich – sehr vorsichtig. Um den Hals fallen durfte man mir ja noch nicht. Die versprochenen Mitbringsel hatte ich natürlich nicht vergessen. Zeit zum Schreiben hatte ich ja im Krankenhaus genug gehabt.

Herrads Geschichte heißt: „Azzis" und ist die Geschichte von dem afghanischen Jungen mit dem verletzten Bein, der über ein Jahr im Krankenhaus bleiben musste.

He und Hi hatten sich mit ihm angefreundet, und immer wenn sie mich besuchten, besuchten sie auch ihn und spielten mit ihm. Manchmal spielte er Flöte, eine kleine, endlose Melodie, die sich fortwährend veränderte, ohne wirklich eine andere zu werden. Man wird ja nie gefragt, was einem im Krankenhaus am besten gefallen habe. Aber wenn jemand auf die Idee käme und mich danach fragte, würde ich antworten: „Azzis' Flötenmelodie."

Hieros Geschichte heißt: „Der Schnurpsel ist krank" und es ist die Geschichte seiner eigenen Mittelohrentzündung, die ganz dumm mit einer „Frühstücksmilchpfütze" auf dem Schulhof begann. Da hatte er zu meinem Schrecken „Neununddreißig-komma-neun" Fieber gehabt.

„Was ist, wenn ich Neunundneunzig-komma-neun habe?" hatte er mich gefragt. Zuerst machte ich ihm Wadenwickel, und dann setzten wir unseren Dialog fort.

„Ich bleibe bei dir, bis du eingeschlafen bist," versprach ich ihm. „Und was ist dann?"

„Dann träumst du etwas Schönes." – „Und dann?"

„Dann wirst du schnell wieder gesund." – „Und dann?"

„Dann gehst du wieder zur Schule." – „Und dann?"

„Dann wirst du bald ein großer Schnurpsel." – „Und dann?"

„Dann heiratest du ein nettes Schnurpselmädchen."

„Und dann?"

„Dann bekommt ihr bald niedliche Schnurpselkinder."

„Und dann?"

„Dann wirst du älter." – „Immer älter?"

„Ja, immer älter." – „Auch uralt?" – „Auch uralt."

„Bis ich uralt bin," hatte da mein Schnurpsel schon ganz schläfrig gemurmelt, „das dauert noch ewig."

Als ich dieses allerliebste Gespräch im Krankenhaus aufschrieb, hatte ich natürlich doch wieder lachen müssen. Man kann sich nicht immer so schonen, wie es eigentlich vernünftig wäre.

X

Kurz vor Weihnachten ließ ich das erste postoperative Szintigramm von einem befreundeten Radiologen in einem anderen Krankenhaus machen. Meine Schilddrüsenreste waren sehr aktiv, sodass ich die Schilddrüsenhormontabletten L-Thyroxin verschrieben bekam. Das klingt widersinnig. Die Hormone werden aber in diesem Fall nicht gegeben, weil sie fehlen, sondern um dem Regelkreis, der zwischen Hirnanhangdrüse und Schilddrüse besteht, mitzuteilen: Du kannst dich beruhigen und die Hormonproduktion drosseln. Sie sollen so ein erneutes Wachstum der Schilddrüse verhindern. Der Radiologe sagte: „Sie wissen ja, Sie vertragen nach wie vor kein Jod." Aber er sagte kein Wort dazu, wie ich bei der allgegenwärtigen Jodierung an nicht jodangereicherte Lebensmittel kommen sollte. Ich merkte deutlich, dass er sich in diesem Punkt auf kein Gespräch mit mir einlassen wollte. In Ärztekreisen war mein Leserbrief zum Thema Jodierung intensiv diskutiert worden, und die innere Abwehrhaltung, die der ursprünglich freundschaftlich gesonnene Arzt nun gegen mich einnahm, entging mir nicht. Es hatte sich bei mir aber schon ein Gewöhnungseffekt eingestellt, und zu Heinrich sagte ich: „Bei unserem nächsten Hauskonzert wird er nicht mehr dabei sein."

Wie fast alle radiologischen Abteilungen lag auch diese im Krankenhauskeller und sie war düster und unfreundlich. Bis auf ein Plakat, auf dem zwei lachende Chinesenköpfe zu sehen waren, und darunter stand, natürlich auf Deutsch: „Albeite flöhlich, ohne Mullen und Knullen." Das wurde mein Arbeitsmotto der nächsten Monate, in denen ich endlich meine geplanten wissenschaftlichen Arbeiten zu Ende brachte.

Mir fiel es nicht schwer, fröhlich zu arbeiten, denn ich arbeite sehr gerne, egal ob am Schreibtisch, am Klavier oder am Bügelbrett. Aber: Wer arbeitet, muss auch essen. An Arbeit mangelte es mir nicht, aber es mangelte mir am Essen. Und da lag bei mir von nun an das elementare Problem. Meine Möglichkeiten, genießbare, also unjodierte Lebensmittel zu bekommen, schrumpften dahin. Die Lebensmittelfirmen, die noch nicht jodiert hatten, jodierten plötzlich. Total, wie es die ungemein aggressive Jodpropaganda forderte.

Was ich nicht begreifen konnte, und was ich immer noch nicht begreife ist, dass sich fast alle Chefs oder Manager von Lebensmittelfirmen überreden lassen, vollständig zu jodieren. Es scheint, dass sich keiner Gedanken darüber macht, ob auch alle Verbraucher, die an ihren Produkten interessiert sind, so viel Jod überhaupt vertragen. Es scheint, dass sie alle auch mit der einseitigen, rosaroten Jodwerbung zufrieden waren. Nachdenken, kritisches Denken ist da gar nicht passiert. Ich finde, das ist eine alptraumhafte Vorstellung: Irgendein skrupelloser Opportunist kommt auf eine werbewirksame und gewinnbringende Masche, fabriziert mit vielen Werbemillionen eine positive Meinungsmache, und alle spuren.

Hannsheinz Bauer, das letzte noch lebende Mitglied des „Parlamentarischen Rates", der 1948 das Grundgesetz mitschuf, äußerte sich in einem Interview, das er am 29. 8. 1998 dem „Fränkischen Tag" in Bamberg gab, sehr kritisch darüber, dass das „Primat der Wirtschaft" zum „Diktat der Wirtschaft" geworden sei. Durch eine „raffgierige Konsumgesellschaft" habe eine „Umkehrung aller Werte" stattgefunden. Auch die Mentalität habe sich seit 1948 völlig geändert. Die Aussichten seien trübe, fast trostlos. Notwendig sei in dieser Situation mehr Zivilcourage: *„Man muss den Menschen klarmachen, dass gewisse konservative Grundwerte wie Ethik, Moral und Gesittung wieder zum Tragen zu bringen sind,"* so Bauer. Demokratie sei nur möglich durch gegenseitiges Zuspiel und Zusammenarbeit, nicht durch die Voranstellung des eigenen Vorteils. *„Wenn man davon nicht wegkommt, sehe ich das Ende der Demokratie voraus."*

Kurz vor Abschluss dieses Buches erschien in der Zeitschrift „Die Woche" ein Artikel, der die Jodkampagne als die erfolgreichste Werbemaßnahme der letzten zwanzig Jahre bezeichnete. Es gehört zum Wesen einer guten Werbekampagne, sich auf wenige Hauptaussagen zu beschränken und diese immer wieder einhämmernd zu wiederholen. Sie wird ferner versuchen, zentrale Begriffe in besonders zündender Formulierung wenigstens für kurze Zeit im allgemeinen Sprachschatz fest zu verankern. Und natürlich sind Differenzierungen störend. Eine komplizierte Sache ist nicht zu verkaufen. Die einzuhämmernden Begriffe sollten notfalls Tarnbegriffe sein. Eine notwendige weitere Differenzierung müsste in ihrem Licht von vorneherein unnötig erscheinen, möglicherweise problematische Aspekte sollten zugedeckt werden. Die Jodkampagne hat eine Formulierung und einen Begriff in dieser Weise jedermann ins Ohr gehämmert: Die Formulierung heißt: „Nichts ist überflüssiger als ein Kropf." Und der Begriff ist derjenige des „Jodmangelgebietes". Zu beidem wird später mehr zu sagen sein.

Es soll hier nur an einigen Beispielen belegt werden, wie in der Jodkampagne notwendige Differenzierungen verantwortungslos ausgeblendet werden, und mit welchen Methoden das geschieht.

In einer Presseinformation der „Deutschen Gesellschaft für Ernährung" vom 25. Mai 1994 heißt es unter anderem: *„Im Fall einer bislang ‚verborgen' gebliebenen speziellen Art der Fehlfunktion kann die Erhöhung der Jodzufuhr unter anderem durch jodiertes Speisesalz zu einer langsam beginnenden, milden Form der Schilddrüsen-Überfunktion führen."* Die hier so „softig" umschriebene „spezielle Schilddrüsen-Überfunktion" ist die autoimmune Schilddrüsenerkrankung Morbus Basedow. In dem von mir weiter unten auf Seite 81 zitierten Brief des Bundesgesundheitsministeriums wird nach der gleichen Sprachregelung von einem *„möglichen geringen Nachteil*

71

...bei Patienten mit Immunthyreopathien" gesprochen. Der Kropf, der durch die Jodprophylaxe verhütet werden soll, ist einer Immunthyreopathie gegenüber allerdings so harmlos wie ein Nasenpickel. Wer noch keinen Morbus-Basedow-Patienten gesehen hat, schaue sich Bilder eines solchen Patienten an, wie sie in der *„Brisant"*-Sendung vom 19. Mai 1998 gezeigt wurden. Einen Video-Mitschnitt dieser Sendung kann man bei der „Deutschen Selbsthilfegruppe der Jodallergiker, Morbus-Basedow- und Hyperthyreose-Kranken, Postfach 2967, D-54219 Trier", ausleihen.

Ein Plakat der „Bundeszentrale für gesundheitliche Aufklärung" mit der Überschrift „Uns geht's jod" zeigt einen gelben Wellensittich auf dem Kopf eines lieb lächelnden etwa zehnjährigen Mädchens mit Flechtzöpfen. Auf anderen Plakaten der gleichen Bundeseinrichtung ist das Mädchen dasselbe, der Wellensittich aber weißblau, und darunter steht: „Sabine füttert ihren Wellensittich mit jodhaltiger Nahrung." In der Tierernährung weiß man schon seit Jahrzehnten, dass die von der Werbung so angepriesenen jodangereicherten Körner einen Kropf nicht wirksam zu verhindern vermögen. Nicht die Wellensittiche bleiben langfristig schilddrüsengesund, welche die von der Werbung gepriesenen feinen Körnchen erhalten, sondern nur diejenigen, die bei der Aufzucht möglichst ausschließlich Frischfutter erhielten. Fragen Sie einen Züchter. Die gesündesten Wellensittiche leben übrigens in freier Wildbahn in einem „Jodmangelgebiet", in Australien.

Im *„Ernährungstipp 13"* der genannten Bundeszentrale vom Jahr 1993 heißt es unter der Überschrift *„Vorsorge ohne Risiko"*:

„Es ist wissenschaftlich erwiesen: Der Verzehr von Jodsalz in Speisen oder Lebensmitteln ist gesundheitlich unbedenklich. Dies gilt ebenso für Personen mit Schilddrüsenüberfunktion sowie für diejenigen, die bedingt durch einen jahrelangen Jodmangel autonome Bezirke der Hormonproduktion im Schilddrüsengewebe ausgebildet haben. Hier ist nur Vorsicht geboten bei exzessiver Jodzufuhr durch jodreiche Asthmamittel ..."

Gott sei Dank gibt es Wissenschaftler, die die Dinge deutlicher beim Namen nennen. Professor Jürgen Hengstmann (Berlin) in der eben genannten „Brisant"-Sendung: „10 bis 15% der Bevölkerung werden unter einer Hochjodierung zu leiden haben."

Wenn heute jemand irgend eine Sache erfolgreich durchsetzen, verbreiten oder verkaufen will, dann macht er das so: Er gründet einen „Arbeitskreis", einen „Informationsdienst" oder eine ähnliche offiziell erscheinende Einrichtung. Mit diesem Instrument bearbeitet er uns oder unseren Berufsverband so lange, bis wir vollständig überzeugt sind, dass wir diese Sache unbedingt brauchen, und jeden für blöd halten, der das nicht glaubt.

Wer in Deutschland die Rufnummer 069/3140530 wählt, wird mit der Werbeagentur „Cramer Gesundheits-Consulting" verbunden, die ihren Sitz in der Frankfurter Bolongarostraße 82 hat. Zufällig im gleichen Haus befinden sich ein sogenanntes „Cortison-Informationszentrum" (CIZ), die „Initiative gesundes Herz", ein sogenanntes „Informationszentrum Wechseljahre" (IzW) und der „Schilddrüsen Informationsdienst" (SDID). Alle sind „Service-Unternehmen" der Merck KGaA in Darmstadt. Testanrufe in Sachen „Wechseljahre" und „Schilddrüse" ergaben Folgendes: Eine junge, offensichtlich für einige Stunden von der Werbeagentur in Nebenbeschäftigung angestellte Ärztin informiert den Anrufer oder die Anruferin ausschließlich über die Vorteile der Einnahme von Östrogenen. Dem „Schilddrüsen-Informationsdienst" sind mögliche Nachteile einer Nahrungsergänzung durch Jod völlig unbekannt. Auf die Frage, ob denn auch eine Patientin mit früherem Mamma-Karzinom Östrogene nehmen solle, es bestehe doch hier dringende Kontraindikation, lautet die Antwort: „Davon weiß ich nichts, da muss ich Sie einmal mit der Leiterin der Werbeagentur verbinden (!)..."

Vor den Weihnachtsfeiertagen, als Heinrich unsere Festtagseinkäufe erledigte, hatte er allein sieben Bäckereien absuchen müssen, ehe er bei der siebenten endlich die erlösende Antwort bekam: „Wir backen ohne Jodsalz." Er kaufte dort alle Brötchen auf und mehrere große Bauernbrote. Er stellte die überquellenden Einkaufskörbe triumphierend vor mich hin und sagte: „Deine Ernährung ist gesichert." Leider war das ein Irrtum. Man hatte ihn nämlich belogen (eine Erfahrung übrigens, die wir zu meinem unmittelbar körperlichen Leidwesen häufiger machten). Im Brot war Jodsalz, was sich sofort als Hautausschlag, neue Furunkel, Herzrasen, Schlafstörungen und verschwommenes Sehen bemerkbar machte. Die Weihnachtsfeiertage fingen für mich mit all den Schreckenssymptomen wieder an, denen ich durch die Operation entronnen zu sein glaubte.

Mittlerweile hatte sich mein Speisezettel gründlich „gesundgeschrumpft". Ich verzichtete auf Käse und Wurst und Schinken, auf sämtliche Saucen- und Suppenhilfen, überhaupt auf alle irgendwie zubereiteten Lebensmittel, auch auf eingelegte saure Gurken und andere pikante Beilagen und Tomatensauce. Ich hatte immer gerne Wurst, Schinken und Käse gegessen. Es hatte oft mit Käse überbackene Aufläufe gegeben, oder Käsefondue, oder kleine Käsehäppchen mit Kapern oder Oliven als Betthupferl abends beim gemütlichen Schmökern. Auf all dies regelrecht schlagartig verzichten zu müssen, fiel mir nicht leicht. Aber wenn ich danach gefragt wurde, sagte ich mit Galgenhumor: „Ich bin immer schon für Askese gewesen." Allerdings kann auch ein Asket nicht von Luft und Liebe allein leben, wie die Jodbefürworter offenbar glauben, da sie uns gar keine genießbaren Lebensmittel mehr übrig lassen wollen. Außer Kartoffeln, Reis und ungesalzenen (!) Nudeln aß ich nur Obst, frisch zubereitetes Gemüse und argentinisches Rindfleisch.

Das klingt noch durchaus üppig. Aber alles musste erst zubereitet werden. Eine kleine Stärkung zwischendurch, wie es früher immer Käse oder Schinken gewesen war, fehlte mir. Da wurde der thüringische Kartoffelsalat nach dem Rezept meiner Großmutter mein Hauptnahrungsmittel, von dem ich seit

Weihnachten '95 immer eine Schüssel voll als Notration im Kühlschrank stehen habe. Heinrich, der ihn leider nicht mag, bemerkte bedauernd: „Wenn ich doch bloß wieder einmal den Kühlschrank öffnen könnte, ohne dass mir der Geruch von Kartoffelsalat in die Nase steigt." Darauf konnte ich ihm leider bei meiner beschränkten Ernährungslage keinerlei Hoffnung machen. Ich brauche täglich wenigstens ein sicheres Lebensmittel, weil ja immer eines der bis dato noch sicheren nicht jodangereicherten Lebensmittel plötzlich ausfallen kann, indem es dann doch jodiert wird. Das ist mir nun schon so oft passiert, dass ich gar keinen Beteuerungen von Firmenchefs mehr glaube. Und wenn mir jemand versichert, ich könne mich ganz bestimmt darauf verlassen, dass kein Jod drin sei, esse ich das so gepriesene Nahrungsmittel noch lange nicht, sondern antworte resigniert: „Ich habe schon Pferde kotzen sehen!"

Meine Leidenschaft für Kartoffelsalat ging jedoch nicht so weit, dass ich ihn auch als Brotersatz zum Frühstück hätte essen können. Auch Reis und Nudeln mochte ich nicht auf nüchternen Magen. Ich bin immer eine leidenschaftliche Brot-Esserin gewesen, die Brot ohne Butter und ohne Belag regelrecht als Delikatesse essen konnte. Der Verzicht auf Brot fiel mir sehr schwer. Glücklicherweise hatte ich über die Weihnachtstage meinen selbst gebackenen Thüringer Stollen, den ich nun zum Frühstück und im Wechsel mit meinem Kartoffelsalat aß. Aber das war nur ein Feiertagsarrangement. Als Dauerlösung mussten wir uns etwas anderes einfallen lassen.

Gutmeinende rieten mir zum Selberbacken. Für eine Mutter, die sowieso den ganzen Tag zu tun hat, ist das aber nichts. Für eine kranke Mutter, die durch ihre Krankheit doppelt belastet ist, ist das schon zweimal nichts. Da ist Brot backen genau die Tätigkeit, die man als Luxusbeschäftigung ansieht, und die man sich nicht auch noch zusätzlich zumutet. Und warum sollte ausgerechnet ich auf Annehmlichkeiten verzichten, die zum allgemeinen Lebensstandard gehören?

Das tägliche Brot hat für uns Christen zudem einen grundlegenden religiösen Aspekt. Sich am Brot zu vergreifen dergestalt, dass es nicht mehr alle Menschen ohne Gesundheitsschäden essen können, heißt, sich an den christlichen Grundlagen zu versündigen. Und nicht nur an den christlichen. Brot ist in allen Kulturen heilig. Überall gilt es als Frevel, sich am Brot zu vergreifen. Mich erinnert dieser Frevel an eine andere Gotteslästerung, die Victor Klemperer in dem Werk „*LTI – Notizbuch eines Philologen*" nacherzählt:

„Ein SS-Obersturmbannführer in Halle oder Jena, ein höherer SS-Offizier, hatte seine Frau zur Entbindung in eine Privatklinik gebracht. Er sah sich ihr Zimmer an; über dem Bett hing ein Christusbild. ‚Nehmen Sie das Bild da herunter,‘ verlangte er von der Schwester, ‚ich will nicht, dass mein Sohn als erstes einen Judenjungen sieht.‘ Sie werde es der Frau Oberin sagen, wich die ängstliche Schwester aus, und der SS-Mann ging, nachdem er seinen Befehl wiederholt hatte. Schon am nächsten Morgen telefonierte ihm die Oberin: ‚Sie haben einen Sohn, Herr Obersturmführer, Ihrer Gattin geht es gut, auch das Kind ist kräftig. Nur ist Ihr Wunsch in Erfüllung gegangen: Das Kind ist blind zur Welt gekommen . . .‘ "

Blasphemie begegnet uns auch in der Jodkampagne. Am 25. August 1999 ließen sich die Radiologen Pfannenstiel und Hotze unter der Rubrik „*Gesundheitstipps*" im „Wochenblatt für die Region Obernburg" folgendermaßen zitieren: „*Unser täglich Jod gib uns heute.*"

Im neuen Jahr rief ich eine Konditorsfrau an, in deren Nachbarschaft wir uns früher sehr wohl gefühlt hatten. Wir hatten in ihrer Konditorei Herrads Taufe gefeiert. Und alle süßen Geschenke, vor allem in Form von Marzipanspezialitäten bezogen wir von dieser wünschenswerten Nachbarschaft. Jeder Einkaufsgang endete dort mit Buttercroissants aus der Backstube, deren verführerischer Duft beim Lüften in unsere Küche einzog. Ich hatte viele nette Gespräche mit der Konditorsfrau geführt, und ich rief sie an, um ihr von meiner Not zu erzählen, und hoffte natürlich, dass ihr Geschäft für mich zur jodfreien

Zone werden würde. Wieder ein Irrtum! Als ich sagte, ich bekäme kein unjodiertes Brot mehr, könne folglich gar kein Brot mehr essen, entgegnete sie spitz: „Essen Sie doch Kuchen." „Salzen Sie Kuchenteig etwa nicht?" – „Selbstverständlich!" „Na also," antwortete ich sarkastisch, „da sehen Sie, dass mir doch nur das Verhungern bleibt."

Die Sache mit dem Kuchen hat übrigens einen durchaus pikanten historischen Hintergrund. Als die Pariser Bevölkerung hungerte, teilte man der französischen Königin Marie Antoinette mit: „Madame, das Volk hat kein Brot." – „Soll es doch Kuchen essen," hatte diese darauf geantwortet. Eigentlich hätte man einer Tochter der Kaiserin Maria Theresia mehr Menschlichkeit zutrauen müssen. Aber sie hat dafür ja den höchsten Preis bezahlt. Jeder kennt den Ablauf der danach ausgebrochenen französischen Revolution, und weiß, dass Marie Antoinette ihre dumme Ignoranz auf der Guillotine gebüßt hat. Ich halte es aber für wahrscheinlich, dass die Konditorsfrau gar nicht wusste, welchen historischen Ausspruch sie – leider ebenso patzig wie ihre königliche Vorgängerin – da getan hatte. Ich war wieder einmal ernüchtert und um eine bittere Erfahrung reicher und betrat diese Konditorei seitdem nicht mehr.

„Diese verwünschte Jodierung macht mich noch zur Misanthropin," beklagte ich mich bei Heinrich. Denn die Bitterkeit, von Menschen, die man mag, und denen man vertraut hat, im Stich gelassen zu werden, geht sehr tief. Ich sammelte weiter Narben. Seelennarben.

XI

In dieser Zeit magerte ich ab, was mir bei meiner ohnehin schlanken Figur durchaus nicht wünschenswert war. „Sie müssen mal ein bisschen was essen," sagte eine mütterliche Nachbarin, „Sie sehen ja zum Umpusten aus." – „Schrecklich gerne," antwortete ich, „aber ich darf ja von Staats wegen nichts mehr essen. Für mich ist alles vergiftet, mit Jod, denn ich vertrage es nicht." Die Nachbarin schüttelte ungläubig den Kopf. „Das verstehe ich aber nicht. Es heißt doch überall, Jod ist gesund?" – „Nicht für alle, nicht einmal für die meisten. Aber vielleicht für bestimmte Geldbeutel?"

Ich bekam immer wieder Post von Leidensgenossen, obwohl meine Leserbriefe schon einige Monate zurücklagen. Eine Frau schrieb mir:

„Mit großem Interesse habe ich Ihre detaillierte Ausführung über Jodsalz gelesen! Leider komme ich erst heute dazu, auf diese Leserzuschrift zu antworten. Ich bin 74 Jahre alt und habe vor Monaten heftigen Juckreiz auf dem Kopf, an den Ohren bis zum Halsansatz bekommen. Mein Hausarzt schickte mich sofort zum Allergologen. Ein aufwendiges Suchen nach dem Auslöser des Juckreizes begann, und was kam dabei heraus? Ich habe eine Jodallergie. So steht es in meinem Allergieausweis. Sonst bin ich auf nichts allergisch. Fast alle Lebensmittel sind jodiert und deshalb komme ich nicht ohne Salbe und Allergietabletten aus. Hinzufügen will ich noch, dass ich nichts mit der Schilddrüse zu tun habe."

Ich rief die Dame an und wir trafen uns zu einem Nachmittagstee bei uns. Ein öffentlicher Treffpunkt verbot sich ja schon wegen der totalen Jodierung. In einem Café oder Restaurant hätten wir nichts essen können, während es bei mir aber noch ungefährlichen, weil „jodfreien" Thüringer Weihnachtsstollen gab. Wir tauschten unsere mageren „jodfreien" Einkaufsquellen aus und beschrieben uns gegenseitig unsere Leiden. Sie sagte: „Diese Jodallergie ist so schlimm, dass ich mich oft tagelang nicht aus dem Haus traue. Wenn ich eine junge Frau wäre, wäre ich kreuzunglücklich." Nun, ich war über dreißig Jahre jünger als sie, und ich war kreuzunglücklich über meine Jodakne, mit der ich mich ebenfalls nicht unter Menschen wage. Eigentlich ist das seelische Grausamkeit. Eigentlich ist das verboten. Aber wer beschützt hier die solcher Grausamkeit wehrlos ausgelieferten Bürger? Etwa das „Bundesinstitut für gesundheitlichen Verbraucherschutz und Veterinärmedizin" in Berlin? Wieder ein Irrtum. Von dort hört man nur, dass Jod notwendig und die in den jodierten Lebensmitteln enthaltenen Jodmengen völlig unbedenklich seien.

Rolf Großklaus, Leiter der Fachgruppe Ernährungsmedizin, gibt in einem von ihm herausgegebenen Band *„Die Notwendigkeit der Jodsalzprophylaxe"* bedauernd zu: *„Nach dem Grundgesetz verbietet sich in der Bundesrepublik Deutschland eine generelle, bzw. obligate Jodsalzprophylaxe, sodass die Erfolge bislang ausblieben."* Großklaus rät deshalb: *„Umso mehr müssen gemeinsame Anstrengungen unternommen werden, um auch der Jodsalzprophylaxe auf freiwilliger Basis zum Durchbruch zu verhelfen."* Er überlegt gleichzeitig, ob sich nicht aus dem Grundgesetz doch eine Handlungspflicht des Staates ableiten lasse, und zieht dazu Artikel 2 heran: *„Das im Artikel 2 des Grundgesetzes verbriefte Recht auf körperliche Unversehrtheit ist deshalb auch ein Abwehrrecht..."*

Abgesehen von ihrer rechtlichen Bedenklichkeit ist diese Argumentation nur von rein rhetorischem Wert, denn sie unterschlägt, dass dem, der es braucht, zusätzliches Jod auch medikamentös zugeführt werden könnte. Um des bequemeren Weges willen kann nicht das Recht (auf Gesundheit) eines anderen verletzt werden.

Vom Bundesgesundheitsministerium, bzw. von Einzelnen seiner Beamten, wird das Argument vom „Abwehrrecht" gerne aufgegriffen, um Betroffenen entgegenzutreten, die sich auf den grundgesetzlich verankerten Minderheitenschutz berufen. So schreibt das Ministerium am 10. 11. 1999 an eines unserer Mitglieder:

„Ich weise vielmehr darauf hin, dass der im Grundgesetz verankerte Anspruch auf Unversehrtheit von Leben und Gesundheit selbstverständlich nicht nur für Sie und andere Schilddrüsenkranke gilt." (Az.: 414 - 0440)

Dabei bemerkt der Schreiber nicht einmal, dass er sich mit diesem Hinweis in Widerspruch zu dem begibt, was er selbst unmittelbar zuvor ausführt. Vorangehend wiederholt er nämlich die alte Beschwichtigungsformel, eine möglicherweise schädigende Wirkung gehe nur von hohen Jodgaben, Röntgenkontrastmitteln etc. aus und versteigt sich dabei sogar zu der Behauptung:

„Es ist deshalb bedauerlich, wenn gelegentlich von einigen Ärzten oder bestimmten Organisationen immer noch die Auffassung vertreten wird, dass diese Kranken keine jodierten Lebensmittel essen dürfen."

In dieser Schärfe wird die Unschädlichkeit jodierter Lebensmittel nicht einmal von engagierten Jodbefürwortern behauptet. So schreibt der schon öfter zitierte Peter Pfannenstiel in seinem Buch *„Nichts Gutes im Schilde"* (Seite 173):

„Bei einer ausgeprägten Schilddrüsenüberfunktion sind jodhaltige Nahrungsmittel tabu."

Entweder sind jodierte Lebensmittel unschädlich, wie das Ministerium behauptet – dann muss der „Anspruch auf Unversehrtheit" der Schilddrüsenkranken nicht gegen den der Schilddrüsengesunden abgewogen werden – oder sie sind es nicht, dann ist der Anspruch berechtigt.

Vom Bundesgesundheitsministerium werden Schädigungen der Morbus-Basedow-Kranken zugegeben, aber heruntergespielt: *„Der mögliche geringe Nachteil der allgemein von der WHO empfohlenen Jodversorgung bei Patienten mit Immunthyreopathie kann jedoch nicht als Argument gegen eine generelle Jodsalzprophylaxe angeführt werden, wenn hierdurch eine wichtige Volkserkrankung wie die endemische Struma weitgehend beseitigt werden könnte."* (Das Bundesministerium für Gesundheit am 28. Mai 1997, Aktenzeichen 414-1021-7/1)

„Volkserkrankung"! Da war sie wieder, LTI – Lingua tertii imperii, zu Deutsch: Sprache des 3. Reiches. Auf Schritt und Tritt begegnet man ihr, sobald man sich mit der sogenannten „Jodprophylaxe" beschäftigt.

Wenn ich Heinrich davon berichtete, sagte er ungläubig: „Aber ich bitte dich, das musst du falsch verstanden haben. Wir leben in einem funktionierenden Rechtsstaat." Jetzt, fünf Jahre später, widerspricht er mir nicht mehr, wenn ich sage: „Wir leben in einem nicht funktionierenden Staat, und von Recht, jedenfalls von Bürgerrecht, kann überhaupt nicht mehr die Rede sein." Ein Staat ist immer nur so gut wie sein Minderheitenschutz.

Es ist einer der großen Vorzüge unseres Grundgesetzes, dass es Minderheiten unter seinen ausdrücklichen Schutz stellt. Aber was taugt ein Schutz, wenn es niemanden gibt, der ihn verteidigt?

Die Jodbefürworter kennen diesen Minderheitenschutz und beklagen ihn. Mit der von ihm gewohnten Deutlichkeit schreibt der schon mehrfach erwähnte Mainzer Nuklearmediziner Peter Pfannenstiel: *„Das Freiwilligkeitsprinzip steht einer besser steuerbaren generellen Jodprophylaxe weiterhin im Weg."* (Topmedizin 12/1995: *„Mit der Verwendung von Jodsalz ist schon viel getan"*). Wer so argumentiert, verkennt: In einer Demokratie ist das einzig legitime Instrument der „Steuerung" eine rückhaltlos wahrheitsorientierte Aufklärung.

Was ich nicht hatte glauben wollen, war wahr. Es waren unsere Gesundheitsbehörden selbst, die uns die jodierte Gesundheitsschädigung verordnet haben. Und da sie mit aller propa-

gandistischen Raffinesse für eine, wie sie sagen, „flächendeckende Jodierung" gesorgt haben, sind wir, die Jodgeschädigten, willkürlich in eine ausweglose Lage gezwungen worden.
Also Willkürstaat?

„Ich bin gespannt, welches Organ sich unsere Gesundheitsbehörden aufs Korn nehmen werden, wenn die Schilddrüsen
ausgebeutet sind," sagte ich zu Heinrich.

Apropos „flächendeckend". Ein junger Jodgeschädigter sagte
mir: „Ich habe den Eindruck, dass wir flächendeckend verscheißert werden!" Aber „flächendeckend" klingt ja so harmlos und ist ein so schöner Euphemismus für „total". Dabei ist
„total" das einzig zutreffende Adjektiv für diesen allumfassen-
den Sachverhalt. Aber damit wäre natürlich die wahre Situation zugegeben, was man jedoch um jeden Preis vermeiden will.

XII

Im Januar '96 verschärfte sich meine Ernährungslage um weitere Grade. Mein Rettungsengel war ein Bäcker, der, selbst in einer Großbäckerei angestellt, mir am Sonntag zu Hause Brot backte. Das waren echte Noteinsätze, die kein Dauerzustand werden konnten. Aber es war schlichtweg unmöglich, diejenigen Bäcker und Metzger zu finden, die nicht jodierten. Zu viele jodierten vollständig. Und den vielleicht einzigen Bäcker, der (noch) nicht jodierte, ausfindig zu machen, entsprach der Suche nach der Stecknadel im Heuhaufen.

Ich konnte nicht stundenlang durch die Stadt fahren, von einem Bäcker zum anderen, und eventuell erst abends, beim 35. Bäcker, Erfolg haben. Eine derartige Brotsuche stellte ja die Einkaufsschlangen in der Hoch-Zeit der SED-Diktatur in den Schatten. So jedenfalls ging es nicht. Die wenigen „weißen Raben" im Bäcker- und Metzgerhandwerk mussten sich bei mir melden. Das war die klassische Situation für eine Anzeige. Am Montag, den 22. und Dienstag den 23. Januar gaben wir in unserer Tageszeitung für je DM 200,– folgende Suchanzeige auf:

Hilfe!

Wie viele andere Schilddrüsenkranke vertrage ich keine künstlich mit Jod angereicherten Lebensmittel! Wo aber gibt es noch Brot, Wurst, Käse, Tomatenmark oder Suppenwürfel ohne Jodzusatz? Zahle für garantiert

ohne Jodsalz (!)

hergestelltes Brot und für Käse bis zum Fünffachen des üblichen Preises. – Zuschriften unter: ...

Freunde hatten Zweifel, ob ich eine Reaktion auf meine Hilfe-Anzeige bekommen würde. Wir wurden alle überrascht. Es kamen über zwanzig Zuschriften, davon acht von Bäckermeistern, von denen allerdings nur einer (!) sein Geschäft in der Stadt hatte. Die anderen stammten aus umliegenden kleineren und größeren Orten.

Wir hätten uns die Füße wund gelaufen, ehe wir diesen einen Bäcker ohne Anzeige gefunden hätten. Wir nennen ihn nur noch unseren poetischen Bäcker, denn er überschrieb seinen Brief mit dem pfiffigen Reim: „Hier ist der Bäcker in der Not, der backt das Brot auch ohne Jod!" Natürlich rief ich sofort an. Ich hatte die junge Bäckersfrau am Apparat, und sie erzählte, wie sie, ihr Mann und ihre Gesellen die Anzeige beim Frühstück gelesen hätten. Da sei ihr Mann sofort aufgestanden, um mir zu schreiben. „Das ist ein echter Notruf," hatte er ihnen erklärt.

Wir feierten diesen Glückstag, der mich endlich einen Bäcker (eigentlich waren es ja acht) hatte finden lassen, der nichts von künstlichen Zusätzen im Brot hielt, mit einer opulenten Brotzeit.

Und das Brot war nicht nur ohne Jod, es war zudem noch außerordentlich gutes Brot. Um ehrlich zu sein: ich wäre durchaus mit einer mittelmäßigen Qualität zufrieden gewesen, wenn sie um Himmels willen bloß ohne Jod war. Nun hatte ich wieder meine Delikatesse Brot, und ich aß zwei dicke Scheiben davon mit besonderer Andacht. Man sagt ja oft, dass unsere satte Wohlstandsgesellschaft den Hunger nicht kennt und deshalb Brot nicht mehr als Gottesgabe schätzt. Das trifft wohl noch auf viele Menschen zu. Aber das wird sich ändern, und zwar in dem Maße, in dem immer mehr Menschen durch die Jodierung schilddrüsenkrank werden und das jodierte Brot einfach nicht mehr essen können. Im Moment sind das, nach den Schätzungen der Jodbefürworter, die eher unter- als übertrieben haben, schon ca. 18 Millionen Bundesbürger.

Ich hatte Brot immer geschätzt und es viel lieber gegessen

als Kuchen. Es wäre nicht nötig gewesen, mir den Wert des täglichen Brotes durch den erzwungenen Verzicht klar zu machen. Ich rief alle Bäcker- und Konditormeister an, die mir geschrieben hatten und bedankte mich für ihre Zuschriften. Sie alle betonten, dass sie selbstverständlich nicht den fünffachen Preis nehmen würden, und dass ihre unjodierten Backwaren zu ganz normalen Preisen zu haben seien.

Mit einer Konditorsfrau hatte ich ein ungemein temperamentvolles Gespräch, weil sie auch so über die Jodierung aufgebracht war. Sie erzählte, AOK-Manager hätten ihnen die Türe eingerannt, um sie zum Jodieren zu überreden. Aber sie hätten mit dem Argument abgelehnt, in ihr Brot käme keine Chemie, also auch kein Jod, weil sie wüssten, dass manche Leute kein Jod vertrügen.

Die anderen Briefschreiber konnte ich in drei Gruppen einteilen: in hilfsbereite Frauen, die mir Brot nach meinen Angaben backen wollten, eine Bäuerin sogar im eigenen Steinofen; in Ratgeber, die mir Diättipps nannten, und in Leidensgenossen, die hofften, durch mich auch an nicht jodangereicherte Nahrungsquellen gelangen zu können. Was ja auch der Fall war. Sie alle profitierten von meinen Anzeigen. Eine Betroffene schrieb: „Wann trifft sich Ihre Selbsthilfegruppe?" Das war das Stichwort. Von selber war ich nicht darauf gekommen, aber wir – mittlerweile über dreißig Leute – waren ja tatsächlich bereits eine Selbsthilfegruppe.

Der Januar war noch nicht vorüber, da hatten Heinrich und ich schon die erste Grundinformation mit „jodfreier" Lebensmittelliste für unsere Gruppe gemacht, die wir zuerst „Selbsthilfegruppe der Jodallergiker, Morbus-Basedow- und Hyperthyreose-Kranken Bonn-Trier-Bamberg" nannten. Aus diesen drei Städten und ihren Umgebungen kamen nämlich die ersten Mitglieder, was zunächst mit meinen in den dortigen Tageszeitungen veröffentlichten Leserbriefen zusammenhing. Jetzt, nachdem sich unsere Selbsthilfegruppe über die gesamte Bundesrepublik (inzwischen auch in der Schweiz) ausgebreitet hat, nennen wir uns passender: „Deutsche Selbsthilfegruppe der Jod-allergiker, Morbus-Basedow- und Hyperthyreose-Kranken."

Von Anfang an waren wir eine weit verstreute Gruppe, und regelmäßige Treffen schon aus diesem Grunde unrealistisch. Aber ich vermittelte die Bekanntschaft von relativ benachbar-ten Leidensgenossen, und so bildeten sich schnell kleine eigen-ständige Gruppen, die sich trafen, und manche Mitglieder freundeten sich über das gemeinsame Leidensthema hinweg sogar an.

Am 5. Februar 1996 elektrisierte mich eine kurze dpa-Mel-dung, die unter der Überschrift „Warnung vor zu viel Jod" un-ter anderem in unserer Tageszeitung erschienen war. Darin wurde das Ergebnis des 14. Wiesbadener Schilddrüsengesprä-ches wiedergegeben: Keine Jodzufuhr ohne individuelle Indi-kationsstellung, denn zu viel Jod könne ebenso gut krank ma-chen wie zu wenig Jod. Einzig die sachgerechte Medikation durch den Arzt garantiere dem Patienten die für ihn richtige Dosis Jod. Die Fachärzte warnten vor der künstlichen Jodanrei-cherung in Lebensmitteln, die unberechenbar und demzufolge medizinisch fragwürdig sei. Die Spezialisten rieten von einer Jodierung der Lebensmittel ab und schlugen statt dessen vor, dass sich Jodmangel-Patienten von ihren Ärzten auf Jod „ein-stellen" lassen sollten.

Das war mehr, als ich erwartet hatte, und ich war sicher, dass nach so einer kompetenten Stellungnahme der Schilddrüsen-spezialisten der undifferenzierte Jodspuk bald vorbei sein wür-de. Über diesen Schilddrüsenkongress wollte ich Näheres er-fahren. Ich rief bei der dpa in Frankfurt an und fragte mich bis zu der Autorin dieses wichtigen Artikels durch. Sie gab mir be-reitwillig Auskunft. Ihr Interviewpartner für diesen Bericht war der federführende Arzt, Professor Dr. Peter Pfannenstiel. Ich konnte es nicht fassen. Das war eine glatte Kehrtwende des bisherigen Hauptakteures der Jodkampagne!

So dachte ich wenigstens und zitierte diese neue Position Pfannenstiels in meinem Vortrag über „Jodiertes Speisesalz" in der Bezirksärztekammer Trier im April 1996. Aber der damalige Fortbildungsbeauftragte der Bezirksärztekammer, Prof. K., erhob sich nach meinem Referat und verlas einen Brief Pfannenstiels an ihn (!), in dem dieser sich von der eben von mir zitierten Meinung distanzierte. Ich stand am Vortragspult und schüttelte den Kopf. Die Zuhörer vor mir schüttelten ebenfalls den Kopf. Das Erstaunen war allerseits groß. Man fand das doch sehr merkwürdig, dass ein Spezialist innerhalb von nur drei Monaten in aller Öffentlichkeit mit allem Nachdruck seiner Autorität zwei völlig gegensätzliche Meinungen zu ein und dem selben Thema vertrat. Der Kongressband erschien übrigens später in gedruckter Form. Im Einführungsreferat Peter Pfannenstiels kann man dort zwei aufschlussreiche Bemerkungen nachlesen: *„Mythos ist, dass jede Schilddrüsenvergrößerung Folge eines Jodmangels in der Nahrung ist."* Und: *„Mythos ist, dass die Struma in jedem Lebensalter erfolgreich mit Jodid und/oder Schilddrüsenhormonen behandelt werden kann."* (a. a. O., Seite 9/10)

Am 12. Februar erschien unsere Dank- und Informationsanzeige in unserer Tageszeitung unter der Überschrift: „Diese Bäcker in der Not backen Brot auch ohne Jod." Und wieder kamen Briefe über Briefe von Betroffenen, denen ich nun schnell und zuverlässig zu unschädlichen Nahrungsquellen verhelfen konnte. Ich legte mir einen Aktenordner für die Zuschriften an, und bald brauchte ich einen zweiten. Neben meinem Schreibtisch, der noch immer von Notenpapier beherrscht war, stapelten sich die gedruckten Grundinformationen und die dazu nötigen DIN-A4-Umschläge. Meine Briefmarkenkiste war randvoll mit 3-DM-Briefmarken gefüllt. Es hatte sich ein kleiner Bürobetrieb eingeschlichen, den ich nachts, nach dem Zubettgehen meiner Kinder und nach meinem wissenschaftlichen Abendpensum noch bewältigte. Da kam eine ganze Menge zusammen. Im Flur lag dann jeden Morgen ein Poststapel bereit, den Heinrich mitnahm, wenn er zum Dienst fuhr. „Wir könnten einen Mengenrabatt gebrauchen," sagte er jedes Mal, wenn er die Umschläge einsackte.

XIII

Der erste Brief im neu eingerichteten Postfach der Selbsthilfegruppe war übrigens von einem Journalisten. Wir verabredeten einen Interviewtermin bei uns zu Hause, und ich erlebte zum wiederholten Male, wie bedauerlich wenig Normalbürger doch vom Jodproblem wussten. Eigentlich wussten sie gar nichts davon. Sogar der Journalist, von Berufs wegen doch sonst mit Informationen eine Nasenlänge voraus, war völlig ahnungslos. Die einseitige Jodwerbung mit dem geistlosen Slogan „Uns geht et jod" hatte ganze Arbeit geleistet.

Zwei Wochen später erschien dann in unserer Tageszeitung der Beitrag: *„Wirbel um Jodsalz". „Zwei Anzeigen in unserer Zeitung haben unter Verbrauchern eine lebhafte Diskussion über Lebensmittel mit Jodsalz ausgelöst. Seit zwei Jahren ist die Verwendung von jodiertem Speisesalz in unverpackten Nahrungsmitteln nicht mehr deklarationspflichtig."*

Der Briefstrom riss nicht mehr ab. Ich begann, die Betroffenen anzurufen. So erfuhr ich die erstaunlichsten Krankheitsverläufe. Dabei war die Unzufriedenheit mit den behandelnden Ärzten sehr groß.

Meistens waren die Leute auf ihren eigenen Spürsinn angewiesen, was die Ursache ihrer Beschwerden betraf. Das kannte ich ja auch von mir selber. Andererseits gab es Ärzte, die genau Bescheid wussten und ihren Patienten auch sagten, dass sie keine jodierten Lebensmittel essen dürften.

Eine besondere Variante bot ein in unserer Stadt niedergelassener Radiologe, der vor Patienten über mich schimpfte. Das erfuhr ich von einer seiner Patientinnen. Dabei kennt er mich gar nicht. Dass ein medizinischer Laie sich erdreistet, Menschen darauf hinzuweisen, dass sie streng überprüfen müssen, ob zusätzliche Jodgaben bei ihnen wirklich angezeigt sind, und dass dies nicht wahllos bei jeder Schilddrüsenvergrößerung der Fall ist, reicht, um einige Ärzte ausrasten zu lassen. Dabei empfehle ich niemandem, sich ärztlicher Behandlung zu entziehen, wohl aber den Arzt zu wechseln, wenn er eine Therapieempfehlung ausspricht, die sich von einem Laien, der die Fachliteratur kennt, widerlegen lässt.

Je bekannter mein Protest gegen die undifferenzierte Jodierung wird, um so mehr Menschen können vor jodinduzierten Überfunktionen und Morbus Basedow bewahrt werden. Trotzdem sind meine Warnungen vor Jod wie ein Tropfen auf einen heißen Stein, wenn bundesweit die Ärzte nicht mitspielen und ihre Patienten bewusst oder aus Unkenntnis dem Jodrisiko ausliefern.

Ein Rechtsanwalt, mit dem ich unser Vorgehen grundsätzlich berate, sagte kopfschüttelnd: „Das ist Beihilfe zur Körperverletzung, wenn nicht Schlimmeres."

Ein Naturwissenschaftler, dem ich die Hintergründe der Jodierung darlegte und alle meine Infos zur Verfügung stellte, sah mich entsetzt an und sagte fassungslos: „Wenn das alles stimmt, was Sie sagen, dann sind das doch alles Verbrecher, dann gehören die doch in den Knast!"

Seit der Operation nahm ich Schilddrüsenhormone ein, die ich aber immer weniger vertrug. Ich hatte bereits von einer 3/4 auf eine halbe Tablette reduzieren müssen, weil sich Sehstörungen, Herzrasen und Druckgefühl im Hals wieder verstärkt hatten. Aber auch die halbe Tablette vertrug ich nicht. Meine Beschwerden klangen erst ab, als ich das Schilddrüsenhormon vollständig abgesetzt hatte. Und danach blieb mein Wohlbefinden konstant, solange ich kein zusätzliches Jod abbekam. Passierte es trotz größter Vorsicht, war in mir regelrecht „der Teufel los". Puls und Herz rasten, ich konnte vor Händezittern keinen Schreibstift mehr halten, im Haushalt gab es so viele Scherben wie noch nie in unserer Ehe, meine Augen tränten und schwollen wieder an, und es bildeten sich neue Furunkel auf meiner Haut.

Außerdem kam Atemnot als neues Symptom hinzu. Ich stellte fest, dass die Symptome nach jedem Jodschock heftiger wurden. Damals wusste ich noch nicht, dass eine solche „Sensibilitätssteigerung" ebenso wie die spontane Reaktionsfolge auf einen allergischen Prozess, also auf die Beteiligung von Antikörpern schließen lässt. Trotz Operation war ich von einem normalen Leben so weit entfernt wie vor der Operation.

Meine Beschäftigung mit der Medizin hatte eigentlich nur vorübergehender Natur sein sollen. Weil ich ohne unschädliche Nahrung meinen Familienpflichten und meinem Beruf nicht nachkommen konnte, musste ich zunächst jedoch für eine gesunde Ernährung sorgen. Ohne genaue Kenntnis der Schilddrüsen- und Jodproblematik war das jedoch gar nicht möglich. Und dass dieses Thema für Nicht-Mediziner ein Dunkelfeld geworden war, dafür hatten Mediziner und Gesundheitsbehörden gründlich gesorgt.

Mir fiel dazu wieder Klemperer ein:

„Mit aller Eindringlichkeit ... predigt Hitlers Kampfbuch die Dummheit der Masse und die Notwendigkeit, ihr diese Dummheit zu erhalten und sie von allem Nachdenken abzuschrecken. Ein Hauptmittel dazu besteht in der Einhämmerung ständig gleicher simplistischer Lehren, denen von keiner Seite widersprochen werden darf ... Das oberste Gesetz lautet überall: Lass Deine Hörer nicht zu kritischem Denken kommen, behandle alles simplistisch ..."

Ich hatte einen sehr schwierigen Weg angetreten, einen steinigen und dornigen Weg, auf dem ich auch – um es bildlich auszudrücken – wissenschaftlichen Wegelagerern trotzen musste. Aber ich war nicht gewillt, mich von der Zwangsjodierung zur Zwangsinvalidin machen zu lassen. Ich fühlte mich durchaus imstande, mich auch als Nicht-Medizinerin so in ein medizinisches Spezialgebiet einzuarbeiten, dass ich Diskussionen mit den entsprechenden Spezialisten führen konnte. Als

Wissenschaftlerin musste ich mich ohnehin immer wieder in neue Sachgebiete einarbeiten, und nun war es zur Abwechslung eben nicht ein mittelalterliches Notenschriftsystem, sondern die Schilddrüse. Ich nahm das neue Thema mit der gewohnten Energie in Angriff, und es war bei weitem nicht so geheimnisvoll, wie Mediziner immer glauben machen wollen.

Trotzdem ging ich zu Beginn des Jahres 1996 davon aus, dass ich nach meinem Abstecher in die Medizin wieder an meine eigentliche Arbeit gehen könnte. Aber genauso wenig, wie man weiß, ob aus einem Schneeball, den man bergab wirft, eine Lawine wird, genauso wenig erkennt man lebensverändernde Situationen, wenn man unmittelbar in ihnen steckt. Erst hinterher stellt sich heraus, wo die Weiche gewesen war.

Mein verzweifelter Kampf um meine Gesundheit und um meine Ernährung war die Weiche auf meinem Lebensweg gewesen. Ich konnte zu diesem normalen Leben nicht zurückkehren, wenn ich keine unschädliche Nahrung hatte. Ich kam also gar nicht darum herum, für meine Nahrung zu kämpfen, wenn ich wieder in der Familie und im Beruf voll einsatzfähig sein wollte. Und das wollte ich! Und ich wusste, dass ich das schaffen würde. Aber nicht als zahme Wissenschaftlerin im Elfenbeinturm, sondern als hartnäckig nachbohrende Journalistin.

Ich wusste, dass mir das lag, denn ich hatte als Studentin einige Jahre als freie Kritikerin gearbeitet – durchaus erfolgreich. Ich wechselte also in den Journalismus über – mit meinen Schwerpunkten Feuilleton, Medizin und NS-Zeitgeschichte.

„Diese Kombination von Spezialgebieten ist mir noch nicht begegnet," gestand mir einer meiner neuen Kollegen. „Mir auch nicht," antwortete ich wahrheitsgemäß, „aber ich kann Ihnen versichern, dass das eine ungemein sinnvolle Kombination ist."

Aber ich hatte einen sehr schweren Stand. Außer Heinrich und den in ganz Deutschland verstreuten Leidensgenossen hatte ich niemanden, der zu mir hielt. Zu meiner großen Enttäuschung gab es auch keine Solidarität im Freundes- und Verwandtenkreis.

Ganz im Gegenteil. Heinrichs mittlerer Bruder, Ordinarius für Verwaltungs- und Öffentliches Recht an einer deutschen Universität, hatte selber Schilddrüsenprobleme, genauer eine Zyste, und er bat uns, ihm einen guten Spezialisten für sein Problem zu nennen. Offenbar war unser Tipp gut gewesen, denn er war begeistert und fühlte nach der empfohlenen Therapie seine Beschwerden abnehmen. Er berichtete das froh und mit dem ihn offensichtlich erheiternden Zusatz: „Der Professor schimpfte über eure Selbsthilfegruppe und sagte, das seien Verbrecher, gegen die man gerichtlich vorgehen wolle." Mein Schwager schwieg zu dieser Beleidigung seiner Verwandten lieber. Heinrichs Bitte, uns juristisch beizustehen, wurde ignoriert.

Die Bitterkeit, von vertrauten Menschen im Stich gelassen zu werden, ist noch schmerzhafter als das Unrecht, das einem von fremden Menschen angetan wird. Jedenfalls haben mich diese Charakterlosigkeiten mehr verletzt als die z. T. beleidigenden Bemerkungen von Jodbefürwortern.

Von einem Mitarbeiter der AOK musste ich mir sagen lassen, ich sei eine „einzelne Querulantin".

In den *„Fakten zur Jodversorgung in Deutschland"*, das der „Arbeitskreis Jodmangel", Groß-Gerau, 1997 herausbrachte, kann man unter dem Absatz *„Kenntnisstand und Akzeptanz von Jod"* folgendes über uns lesen: *„Der relativ kleine Anteil von Jodgegnern macht allerdings relativ viel von sich reden."*

Ein Hauptjodbefürworter sagte mir:

„Sie wachsen sich sowieso aus, dann ist Ihr Problem gelöst."

„Was heißt, bitte schön, ‚Auswachsen'?" fragte ich.

„Das heißt, dass Sie sterben, und dann haben Sie keine Probleme mehr mit Jod."

„Sie haben Nerven," rief ich heftig, „ich denke gar nicht daran, zu sterben, Ihnen zuliebe schon gar nicht!"

Immer wieder LTI, diesmal in einer besonders bösartigen Form, denn „Auswachsen" anstelle von „Sterben" liegt auf derselben Ebene wie das „Abwandern" der Juden nach Auschwitz.

Mein drittes Spezialgebiet, bisher eigentlich wenig beachtet, kam mir jetzt sehr zugute.

Dafür waren die Parallelen zwischen dieser Art von Medizin und der NS-Zeit zu deutlich. Die Anhäufung der entlarvenden Spracheigenheiten war niederschmetternd. Leider blieb es nicht dabei, und wie bereits erwähnt, kamen die passenden Maßnahmen dazu.

Nur wenige Wochen nach der Gründung meiner Selbsthilfegruppe hatte sich eine andere Selbsthilfegruppe gebildet, und zwar eine Art Super-Selbsthilfegruppe, die als Dachverband aller Selbsthilfegruppen fungieren will. Es ist die „Schilddrüsen-Liga Deutschland e.V.", die sich „Dachverband der Selbsthilfegruppen für Schilddrüsenkranke und deren Angehörige" nennt und im gleichen Haus untergebracht ist wie die Schilddrüsenpraxis des Mainzer Internisten und Nuklearmediziners Prof. Peter Pfannenstiel.

Ich rief dort an, weil ich mir von dort endlich den medizinisch-menschlichen Rückhalt erhoffte, den ich brauchte und der mir so fehlte. Man war sehr freundlich und lud mich zur Mitarbeit ein, sie hätten große finanzielle Mittel, und perfekt ausgestattete Büros. Ich hätte nichts lieber getan, als mich einer zuverlässigen, größeren Selbsthilfegruppe anzuschließen. Aber die Gretchenfrage, wie sie es mit den Jodrisiken halten würden, wurde ausweichend beantwortet. „Aha", dachte ich.

„Wie viele Selbsthilfegruppen von Hyperthyreotikern gibt es denn schon?" fragte ich dann.

„Bis jetzt nur Ihre Gruppe," erhielt ich zur Antwort.

Diese Antwort, die ich damals erhielt, schockierte mich. Da war ein Dachverband der Schilddrüsenselbsthilfegruppen gegründet worden, obwohl es nur eine einzige Selbsthilfegruppe dieser Art in Deutschland gab, nämlich meine.

„Das ist die Methode „Gleichschaltung", sagte ich zu Heinrich. Klemperer schreibt über diesen speziellen Aspekt der LTI:

„Ihre charakteristischste, wahrscheinlich auch frühzeitigste Schöpfung auf diesem Felde heißt ‚Gleichschalten'. Man sieht und hört den Druckknopf, der Menschen, nicht Institutionen ... in gleichförmige automatische Haltung und Bewegung versetzt ..."

Selbstverständlich trat ich diesem sogenannten Dachverband nicht bei, und werde es auch in Zukunft nicht tun.

XIV

Der Kreis der für die wissenschaftliche Begründung und politische Durchsetzung der gegenwärtigen „totalen" Jodierung Verantwortlichen ist klein, aber einflussreich. Die Anschriften der beteiligten Bundesdienststellen und der in verschiedener Weise öffentlich-rechtlich oder privat organisierten Verbände, die man anschreiben kann, habe ich am Ende des Literaturverzeichnisses zusammengestellt. Auch in den entsprechenden Beratergremien der Bundesregierung sind die Anliegen der Jodprophylaxe durch wissenschaftlich angesehene und durchsetzungsfähige Mitstreiter vertreten.

Und dieser Kreis ging planvoll und mit langem Atem vor. Mit hohem Aufwand und werbetechnisch professioneller Beratung nutzte man alle Möglichkeiten, die Öffentlichkeit derart mit Jodinformationen zu sättigen, ja zu übersättigen, sodass am Ende niemand mehr bereit war, sich noch irgend etwas anderes über Jod anzuhören, Kritik schon gar nicht. Das Ansehen von rationaler Wissenschaft beginnt jedoch abzubröckeln, ja, in Wahrheit befinden wir uns bereits seit langem in einem Prozess des Vertrauensverlustes. Auf den Rat sogenannter „Experten" angewiesen, weil sie immer komplexere Lebensentscheidungen unter immer höherem Entscheidungsdruck treffen müssen, ohne sie selbst noch durchschauen und begründen zu können, sehen sich zunehmend viele Menschen von den Experten enttäuscht und treten die Flucht in die private Beziehungs- und Informationssicherung an: „Trau, schau, wem?"

Der Jodkampagne scheint es gelungen zu sein, sich als zentralen Prototyp einer neuen Vertrauensbewegung zu etablieren – ein Vertrauen, das nicht mehr der persönlichen Integrität und

Reputation verantwortlicher Wissenschaftler und Politiker bedarf, sondern im Ideologischen wurzelt. Jedenfalls hat sie es erreicht, Menschen, die sich bisher niemals in ihrem Leben mit Jod beschäftigt hatten, zu Mitläufern zu erziehen, die in ihrer Hingabe an die zentralen Glaubenssätze der Jodkampagne geradezu religiös motiviert erscheinen. Endlich wieder etwas, an das man glauben kann...? Wer am Zauberschlüssel ihres neuen Gesundheitsbewusstseins, nämlich am Jod, auch nur Differenzierungen vornehmen will, gefährdet ihre Lebensgrundlagen und wird in der Regel rasch mit den heutigen Facetten des Geistes der Inquisition konfrontiert. Es waren deutsche Soziologen, die auf eine solche Vorgehensweise den Begriff „Manipulation" im Sinn von „Handhabbarmachung" erstmals kritisch anwendeten. Aber das geschah in den sechziger Jahren, und damals wäre eine Kampagne wie die heutige Jodkampagne noch nicht durchführbar gewesen.

War die Gründung eines Dachverbandes der Selbsthilfegruppen als Gleichschaltung gedacht, dann wurde sie kein Erfolg, weil die damals einzige Selbsthilfegruppe, nämlich meine, sich nicht ködern ließ und mittlerweile zur größten Selbsthilfegruppe der Jodgeschädigten in der Bundesrepublik angewachsen ist.

Die von Peter Pfannenstiel gegründete „Schilddrüsen-Liga Deutschland" ist im Übrigen nach einer Meldung des ZDF-Wirtschaftsmagazins „WISO" vom 21. 12. 1998 „von der Pharmaindustrie gesponsert und finanziert". Andreas Greiwe von der „Deutschen Arbeitsgemeinschaft Selbsthilfegruppen": „Wir wissen, dass es schwarze Schafe gibt." Dieser Super-Selbsthilfegruppe ist es gelungen, Mitglieder zu finden.

Mittlerweile wenden sich diese Verzweifelten, die vom Regen in die Traufe geraten sind, an mich. Sie sagen: *„Das Problem, dass wir zu wenig Jod hätten, ist von den Ärzten aufgebaut worden."*

Und: *„Ich ziehe nicht mit dem, was die Schilddrüsenspezialisten sagen. Das stimmt auch gar nicht. Was wir brauchen,* *sind nicht künstlich hochjodierte Lebensmittel, und keine billigen Beschwichtigungen, dass uns das Jod nicht schadet. Es schadet uns aber, und das kann man nicht einfach weg lügen. Das ist ja schon wie bei den Nazis!"*

Die geborenen Demokraten, die sich bisher immer nur über die merkwürdigen Methoden der Jodbefürworter gewundert hatten, sind nun in das Stadium des offenen Protestes und des aktiven Widerstandes getreten.

Das Argument von der Volksgesundheit, der im Zweifelsfall die Gesundheit Einzelner geopfert werden muss, ist seinerzeit das Hauptargument der Nazi-Medizin gewesen. Es wird uns nun aber vom Petitionsausschuss des Deutschen Bundestages als Antwort auf unsere Protestschreiben serviert. Ein Fachbereichsleiter des Bundesministeriums für Gesundheit ließ einem unserer Mitglieder die Stellungnahme des „Bundesinstituts für gesundheitlichen Verbraucherschutz und Veterinärmedizin" zu einem Protestschreiben über die Zwangsjodierung zugehen, die folgenden Abschnitt enthält: *„Der mögliche geringe Nachteil der allgemein von der WHO empfohlenen Jodversorgung bei Patienten mit Immunthyreopathie kann jedoch nicht als Argument gegen eine generelle Jodsalzprophylaxe angeführt werden, wenn hierdurch eine wichtige Volkserkrankung wie die endemische Struma weitgehend beseitigt werden könnte."*

Der Soziologe Franz Janka schrieb in seinem 1997 erschienenen Buch „Die Braune Gesellschaft": *„Wir dürfen nicht erneut den Fehler begehen, Entwicklungen, die den Keim des Verderbens in sich tragen, zu unterschätzen. Und wir können ihn nicht loswerden, weil zu viel von dem, was Hitler mit dem Projekt der Volksgemeinschaft in die Welt gebracht hat, noch heute in unserem gesellschaftlichen Leben fortwirkt ... Eine ‚machbare' Gesellschaft wie die der Volksgemeinschaft könnte sich, eben weil sie keine über lange Zeiten hin gewachsene, sondern eine von Sozialtechnologen entworfene und gestaltete ist, jederzeit wiederholen. Solange wir deshalb nicht wachsam bleiben und unserer eigenen Verführbarkeit misstrauen – und* *dies gilt gerade in Zeiten gesellschaftsübergreifender Krisen wie denen, in denen wir uns gerade befinden –, solange wir nicht immer wieder die Erinnerung daran wachhalten, wie leicht es einem System gelang, unter dem Schein des Guten ‚ganz normale' Menschen zum Bösen zu verführen, so lange ist auch die Sorge nicht gebannt, dass Hitlers Verheißung eines Tages nicht doch wieder Wirklichkeit werden könnte und ‚in der deutschen Geschichte so oder so einmal wieder der Samen aufgehen (wird) zur strahlenden Wiedergeburt der nationalsozialistischen Bewegung und damit zur Verwirklichung einer wahren Volksgemeinschaft'."*

Ich sehe mit Grauen, dass wir schon wieder ganz nahe dran sind!

Von einem Bauern, bei dem ich mich erkundigte, ob er jodfreie Mineralsalzgemische verwende, musste ich mir sagen lassen, ich sei ein Volksschädling. Dem Ökotrophologen und Toxikologen, der mit mir zusammenarbeitet, erging es noch schlimmer. Er wurde anonym bedroht:

„Wir machen dich fertig, du Volksschädling" drohte man ihm am Telefon.

Bei der jährlichen Suche nach dem „Unwort des Jahres" habe ich dann auch die schon erwähnte „Massenenttarnung in den Anfängen der kollektiven Jodversorgung" als Beispiel für einen besonders menschenverachtenden Begriff als Unwort des Jahres 1996 vorgeschlagen. Man war sehr interessiert, aber die Jury aus Sprachforschern hielt die „Rentnerschwemme" für noch menschenverachtender als die „Massenenttarnung".

In der „FAZ" vom 15. 12. 1997 ist in einem Artikel über den Fund einer Fliegerbombe in Ludwigshafen beispielsweise vom „Vernichtungskrieg" und „Vernichtungsziel" die Rede. Wenn britische oder amerikanische FAZ-Leser noch vor wenigen Monaten gelesen haben, dass „die Luftminen im Vernichtungskrieg gegen deutsche Städte eingesetzt worden waren", ist ihnen wirklich nicht zu verdenken, dass sie sich durch die nationalsozialistische Begriffswahl und Darstellungsweise des

Kriegsgeschehens um mindestens 55 Jahre zurückversetzt fühlten. Es ist im höchsten Maße alarmierend, dass eine so renommierte Auslandszeitung wie die FAZ es duldet, dass sich faschistisches Wort- und Gedanken-Ungut in ihre Berichterstattung einschleicht. Zum einen liegt das wohl daran, dass es trotz Entnazifizierung niemals vollständig gelungen war, auch die Sprache, eine Hauptträgerin der Gewalt, von den menschenverachtenden Begriffen zu befreien. Und die faulen Früchte dieses Versäumnisses ernten wir jetzt. Zum anderen liegt das tatsächlich daran, dass man wichtige Dinge aus dem Nationalsozialismus einfach gar nicht weiß.

Ein bedauerliches Beispiel dafür war die Ausstellung mit Bildern von bedeutenden deutschen Gelehrten in einem der westlichen Bundesländer. Gleich beim ersten Durchblättern des Fotokataloges stieß ich auf das Foto von Adolf Butenandt, über das mein Mann, mir über die Schulter blickend, sagte: „Was für ein gütiges altes Gelehrtengesicht." – „Das Gesicht eines Kinderquälers und Kindermörders", entgegnete ich, denn unter dem Direktorat am Kaiser-Wilhelm-Institut (in Berlin) von Adolf Butenandt, dem Nobelpreisträger für Chemie von 1939, wurden die unendlich grausamen Unterdruckversuche mit Kindern gemacht. Das weiß man aber erst seit Ernst Klees aufrüttelnder Dokumentation „*Auschwitz. Die NS-Medizin und ihre Opfer*", die im Sommer '97 im S. Fischer-Verlag erschienen ist. Die Verantwortlichen der Ausstellung hätten diese Information durchaus noch rechtzeitig berücksichtigen können. Aber es war nicht geschehen. Ein diskreter Hinweis aus Wissenschaftlerkreisen wurde – Gott sei Dank! – befolgt, sodass der Ausstellung eine Blamage im Ausland, wohin sie später ging, erspart blieb. Das sind alles leider keine Einzelfälle. Da geistert zum Beispiel schon seit Jahren der Superlativ „aller Zeiten" durch die Medien. Sportler, Politiker und sonst wie auffallende Menschen werden von historisch völlig unbedarften Journalisten zum „größten XY aller Zeiten" gekürt, wobei niemand die Quelle dieses Ausspruches zu kennen scheint. Leider schweigen hier die Historiker, obwohl sie wissen, dass diese dem Größenwahn entsprungene Bezeichnung auf Adolf Hitler, den „größten Feldherren aller Zeiten" zurückgeht, der sich selber so tituliert hat, und der doch zum größten Versager aller Zeiten wurde. Respektlos, wie der Volksmund sein sollte, wurde daraus zunächst der „Grö-Faz".

Es ist übrigens kein Zufall, dass sich die wieder aufgewärmten Unbegriffe, wie die bereits erwähnte „Massenenttarnung", vor allem im medizinischen Bereich häufen. Die jungen NS-Mediziner, die „statt Meerschweinchen, Laborratten und Versuchskaninchen... Menschen massenhaft zu Versuchszwecken" in den KZs benutzten, setzten ihre Karriere nach 1945 fort oder begannen sie erst danach. Hochdekoriert und hochgeehrt vertreten sie die Mediziner-Generation der Nachkriegszeit: Hans Nachtsheim, der ab 1942 im Institut von Adolf Butenandt Unterdruckversuche mit Kindern machte, wird 1955 das große Bundesverdienstkreuz verliehen, 1958 wird er Mitglied des Bundesgesundheitsrates. Der Hygieniker Hermann Eyer wird Ordinarius für Hygiene in Bonn und später in München Direktor des angesehenen Max v. Pettenkofer-Institutes und Vorsitzender der „Deutschen Gesellschaft für Hygiene und Mikrobiologie". Eyer war an den seit 1941 im KZ Buchenwald an Menschen durchgeführten Fleckfieberversuchen beteiligt. Auf der 3. Arbeitstagung der „Beratenden Ärzte" in Berlin im Mai 1943 wurde über diesen „Modellversuch am geimpften und artifiziell infizierten Menschen" diskutiert. In einem Bericht über diese Diskussion kann man nachlesen, dass Eyer sich an der Diskussion beteiligt hat. Er hat nicht gegen die Versuche protestiert. Unter den Teilnehmern dieser denkwürdigen Arbeitstagung befand sich als Vertreter der SS und in seiner Funktion als Rassenhygieniker Obersturmbannführer Prof. Dr. Wilhelm Pfannenstiel. Auch er hat nicht gegen die Menschenversuche protestiert. Warum nicht, kann man bei Mitscherlich/ Mielke nachlesen. Da wird auf Seite 81 aus dem Brief des KZ-Arztes Rascher vom 9. Oktober 1942 an Himmler zitiert: *„Da Prof. Holzlöhner die wissenschaftliche Verwertung der Versuche im Interesse seines wissenschaftlichen Namens (Menschen-*

versuche: Pfui!) ablehnt, werde ich die Auswertung über das Universitätsinstitut von SS-Obersturmbannführer Prof. Pfannenstiel vornehmen. " Näheres zu dieser sogenannten wissenschaftlichen Verwertung der Menschenversuche erfährt man bei Koch (*„Menschenversuche"*, Seite 124 / 125): *„Die hohe Sterblichkeitsziffer Raschers kam zustande, weil er bewusstlose Probanden vivisezierte, um den ‚wissenschaftlichen Wert' seiner Arbeit zu erhöhen, denn Rascher durfte sich über seine abscheulichen Versuchsreihen habilitieren – bei Wilhelm Pfannenstiel, der die Benotungen vornahm."* Wilhelm Pfannenstiel gehörte zu denjenigen NS-Medizinern, die nach 1945 nicht zur Rechenschaft gezogen wurden, sondern er verblieb im Gegenteil ohne Unterbrechung in seiner Funktion als Universitätsprofessor in Marburg.

Im Vorwort zu „Dachauer Hefte" Nr. 4, 1988 *„Medizin im NS-Staat. Täter, Opfer, Handlanger"* äußern sich die Autoren Wolfgang Benz und Barbara Distel folgendermaßen über ihn: *„Hatten sich aber nicht auch die anderen schuldig gemacht, die im Umkreis der Verbrechen als Mediziner tätig gewesen waren, wie Professor Wilhelm Pfannenstiel, der als ‚Hygieniker der Waffen-SS' in den Lagern Lublin und Belcec die sanitären Verhältnisse begutachtet hatte und der studienhalber einer Vergasungsaktion beiwohnte, um dann wieder – die Semesterferien waren zu Ende – auf seinen Lehrstuhl (für Hygiene und Bakteriologie in Marburg) zurückzukehren?"*

Wilhelm Pfannenstiel gehört zu denjenigen NS-Medizinern, die weder Reue noch Einsicht zeigten. Er habe als „medizinischer Forscher dem Gesamtwohl gedient", rechtfertigt er sich. Aber ich kann mir nicht denken, dass er das wirklich selber glaubte. Ich zitiere noch einmal Koch:

„Dass Wilhelm Pfannenstiel, einst Hygiene- und Bakteriologie-Ordinarius in Marburg, an besonders haarsträubenden SS-Aktionen beteiligt war, verschwieg er in voller Absicht. Er konnte froh sein, dass die Alliierten ihn nicht auf der Fahndungsliste führten. In Lublin sah er 1942 der Vergasung von

rund 800 Juden zu. Diese Massentötung hatte Demonstrations-
charakter: Der Mord sollte über einen Dieselmotor inszeniert
werden, der aber erst nach fast drei Stunden ansprang. Inzwi-
schen schrien sich die dem Tod Geweihten die Kehle aus dem
Hals. Erst nach einer weiteren halben Stunde stellte sich Stille
ein. Wer so tief in die Vernichtungsmaschinerie eindringen
konnte, dem war auch zuzumuten, in eine andere Kälte einzu-
tauchen. Über den ‚Test' in Lublin hatte der SS-Obersturm-
bannführer Wilhelm Pfannenstiel dem Reichsführer-SS fach-
kundigen Bericht zu erstatten. Er hatte sich Heinrich Himmler
derart unentbehrlich gemacht, dass dieser ihn, wenngleich er-
folglos, zum Rektor der Marburger Universität vorschlug.
Quasi als Trost bescherte der Herr über Leben und Tod seinem
Ziehkind die Weihe eines ‚Beratenden Facharztes' im ‚Lebens-
born e.V.'."

Man muss aber gar nicht auf Zeugen aus zweiter Hand
zurückgreifen. Wilhelm Pfannenstiel ist selbst sein überzeu-
gendster Ankläger. In seinem Aufsatz *„Blindheit und Eugenik*
vom Standpunkt der Volkshygiene", der 1933 im 4. Band der
Beiträge zum Blindenbildungswesen erschien, legt er ein vol-
les Bekenntnis zur Euthanasie ab.

Grausamerweise macht er den Blinden in ihrem eigenen
Fach-Organ klar, wie lebensunwert sie sind, und wie notwendig es deshalb ist, dass *„der Staat auch im Frieden das Recht"*
(hat), *„über den Einsatz eines jeden Volksgenossen zu ent-*
scheiden und zur Rettung und Gesundung des Volksganzen un-
brauchbare Elemente auszumerzen. Die Bedenken, die Krae-
mer" (Dr. jur. Rudolf Kraemer, wiss. Mitarbeiter des Reichs-
deutschen Blindenverbandes e.V., Reichsspitzenverband der
Deutschen Blinden in Heidelberg, hatte auf Bitten des Vorstan-
des mit seiner *„Kritik der Eugenik vom Standpunkt des Betrof-*
fenen" zu einer öffentlichen Aussprache aufgefordert) *„gegen*
die Durchbrechung des Grundsatzes von der Unantastbarkeit
des Menschenlebens außerhalb des Strafvollzuges äußert, kann
der nationalsozialistische Staat nicht teilen, ... Die Euthanasie

wird ... dann zur Anwendung kommen dürfen, wenn eine Er-
haltung und Aufzucht völlig lebensunwerter Individuen, wie sie
in den Kinderabteilungen unserer Heil- und Pflege-, sowie in
den Idiotenanstalten bislang unter Aufwand nicht unbeträchtli-
cher öffentlicher Mittel erfolgte, gänzlich sinnlos erscheint ...
Es ist eine bekannte Tatsache, dass unter den Menschen, denen
wir große Kulturgüter verdanken, nicht wenige Gebrechliche
und Psychopathen sich befinden," dass *„die psychopathische*
oder sonst gebrechliche Anlage in der Seele des Betroffenen
Spannungen erzeugt, die ihn zu besonderen geistigen Leistun-
gen befähigen ... Es widerspricht ... dem gesunden national-
sozialistischen Empfinden, erblich Blinden die Fortpflanzung
zu gestatten, lediglich weil unter den Nachkommen sich viel-
leicht einzelne kulturell besonders hochbegabte Menschen be-
finden könnten. Der zahlenmäßig äußerst gering anzuschla-
gende Verlust des Volksganzen an solchen kulturell wertvollen
Individuen, die durch die Sterilisation erblich Blinder ungebo-
ren bleiben, steht in gar keinem Verhältnis zu dem ungeheuren
Verlust an vielen Millionen erbgesunder Menschen, deren Le-
ben heute durch Maßnahmen der Geburtenverhütung am Ent-
stehen verhindert wird ... Dem nationalsozialistisch empfin-
denden erblich Blinden müsste es eigentlich eine Selbstver-
ständlichkeit sein, das persönliche Opfer zu bringen und auf
Nachkommenschaft zu Gunsten seiner gesunden Volksgenos-
sen zu verzichten."

Mit diesem Aufsatz weist er sich als Eugeniker der ersten
Stunde aus. Wilhelm Pfannenstiel, der sich mit „vielen Hun-
derten von Stammbäumen" beschäftigt hatte, muss sich in seinem Element gefühlt haben, als er 1940 zum beratenden Fach-
arzt für Hygiene für den „Lebensborn e.V." berufen wurde.

Sein Sohn, Peter Pfannenstiel, hält nun in ganz anderer Weise viel von Stammbäumen. In Gesundheitssendungen im Fernsehen, auf dem 14. Wiesbadener Schilddrüsengespräch und in
seinem oben erwähnten Buch konstatiert Peter Pfannenstiel:

„Selbst in Familien, deren Stammbaum mit Kröpfen vollhängt,

wird an eine Schilddrüsenkrankheit zuallerletzt gedacht."
(Pfannenstiel / Schwarz: *„Nicht Gutes im Schilde"*, Seite 19)

Die Metapher, die durch diese Formulierung Verwendung findet, hat für die Betroffenen etwas zutiefst Verletzendes. In diesem Stil sollte nicht über Menschen und ihre Krankheiten gesprochen werden, wenn Menschenwürde kein leeres Wort sein soll. Im Sprachgebrauch wird gesagt, dass ein Baum mit Läusen vollhängt, aber dieses Bild auf den Menschen zu übertragen ist diskriminierend. Und weil das so ist, war es genau das weltweit immer wieder zu beobachtende Terrorprinzip (beispielsweise auch bei den Nazis), Menschen verächtlich zu machen und sie – wenigstens sprachlich – ihrer Würde zu berauben. Es scheint in unserem gegenwärtigen medizinischen Sprachgebrauch wieder salonfähig geworden zu sein, abfällig und entwürdigend über Menschen zu sprechen, die das Pech hatten, krank zu werden. Wenn wir das zulassen, und wenn sich nicht mehr Menschen finden, die dagegen Sturm laufen, ebnen wir einer Medizin den Weg, die genau wie ehedem die Nazi-Medizin Menschen wie „Meerschweinchen und Ratten verbraucht".

Renate Jäckle sagt über dieses Prinzip der Entwürdigung in ihrem Aufsatz *„Pflicht zur Gesundheit und Ausmerze"* (Dachauer Hefte, 4, Seite 77): *„Ein entscheidender Faktor (der Pervertierung der Medizin im Nationalsozialismus) war die Diffamierung und Ausgrenzung immer weiterer Menschengruppen zum Wohle des übergeordneten Ganzen und die immer offenere Forderung nach einer ,Pflicht zur Gesundheit'. Eine Medizin, die derartige Forderungen unterstützt, musste unbarmherzig und unter den entsprechenden politischen Voraussetzungen unmenschlich und barbarisch werden."*

Dass eine Medizin, die Diffamierung übt und Ausgrenzung fordert, aber auch in einer Demokratie unmenschlich und barbarisch werden kann, beweist die gegenwärtige „Jodprophylaxe" nur zu überzeugend. Inzwischen wird so viel von Jod und Kropf gesprochen, dass mittlerweile der dumme Spruch:

„Nichts ist überflüssiger als ein Kropf" in fast aller Munde ist. Auch in dem des ehemaligen Bundeskanzlers Helmut Kohl.

Es gibt im Übrigen sehr noble Stammbäume mit Kröpfen, beispielsweise den Stammbaum der Hohenzollern, denn die preußische Königin Luise starb an einem Kropf.

Prof. Dr. Heinz Bohnet schreibt im Februarheft 1998 von „Weltbild": *„Die Weltgesundheitsorganisation (WHO) und UNICEF planen zwar, das Jodmangelstruma bis zum Jahr 2000 auszumerzen..."* Auch Politiker sind vor entlarvenden Ausrutschern nicht gefeit. Richard v. Weizsäcker ließ sich im Zuge der Jodierungskampagne zu der Prognose hinreißen, sie hätten das Ziel, bis zum Jahre 2000 alle Kröpfe „ausgerottet" zu haben. Es wird also wieder ausgerottet und ausgemerzt in Deutschland. Zunächst nur die Kröpfe. Aber auch die Menschenversuche begannen im Vorfeld relativ unverdächtig mit Tierversuchen. Und vom Kropf zum Kopf ist es wirklich kein langer Weg.

Gewiss soll man Krankheiten vorbeugen, jedoch mit ausgewogenen Mitteln. Die „Prophylaxemedizin" der gegenwärtigen Jodkampagne lässt diese Ausgewogenheit vermissen, indem sie in rigider Weise den Gedanken der Vorsorge für die noch Gesunden der gleichberechtigten Verpflichtung der Fürsorge für den bereits Erkrankten überordnet. Diese Überordnung hat, wie angedeutet, geschichtliche Wurzeln, aber diese rechtfertigen sie nicht. Zu rechtfertigen wäre ein solcher Grundsatz nicht einmal dann, wenn die in seinem Rahmen vorgeschlagenen Maßnahmen wirklich Erfolg versprechend wären. Aber, wie sich noch zeigen wird, auch dieses Kriterium erfüllt die Jodprophylaxe nicht. Sie ist schlicht ein Coup auf blanke Wechsel, wissenschaftlich durchaus fragwürdig und langfristig, wie alle Erfahrungen zeigen, völlig vergeblich, wenn man den Betroffenen wirklich helfen will.

Aber zurück zu den geschichtlichen Wurzeln: Die Prophylaxe war in dieser Exzessivität das Lieblingskind der nationalsozialistischen „Vorsorgemedizin" und ihrer skrupellosen Mediziner. Sie tobte sich als Malariaprophylaxe, Gasprophylaxe, Typhus- und Fleckfieberprophylaxe, Erbgesundheitsprophylaxe, Erbblindheitsprophylaxe und *Kropfprophylaxe* aus.

Prof. Dr. med. vet. Rolf Großklaus, Direktor des Bundesinstitutes für gesundheitlichen Verbraucherschutz und Veterinärmedizin (bgvv), schickte an eines unserer Mitglieder folgende Rechtfertigung zum Vorwurf der Zwangsjodierung:

„Sehr geehrte Frau ...,

der Begriff ‚Zwangsjodierung' ist historisch durch unkontrollierte Maßnahmen bei der Kropfprophylaxe im 3. Reich entstanden und heute in der Bundesrepublik dank der gesetzlichen Vorschriften über jodiertes Speisesalz keinesfalls mehr gerechtfertigt, zumal jodiertes Speisesalz auf freiwilliger Basis unter Beachtung der jeweiligen Deklarationspflicht verwendet werden darf."

XV

In der Jodierungskampagne wird bedenkenlos mit ungesicherten Aussagen jongliert – in der Hoffnung, die Bevölkerung sei dumm genug, nicht zu spüren, wo Halb- und Unwahrheiten um der Schlüssigkeit der Jodkampagne willen von den Jodbefürwortern selbst stillschweigend hingenommen werden – weswegen diese doppelbödigen Äußerungen hier unter die Lupe genommen werden müssen.

Es gibt zwar die gesetzlichen Vorschriften, aber man hat die Lücken im weitmaschigen Gesetzesnetz entdeckt, bzw. für deren Erweiterung durch die Änderung der Zusatzstoffverordnung selber gesorgt. Die besagt, dass offen, also unverpackt verkaufte Lebensmittel nicht mehr deklarationspflichtig sind. Als ob ein Organismus, der kein Jod verträgt, durch ein unverpacktes jodiertes Brot oder beim Metzger unverpackt gekaufte jodierte Frischwurst, keine Jodschädigung erführe.

Außerdem steht an keinem Stück Rind- oder Schweinefleisch, an keiner Tüte bzw. Flasche Milch, auch nicht am Jogurt oder der Deutschen Markenbutter, dass das Vieh, das diese Produkte geliefert hat, mit hochjodierten Mineralfuttergemischen (bis zu 100 mg / kg) gefüttert wurde. Damit wird dem Vieh das Tausendfache der Jodmenge zugeführt, die es eigentlich für seine eigene Gesundheit bräuchte. Tierärzte bestätigten uns, dass sich die überschüssigen Jodmengen im Tierkörper anreichern. Sie werden durchaus nicht in dem Maß ausgeschieden, wie es die Jodbefürworter immer wieder behaupten.

Die ahnungslosen Menschen, die diese regelrecht jodvergifteten Produkte – leider auch Bio-Fleisch, Bio-Eier und Bio-Milchprodukte! – essen, werden durch die Überdosis Jod überhaupt erst krank: Sie bekommen Morbus Basedow, „Heiße Knoten", Jodallergie, Jodakne, Jodasthma, Herzrhythmusstörungen, Schleimbeutelentzündungen, Nierenkoliken, Magen-Darmstörungen und Osteoporose. Worüber nicht gesprochen wird: Auch Impotenz tritt auf einmal auf. Aber die Menschen wissen nicht, woran das liegt. Und die meisten Ärzte helfen ihnen da leider auch nicht weiter.

Vom jodierten Vieh ist in der gesetzlichen Vorschrift über jodiertes Speisesalz nämlich nicht die Rede. Außerdem bekommt das Vieh ja auch kein jodiertes Speisesalz, sondern mit „wertvollen und lebenswichtigen Vitaminen und Spurenelementen" angereicherte Mineralfuttergemische. Das ist etwas ganz anderes!

Und man kann sich natürlich denken, dass mit derart jodierten Ausgangsprodukten der gesamten eiweißhaltigen Ernährung – auch Bio-Hühner werden mit jodhaltigem Muschelkalk und vor allem sogenannten „Mineralstoffvormischungen" „vollwertig" ernährt! – von einer kontrollierten Jodaufnahme auf freiwilliger Basis überhaupt nicht die Rede sein kann.

Ein im Allgäu gelegener Demeter-Betrieb, welcher zahlreiche bayerische Naturkostläden mit Eiern beliefert, wusste nichts davon, dass er unerkannt künstlich jodiertes Mineralfutter einsetzt und damit gegen die Bestimmungen des Demeter-Bundes verstößt, bis er von einem unserer Mitglieder darauf aufmerksam gemacht wurde. Auf seine Nachfrage hin wurde ihm dieser Umstand vom Futtermittelhersteller bestätigt („Mineralstoff-Vormischung"). Der die Hühnerfarm betreuende Tierarzt hingegen erläuterte dem Landwirt ausdrücklich, dass eine zusätzliche Jodierung weder für die Gesundheit der Hühner noch für die Legeleistung notwendig sei; inwieweit sie möglicherweise die Hühner sogar unnötig belasten könnte, sei gegebenenfalls zu prüfen. Jedenfalls gäbe es aus veterinärmedizinischer Sicht keinen triftigen Grund, durch den Einsatz von künstlich jodiertem Futter gegen die begründeten Qualitäts-Richtlinien für die Demeter-Landwirtschaft zu verstoßen.

Über Halb- und Fertigprodukte gelangt das sowieso schon weit verbreitete Jod noch in die ursprünglich unjodierten Nahrungsmittel, so in Suppen mit nicht künstlich mit Jod angereichertem Speisesalz, deren Essenz aber aus jodiertem Rindfleisch besteht. Ich wüsste nicht, was noch unkontrollierter sein könnte als gerade diese Jodierung. Wir haben also genau diejenige „unkontrollierte Maßnahme bei der Kropfprophylaxe", wie sie Großklaus als Markenzeichen der nationalsozialistischen Zwangsjodierung definiert hat.

Übrigens gab es nach dem 2. Weltkrieg infolge der nationalsozialistischen Zwangsjodierung die erste Welle Jodkranker. Kropfoperationen wurden da so häufig, dass sogar ein sogenannter „Schönheitsschnitt" entwickelt wurde. Das war ein Schnitt, der in einem größeren Halbkreis unterhalb des Schlüsselbeins verlief, sodass Herren im Sommer mit offenem Hemd gehen konnten, ohne ihre Halsnarbe zu präsentieren, und Damen nicht auf kleine Ausschnitte verzichten mussten.

Leider bleibt es nicht allein bei der Übernahme einer nationalsozialistischen Zwangsmaßnahme. Sie wird auch, wie schon gesagt, mit totalitären Mitteln durchgesetzt. Ein Berliner Endokrinologe bezeichnete sie geradeheraus als „SED-Methoden".

Eine Lieblingsmethode ist die Verschleierung oder Unterschlagung von Tatsachen, die nicht ins Konzept passen.

Herr Großklaus, Direktor des sogenannten „Bundesinstitutes für gesundheitlichen Verbraucherschutz und Veterinärmedizin" verschweigt es konsequent, auch auf seinem offiziellen Briefpapier, dass er – bei allem Respekt vor Tierärzten – ja nur Tierarzt ist. Es stimmt. Es steht in „Kürschners Deutschem Gelehrtenkalender". Jeder kann es dort nachlesen.

Deutliche Anzeichen des gegenwärtigen Jodmissbrauches beim Vieh sind Fehlgeburten, Tumorbildung, Unruhe, aggressives Verhalten und Jodödeme.

Jodödeme sind Wasseransammlungen an Gelenken, vorzugsweise an den Kniegelenken des Viehs. Spaziergänger, die an weidenden Kühen vorbeikommen, können immer häufiger die Beobachtung machen, dass Kühe kindskopfgroße, wabbelige Geschwulste an den Knien haben.

Die Zwangsjodierung im ehemaligen Unrechtsstaat DDR hat ebenfalls zu schilddrüsenkrankem Vieh geführt: Es bekam schwere Stoffwechselstörungen, wurde unruhig, unberechenbar, unfruchtbar oder hatte Fehlgeburten. Fachleute rechnen schon seit einiger Zeit damit, dass das nun auch bei unserem zwangsjodierten bundesdeutschen Vieh passiert. Und es ist bereits geschehen!

Bei einer Milchviehherde in der Gemeinde Schnaitsee (Landkreis Traunstein) kam es zu beängstigenden Verhaltensauffälligkeiten und Stoffwechselerkrankungen. Seit Herbst 1995 war es in der Herde zu zahlreichen Fehl- und Missgeburten, Fruchtbarkeitsstörungen und nervösem Trippeln der Kühe gekommen. Die Tierklinik der Uni München diagnostizierte Stoffwechselerkrankungen.

Herr Großklaus sagte u. a. auf der Anuga in Köln im Oktober 1997:

„Bei der Beseitigung des Jodmangels haben wir Fortschritte erzielt, aber von einer flächendeckenden Optimierung in Deutschland kann noch nicht die Rede sein."

Unter der Optimierung versteht Großklaus laut Zeitungsartikel in der „Kölnischen Rundschau" vom 17. 10. 1997 die tägliche Zufuhr von 100 – 300 Millionstel Gramm Jod pro Tag und Person. Wobei er allerdings auch wieder nur von der Verwendung von Jodsalz in der heimischen Küche ausgeht.

Dass bereits sehr hohe Jodkonzentrationen im Rohfleisch und in sämtlichen Milchprodukten sind, erwähnt er nicht. Würzt eine Hausfrau also ihren Rinderbraten mit einer Salzmenge, die in etwa die als unbedenklich angesehene Jodmenge von 100 Millionstel Gramm Jod enthält, dann hat sie zusammen mit dem Jod im Fleisch aber mindestens die doppelte bis dreifache Jodmenge am Braten, wodurch der Jodgehalt, den sie dann beim Essen zu sich nimmt, bereits die vielfach als toxisch angenommene Jodmenge von 300 Millionstel Gramm (lt. AOK) erreicht hat.

Dass diese Jodmenge auch für Schwangere giftig ist, liegt auf der Hand. Aber man muss sich dann doch fragen, was sich die Jodbefürworter dabei denken, wenn sie unbesehen diese bedenkliche Jodmenge Schwangeren empfehlen.

Eine Familie isst aber außer einem gesalzenen Braten, dessen Jodgehalt derzeit also auf etwa 300 Millionstel Gramm berechnet werden muss, auch noch Frühstücksbrote oder Frühstücksbrötchen, die mit Jodsalz gebacken sind. Manche bevorzugen Wurst, Käse und Schinken, was bereits doppelt jodiert ist, nämlich am Viehtrog und dann noch in der Wurst- oder Käsezubereitung. Dieser doppelt jodierte Belag wird auf ein jodiertes Brötchen gelegt, das natürlich mit Butter bestrichen ist. Auch die Butter ist jodiert, weil sie ja aus der über die Kuh bereits jodierten Sahne gemacht ist. Ein solches Frühstücksbrötchen ist, wenn man genau nachrechnet, gleich viermal jodiert. Und die Grenze, die aus einem lebensnotwendigen Spurenelement auch nach offizieller Lesart ein hochwirksames Gift werden lässt, ist unter Umständen nach einem halben Tag bereits überschritten. Die hier vorgenommenen Hochrechnungen müssten dringend von offizieller kompetenter Seite durch entsprechend fundierte Forschung und Analysen verifiziert werden.

Man kann sich ausrechnen, wie weit sich ein Mensch noch mit Jod vergiftet, der einen guten Appetit hat und noch eine dritte oder vierte Mahlzeit zu sich zu nehmen pflegt.

Den Jodmangel, den die Jodbefürworter, hier auch wieder Großklaus, beklagen, kann man natürlich nur feststellen, wenn man weiß, wie hoch die tägliche Jodbedarfsmenge pro Mensch tatsächlich ist. Denn unkontrolliert zugeführte Jodmengen übersteigen sehr schnell, wie oben beschrieben, die kritische Grenze, was bei einem Gift ja nun nicht „Pott wie Deckel" ist.

Ich faxte Herrn Großklaus also folgende Anfrage:

„Sehr geehrter Herr Großklaus! ... *Ich arbeite an einer Reportage über „Jodunverträglichkeiten' und möchte Sie um die genaue Literaturangabe (Quelle, Titel, Seite, eventuell als Kopie) über die wissenschaftlich nachgewiesenen Jodbedarfsmengen für den einzelnen Menschen bitten. Auf dem 14. Wiesbadener Schilddrüsengespräch im vergangenen Jahr sagte Prof. Bauch ja, wie Sie wissen: ‚Die aktuelle individuelle Jod-Utilisierbarkeit der menschlichen Schilddrüse ist unbekannt.' Auf dem diesjährigen Schilddrüsengespräch kamen ebenfalls problematische Jodunverträglichkeiten zur Sprache, wie Prof. Hehrmann sie über den sogenannten ‚Wolff-Chaikoff-Effekt' (= Unterfunktion bei un- und neugeborenen Kindern) referierte. Im Hinblick auf diese spezielle Jodunverträglichkeit halte ich Ihre Empfehlung für Schwangere, 300 μg Jod täglich zu sich zu nehmen, für nicht verantwortbar."*

Ich warte nunmehr seit knapp drei Jahren auf Herrn Großklausens Antwort.

Meine Artikelserie „Jodunverträglichkeiten" ist mit ihren 22 Artikeln längst fertig und in unzähligen Exemplaren bundesweit an Jodgeschädigte abgeschickt worden.

Vielleicht sucht Rolf Großklaus noch die Belegstelle für seine Behauptungen?

Da kann er lange suchen. Die gibt es nämlich gar nicht!

XVI

Aufmerksamen Beobachtern muss es auffallen, dass Deutschland noch gar nicht so lange ein Jodmangelgebiet ist. Genaugenommen ist es das erst seit 1990. Man kann durchaus auch sagen, dass es erst zu einem solchen wurde, nachdem die Mauer fiel.

Die Idee, dass wir alle einen Jodmangel haben müssen, wurde erst nach der Wiedervereinigung geboren, als sich ehemalige DDR-Mediziner dem sogenannten „Arbeitskreis Jodmangel", der seit 1984 arbeitet, anschlossen, und der ehemalige DDR-Veterinär Rolf Großklaus die Leitung des Bundesinstitutes für Verbraucherschutz übernommen hatte. (Wir erinnern uns: Zu Großklausens Zeit am heute aufgelösten „Bundesgesundheitsamt" gab es zuerst den Aids-Blutplasmaskandal. Damals waren die Medien noch an dem Gesundheitsskandal interessiert. Heute gibt es den Jodskandal, aber an dem sind die Medien nicht mehr interessiert.)

Damit waren alle wichtigen Weichen für eine gelenkte Meinungsbildung gestellt. So beginnen die ersten Informationsblätter des Arbeitskreises auch konsequent damit, jede eventuell aufkommende Kritik an der Jodprophylaxe als unverantwortlich zu brandmarken und am besten sofort im Keime zu ersticken. Aufschlussreiche Beispiele dafür liefern die Pressemitteilungen der „Deutschen Gesellschaft für Ernährung" (DGE).

Eine Pressemitteilung vom 25.5.1994 außer der Reihe, *„Special"* tituliert, widmet sich dann auch aus gegebenem Anlass unter der Überschrift: *„Anti-Jod Kampagne ist verantwortungslos!"* der Kritik an der totalen Jodierung.

113

Und die berechtigte Kritik, wie man sie in einer Demokratie gewöhnt ist, wird hier gründlich niedergeknüppelt. Das ist schon ein aufrüttelndes Erlebnis, wenn man als Demokrat auf Grund demokratisch geübter Kritik Nasenstüber bekommt. Ich zitiere:

„Unter dem Titel „Jodiertes Salz – ein Gesundheitsrisiko!' wird nun in einem Flugblatt in verschiedenen Regionen Deutschlands gegen diese sinnvolle Maßnahme zu Felde gezogen. Die Verbraucher werden aufgefordert, sich gegen ‚diese Zwangsmedikation' zu wehren. Einmütig und scharf verurteilen die öffentlich geförderten Institutionen der Ernährungsberatung AID, AgV, DGE, die Landwirtschaftskammern, zahlreiche Landesministerien für Ernährung und Landwirtschaft sowie die Bundesministerien für Ernährung, Landwirtschaft und Forsten und für Gesundheit diese Aussagen: Wer vor jodiertem Speisesalz warnt, handelt unverantwortlich. Die Verbraucher werden unnötigerweise verunsichert und von gesundheitlich sinnvollen Maßnahmen abgehalten."

Denselben Wortlaut wählt Peter Pfannenstiel in seiner Abhandlung *„Jod und Ernährung"* in „Der Nuklearmediziner", 18. Jg. 1995 unter derselben Überschrift:

„Anti-Jod-Kampagne ist verantwortungslos."

Für eine angebliche Demokratie ist es ein Trauerspiel, dass demokratische Kritik auf das Medium des Flugblattes angewiesen ist, weil die Medien schon so total auf die Einheitslinie der Pro-Jod-Meinung eingeschworen sind, dass eine demokratische und freie Diskussion über ein Streitthema nicht mehr anders an die Öffentlichkeit zu bringen ist. Auch die „Weiße Rose" konnte sich nur mit Flugblättern Gehör verschaffen. Sind wir tatsächlich schon wieder so weit, dass anders keine Gegenwehr gegen totalitäre Maßnahmen mehr möglich ist?

Meine Artikelserie „Jodunverträglichkeiten" löste sofort eine „Sondermeldung" des Arbeitskreises Jodmangel aus Bonn aus:

„In Rundschreiben und Artikelserien wird neuerdings be-

hauptet, dass Kuhmilch (Trinkmilch) in Deutschland durch die Verabreichung von Jod mit dem Futter ein Vielfaches der von der Weltgesundheitsorganisation (WHO) angegebenen Höchstmenge an Jod enthalten würde. Die Anwendung von jodhaltigem Euter-Desinfektionsmitteln soll angeblich die Konzentration von Jod in Milch weiterhin wesentlich erhöhen. In sehr emotionaler Form wird behauptet, dass die Tiere als Medikamententräger missbraucht würden, eine Maßnahme, die als schwere Menschenrechtsverletzung bezeichnet wird... Ohne auf die unzutreffenden Feststellungen und unsachlichen Schlussfolgerungen im Einzelnen einzugehen," ... werden alle meine Vorwürfe mit den bekannten Schlagworten widerlegt. Das Pamphlet gipfelt in dem Schlusswort: *„Die Bedeutung von Gegenstimmen, die von Splittergruppen vertreten werden, ist demgegenüber unerheblich."*

Der Arbeitskreis Jodmangel schämt sich auch nicht, in seinem *„Ernährungstipp 13"* die Verbraucher folgendermaßen anzuheizen:

„Seien Sie hartnäckig! Nur wenn Sie stetig nachfragen, wird sich das Angebot an Produkten mit Jodsalz verbessern."

Da die jodierten Produkte mittlerweile fast 100% der bundesdeutschen Nahrung ausmachen, bin ich aber gezwungen, nach nicht jodierten Produkten zu fragen.

Ich betrat mit meinen beiden Kindern eine Bäckerei und fragte nach unjodiertem Brot. „Unser Brot ist vollständig jodiert." erhielt ich zur Antwort.

„Ich vertrage kein Jod," sagte ich. „Sie sollten wenigstens auch unjodierte Brote backen."

„Kaufen Sie doch woanders," wurde die Verkäuferin patzig. „Unverschämtheit," funkte eine Kundin dazwischen, „Sie wollen uns wohl krank machen!"

„Irrtum," sagte ich, „ich möchte gesund bleiben."

Meine Kinder, die mit ungläubig aufgerissenen Augen miterlebten, wie ihre Mutter angeschnauzt wurde, als sie etwas ganz

Natürliches tat, fragten mich noch im Laden: „Warum sind die Frauen zu dir so böse, Mami?" Ich antwortete, ebenfalls noch im Laden: „Sie hatten eine schlechte Kinderstube."

Den Jodbefürwortern ist also etwas gelungen, was es in einer Demokratie einfach nicht geben darf: die Aufhetzung der Bevölkerung.

Wenn wir jetzt an dieser Bäckerei vorbeigehen, sagen meine Kinder jedes Mal: „Das ist die böse Bäckerei!" – womit sie auf ihre Weise recht haben.

Der Stil der Jodkampagne ist genau der Unrechtsstil, den die totalitär erzogenen Mediziner von Kindesbeinen an gewohnt waren, und man kann von Männern im fortgeschrittenen Alter nicht erwarten, dass sie gestern totalitär und heute demokratisch denken und handeln können. Warum sollten z. B. Mediziner etwas können, was die meisten Menschen eben nicht können: umdenken?

Das Phantasiewort „Jodmangel" ist fast schon zu einem Kultbegriff geworden. Leider gelangen kritische Stellungnahmen von Wissenschaftlern auch hier wieder nicht an die Öffentlichkeit. Das Jodmangelgebiet Deutschland wird vom Bundesumweltamt nämlich grundsätzlich in Zweifel gezogen.

Im Jahresbericht des Bundesumweltamtes für 1994 steht auf Seite 197 zum Thema Wasser:

„Epidemiologische Untersuchungen haben schon vor 40 Jahren Beziehungen zwischen hohem Nitratgehalt des Trinkwassers und endemischem Kropf erkennen lassen, die in letzter Zeit durch gezielte epidemiologische Untersuchungen statistisch belegt werden konnten. Der Mechanismus beruht auf einer Konkurrenz zwischen Jod und Nitrat zugunsten der Nitrataufnahme, sodass daraus ein Jodmangel resultiert ... Erfahrungen, dass in Gebirgs- und Mittelgebirgsgebieten die endemische Struma deutlich häufiger vorkommt als in Niederungsgebieten, sowie Beobachtungen, dass in Strumagebieten keineswegs regelmäßig ein Jodmangel vorliegt und eine verbes-

116

serte Jodversorgung die endemische Struma nicht zum Verschwinden bringt, richteten die Aufmerksamkeit wieder auf kropfauslösende weitere Wasserinhaltsstoffe. Hier knüpfen die neuen experimentellen Untersuchungen des Umweltbundesamtes (Forschungsstelle Bad Elster) an: Wasser mit einem Zusatz von 0,1% Huminsäure, die aus Torf gewonnen war ... führt nach 12-wöchiger Verwendung als Trinkwasser zu nachweislichen Veränderungen der Schilddrüse von Ratten; diese Veränderungen entsprechen denen einer euthyreoten (normale Schilddrüsenfunktion) und hypothyreoten (Unterfunktion) Struma ... Die Struma auslösende Wirkung huminsäurehaltigen Trinkwassers beruht wahrscheinlich darauf, dass funktionelle Gruppen der Huminsäuren Jod sowohl in seiner elementaren Form als auch Jodid im Magen-Darmkanal binden. Damit kann weniger Jod aus dem Darm resorbiert werden, da Huminsäuren – vermutlich aufgrund ihrer Molekülgröße – nicht oder nur in Spuren aus dem Darm resorbiert werden ... Bei einem DOC-Gehalt (= Disolved Organic Carbon) des Trinkwassers von 2 mg/l kann mit einem Huminsäuregehalt von 2,5 mg/l gerechnet werden. Dieser Gehalt ist – bei einem durchschnittlichen Trinkwasserkonsum – in der Lage, 70 Mikrogramm Jod zu binden, eine Menge, die etwa der mittleren täglichen Jodaufnahme in Deutschland entspricht ... In Abhängigkeit von der Zusammensetzung der Nahrung kann huminsäurehaltiges Wasser zu einem sekundären Mangel an diesem nur in Spuren benötigten Element führen und die entsprechenden Störungen von Struktur und Funktion der Schilddrüse auslösen."

Das ist die neueste Forschung über die Problematik der Jodaufnahme, die das Ergebnis eines Raubbaus mit Düngemitteln und Schädlingsbekämpfungsmitteln ist. Und sie legt überzeugend dar, dass eine künstliche Jodaufnahme am vorher künstlich erzeugten Jodmangel gar nichts ändert.

Von diesen Forschungsergebnissen hat man in Regierungs- und Wissenschaftlerkreisen seit fünf Jahren Kenntnis, und sie widerlegen vollständig die These, die erhöhte Kropfhäufigkeit sei die Folge eines geophysikalisch verursachten Mangels, also die These vom „Jodmangelgebiet".

Ein unwiderlegbarer Beweis dafür, dass es ein „Jodmangelgebiet Deutschland" in diesem Sinne nie gegeben hat, ist nicht nur die Tatsache, dass im angeblichen Jodmangelgebiet Deutschland über Jahrtausende hinweg schilddrüsengesunde Menschen gelebt haben. Ein Beweis sind auch die außerordentlich jodhaltigen Heilquellen, die in Deutschland vorkommen, von Bad Aachen bis Bad Tölz. Kein anderes europäisches Land hat das zu bieten. Vor allem Süddeutschland ist reich an Jodquellen. Unter den 50 bayerischen Kurorten sind allein 10 ausgewiesene Jodbäder (davon 7 im Alpenvorland): Bad Kissingen, Bad Gögging, Bad Griesbach, Bad Birnbach, Bad Füssing, Bad Endorf, Bad Tölz, Bad Wiessee, Bad Heilbrunn, Bad Abbach.

In den betreffenden Kurprospekten werden folgende Gegenanzeigen genannt: *„Alle Formen der Herzinsuffizienz, angeborene und reaktive pulmonale Hypertonie, schwere Angina Pectoris, schwere Hypertonie, ausgeprägte Hyperthyreose ..."*

Im *„Handbuch der natürlichen Heilmittel Österreichs"*, Bohmann-Verlag, 1985, wird im Kapitel „Jodbäder" auf Seite 166 ausgeführt:

„Es muss aber erwähnt werden, dass diese Gefahr" (gemeint sind „hyperthyreote Zustände", Anm. d. Autorin) *„bei Patienten mit autonomen Adenomen der Schilddrüse zur Hyperthyreose führen könnte, welche Patienten nicht in einen Jodkurort geschickt werden dürfen."*

Die Anhäufung von Jodquellen im Alpenvorland lässt eine ganz andere Schlussfolgerung über die bayerischen Kröpfe zu: Es sind entweder Jodüberschusskröpfe oder die Folge historisch gewachsener und tradierter Ernährungseinseitigkeiten. Die Theorie vom Jodmangel greift da zu kurz. Ein geophysikalisch bedingter Jodmangel ist durch Bodenuntersuchungen nicht ersichtlich (Näheres dazu in unserem Anhang, Seite 294 ff.).

Mit dieser These stehe ich bereits nicht mehr allein.

Richard Fuchs schreibt dazu in *„Functional Food – Medikamente in Lebensmitteln – Chancen und Risiken"*, Verlag Gesundheit, Ullstein, 1999, Seite 88:

„ ... denn die Theorie, dass die Kropfbildung auf Jodmangel zurückzuführen ist, gilt als überholt. Ursache ist vielmehr ein Vitamin-A-Mangel. Die Aufnahme von zu viel Jod kann sogar die Kropfbildung begünstigen, darum ist die Verwendung von jodiertem Speisesalz (undeklariert) in Backstuben unverantwortlich."

Warum tischt man uns aber nach wie vor die alte, überholte, weil falsche Jodmangel-Idee auf?

Was ist an ihr so reizvoll, dass man um ihretwegen die Gesundheit der Bürger und die wissenschaftliche Wahrheit zuschanden werden lässt?

XVII

Selbstverständlich muss einem Mangel abgeholfen werden. Da die Jodbefürworter diesem neu konstruierten Mangel auf die Spur gekommen waren, fühlten sie sich auch als die berufenen Retter aus diesem „Jodjammertal" und hatten auch hier schon den treffenden Begriff an der Hand. „Deckung des Jodbedarfs" heißt von nun an das Zauberwort, das uns vor Kropf, Kretinismus und Krebs bewahren soll. Das sind nämlich die drei Buhmänner, mit denen allen denen Angst gemacht wird, die anfangen, selber über dieses neue Jodproblem nachzudenken, statt den Gesundheitsführern blind und gedankenlos zu folgen.

Dabei wird umgekehrt ein Schuh daraus. Gerade zu viel Jod fördert die Kropfbildung, und zu viel Jod steht tatsächlich im Verdacht, krebsfördernd zu sein, worauf ich noch ausführlich eingehen werde.

Ich bin mir ganz sicher, dass jeder Bundesbürger, dem man noch die Wahl ließe (was ja in Wirklichkeit überhaupt nicht mehr der Fall ist), ob er lieber Krebs oder einen Kropf haben möchte, sich ohne Bedenkzeit für den Kropf entschiede.

Dass denkende Menschen in unserer neuen Gesundheitspolitik nicht gefragt sind, zeigen einige Bemerkungen von Prof. Dr. Rainer Hampel aus Rostock auf dem 14. Wiesbadener Schilddrüsengespräch, die ich hier zitiere:

„In Ostdeutschland wurde seit 1986 das gesamte Tierfutter mit jodiertem Speisesalz versetzt, nachdem der Zusatz von Jod zum Speisesalz in den vorausgegangenen Jahren keine wesentliche Verbesserung gebracht hatte ... Leider ist diese Maßnahme im Rahmen der Wiedervereinigung nur noch auf freiwilliger Basis möglich. Solange wir eine Gesetzgebung haben, die

120

jedem zwar das Recht auf eine normale Jodversorgung nimmt, aber jedem das Recht auf seinen Kropf gibt, werden wir eine führende Kropfnation bleiben."

Darauf stellte ein Zuhörer die Frage: *„Hat sich die Befindlichkeit der Bevölkerung in der ehemaligen DDR aufgrund der im Vergleich zu Westdeutschland optimierten Jodversorgung gebessert. Kann man im Rahmen der Argumentation für eine Strumaprophylaxe mit Jodidtabletten sagen, dass es den Betroffenen dann besser geht?"*

Hampel: *„Eine Verbesserung der Befindlichkeit tritt sicher nicht ein."*

Ich hoffe, dass wir eine führende Demokratie bleiben, die jedem das Recht auf freie Selbstbestimmung lässt, ohne die gesamte Bevölkerung zu einer vermeintlichen Gesundheit zu verdammen, die über eine „Massenenttarnung" schnurstracks zu einer Massenquälerei führen wird.

Letztlich muss auf dieser Grundlage ernstlich die Frage gestellt werden: Was soll denn eigentlich mit der Jodierung wirklich bewirkt werden, wenn man in Fachkreisen weiß, dass man damit gleichzeitig nichts für die Gesundheit erreicht?

Da wir gezwungen werden, Jod in unkontrollierten Mengen zu uns zu nehmen, obwohl der Jodüberschuss vielfältige Krankheiten auslöst, sind wir berechtigt, kritische Fragen an die Verantwortlichen dieser unverantwortlichen Jodkampagne zu richten.

Sind wir etwa zu gesund? Soll dem abgeholfen werden?

Wem nützt der Anstieg von Jodallergien? Den Jodallergikern, die vorher keine waren, ganz sicher nicht.

Wem nützt die „Massenenttarnung" der Überfunktionen? Den massenhaft enttarnten Schilddrüsenpatienten ganz sicher nicht.

Wer gibt einer bestimmten Gruppe von Medizinern das Recht, über unsere Gesundheit bzw. Enttarnung unserer

Krankheiten, die wir ohne ihre Machenschaften nie bekommen hätten, totalitär zu verfügen?

Kein Arzt der Welt, und überhaupt kein Mensch hat das Recht, über die Gesundheit anderer zu verfügen.

Und wer das mit undemokratischen Mitteln – wie es beispielsweise die totale und heimliche Jodierung ist – tut, der macht sich meiner Meinung nach der vorsätzlichen Körperverletzung schuldig.

Schon 1985 äußerte sich Dr. med. Werner Taterka (in „Selecta" Nr. 4, Seite 294) sehr kritisch zur Zwangsjodierung:

„Es handelt sich dabei um eine aufgezwungene Zufuhr von sehr aktiven Halogenen, noch bevor die Ursache der Erkrankung erschöpfend erforscht und erkannt wäre. Unter diesen Bedingungen ist die Zufuhr von Substanzen anfechtbar und für die Bürger eines demokratischen Staatsgefüges unerträglich. Sie dürfte eher als ein Zeichen um sich greifender Vergewaltigung der Menschen betrachtet werden.

Es möge auch noch darauf hingewiesen werden, dass unlängst Prof. Beowulf Glöbel, Homburg, et. al. über das Hyperthyreose-Risiko nach Erhöhung der Jodzufuhr berichtet haben. Danach verlaufen bis zu 50% der durch erhöhte Jodzufuhr provozierten thyroetoxischen Krisen tödlich."

Auch zu mir sagte eine Medizinerin unlängst, die Jodierung sei eine Vergewaltigung der Gesundheit. Ich kann das nur unterschreiben.

XVIII

Das größte Hindernis für eine totalitäre Maßnahme ist die demokratische Diskussion, für die die einzelnen Fakten allerdings klar dargelegt werden müssen. Es wurde also dafür gesorgt, dass die Fakten über Jod, Jodmangel und Jodbedarfswerte so unübersichtlich wurden wie der Palast des Minotaurus auf Naxos.

Victor Klemperer nennt die Methode der Nazis, mit Zahlenangaben zu verwirren, die *„schamlose Kurzbeinigkeit der Lügen, die in den Zahlen zutage trat.“* (LTI, Seite 231)

Ich habe mich daranbegeben, vergleichbar der Ariadne mit ihrem Faden, die labyrinthartig verwirrenden Zahlen über die angeblichen Jodbedarfsmengen auseinander zu bröseln.

Eine tägliche Mindestmenge von 150 - 200 Mikrogramm Jod empfiehlt die AOK („infothek spezial" 1994). Laut AOK kann es jedoch bei mehr als 300 Mikrogramm Jod täglich zu einer Fehlreaktion des Schilddrüsenstoffwechsels kommen. Allerdings bagatellisiert die AOK gleichzeitig: *„Keine Angst vor zu viel Jod.“*

Eine tägliche Jodaufnahme von 140 Mikrogramm für Kinder, von 200 Mikrogramm für Erwachsene, von 230 - 260 Mikrogramm für Schwangere empfiehlt der Arbeitskreis Jodmangel 1995.

Angeblich fordert die Weltgesundheitsorganisation (WHO) – laut P. Pfannenstiel in „Der Nuklearmediziner" aus dem Jahre 1995 – eine tägliche Joddosis von 150 - 300 Mikrogramm.

Dem steht jedoch entgegen, dass die WHO davon ausgeht, dass ein Jodmangelkropf nur dann auftreten kann, wenn auf

Dauer täglich weniger als 50 Mikrogramm Jod aufgenommen werden.

Die WHO hält dementsprechend eine Mindestmenge von täglich 50 Mikrogramm Jod für nötig (in: „Der Gesundheitsberater", 4/96).

Das klingt doch gleich ganz anders, nicht wahr?

Tatsächlich kritisiert die WHO die ungeheuren Jodmengen, die die Deutsche Gesellschaft für Ernährung (DGE) – und das noch unter ihrem Namen! – für unbedenklich hält, und beanstandet, *„dass die Erfinder dieser Zahl keine einzige Untersuchung benennen, die die Unschädlichkeit dieser Dosis beweist"* (Pollmer).

Obwohl sich die Verantwortlichen ihrer ungeheuerlichen Verantwortungslosigkeit bewusst sind, und wissen, dass dadurch Millionen Menschen massenhaft schilddrüsenkrank gemacht werden, wie sie selber zugeben – und ja nicht nur schilddrüsenkrank –, wird trotzdem weitergemacht.

Zunächst werden die Phantasiezahlen zementiert.

Eine bundesdeutsche Zwiebackfirma ließ sich von dem Bonner Ernährungswissenschaftler Prof. Dieter Hötzel (DGE) eine aktuelle Jod-Info erstellen, die seit 1990 unverändert als aktuell ausgegeben wird.

Prof. Hötzel schreibt darin, dass etwa 200 Mikrogramm Jod pro Tag benötigt werden:

„Bei einer Jodaufnahme in dieser Höhe werden keine Schilddrüsenüberfunktionen ausgelöst. Auch höhere Mengen werden gut vertragen. Fasst man alle Befunde zusammen, besagen die Empfehlungen, dass ‚jodempfindliche' Personen mit Schilddrüsenerkrankungen nicht mehr als 250 µg pro Tag zu sich nehmen sollten. Für gesunde Erwachsene hält die WHO eine lebenslange Aufnahme von bis zu 1000 Mikrogramm pro Tag für akzeptabel ... Die Kopplung der Jodprophylaxe an Speisesalz bietet einen hohen Schutz vor überhöhten Jodaufnahmen. Zu

hohe Mengen an Jodsalz führen zu ‚versalzenen‘ Lebensmitteln, die der Konsument nicht akzeptiert."

So weit die „aktuelle" Zwieback-Jod-Info von Prof. Hötzel.

Die Auflistung der von verschiedenen Spezialisten geforderten Jodbedarfsmengen zeigt, dass es so viele Bedarfsmengen wie Spezialisten gibt.

Gäbe es tatsächlich nur einen einzigen wissenschaftlich belegbaren Jodbedarfswert, käme das nicht vor. Dann würden sich nämlich alle Mediziner an genau diesen einen, belegbaren Wert halten.

Die Mediziner, die uns mit irritierenden Jodbedarfsmengen verunsichern wollen, haben es versäumt, sich vorher über den Phantasiewert zu einigen, mit dem sie ihre Kampagne durchführen wollen.

Das ist wie bei einem Alibi.

Ein Alibi ist gut. – Mehrere Alibis sind ganz schlecht.

Da es sich bei Jod um ein Spurenelement handelt, das nur in unvorstellbar geringen Mengen lebensnotwendig, in geringfügig höheren Mengen jedoch bereits giftig ist, halte ich in diesem Wirrwarr der Jodbedarfszahlen allein den Richtwert der WHO für seriös. Also den Mindestbedarfswert von 50 Mikrogramm Jod pro Tag. Der aber lässt sich relativ leicht durch eine vielseitige und abwechslungsreiche – und unjodierte! – Ernährung erreichen. Zum Beispiel schon mit 1/2 Liter Milch von unjodierten Kühen (was es nun aber bundesweit gar nicht mehr gibt), denn Milch war immer schon von Natur aus ein guter Jodlieferant.

Außer dem vorsichtigen Umgang mit dem problematischen Stoff Jod kann die WHO einen weiteren Pluspunkt verbuchen: Sie verdient nichts am Mehrverbrauch des Jodes bzw. an den Auswirkungen des Jodmissbrauches. Sie ist weder am Absatz jodierter und damit automatisch teurerer Produkte beteiligt noch ins Gesundheits- oder Jodrecyclingsgeschäft involviert. Und genau das macht sie glaubwürdig.

Und womit macht man sich unglaubwürdig?

Wenn Schilddrüsenspezialisten, wie die Professoren F. A. Horster und P. C. Scriba in der jüngsten, undatierten Information des Arbeitskreises Jodmangel jegliche Gesundheitsgefährdung durch die Jodprophylaxe verleugnen. *„Jodversorgung ohne Risiko. Fakten zur Notwendigkeit und Unbedenklichkeit der Kropfvorbeugung mit jodiertem Speisesalz"* heißt die Broschüre, die auf die Vorwürfe meiner Selbsthilfegruppe, die hohen Jodmengen in der Nahrung würden Jodallergien und Jodakne auslösen, mit der bekannten Ungenauigkeit eingeht. Hier wird nämlich wieder einmal nur vorgerechnet, dass die Jodmenge im Speisesalz so gering sei, dass sie gar keinen Schaden anrichten könne. Hautreaktionen wie Jodallergie und Jodakne können nur durch *„sehr hohe Joddosen bei entsprechend disponierten Personen"* ausgelöst werden.

Auch hier wird wieder von Experten bewusst auf einer falschen Ebene argumentiert: Bei einem Allergen kommt es ja nicht auf die größte Menge des allergieauslösenden Stoffes an, sondern auf die kleinste. Jeder Naturwissenschaftler weiß, dass ein einziges Molekül eines Allergens genügt, um eine Allergie auszulösen. Bei einem Katzenhaarallergiker sind ja auch nicht 10 - 20 Katzen nötig, um die Allergie auszulösen, sondern es genügt ein einziges Katzenhaar.

Dass sich zusätzlich nun die sehr hohen Joddosen durch die heimliche Jodierung sämtlicher Fleisch- und Milchprodukte sowie durch die Mehrfachjodierung ergeben, das wissen diese Mediziner vom Arbeitskreis Jodmangel allerdings ganz genau. Aber sie sagen es nicht.

Die Milchmädchenrechnung, dass das Jod ja nur im Salz sei, und natürlich kein Verbraucher so blöd ist, sich sein Essen zu versalzen, halten sie für überzeugender.

Alle Mitglieder meiner Selbsthilfegruppe sind gesundheitsbewusst und haben immer schon, auch als es noch kein „Jodmangeldeutschland" gab, meist Meersalz, das ja natürliches Jod enthält, im Haushalt benutzt. Da traten keine gesundheitlichen Probleme auf. Das begann erst 1995, als mit der heimlichen und undemokratischen Jodierung der Rinder, Milchkühe, Schweine und Hühner begonnen worden war.

Und damit sind wir bei der anderen Hälfte der Wahrheit, die mit geradezu gigantischem Aufwand (z. B. mittels millionenschwerer Werbekampagnen), oder in Form abgesprochener redaktioneller Beiträge (ein Beispiel ist der Titelartikel *„Schilddrüse. Kleines Organ – große Wirkung"* im Märzheft '98 der Apothekenillustrierten „Gesundheit in Wort und Bild") verheimlicht wird: Durch die Viehfutterjodierung vervielfachte sich der Jodgehalt im Fleisch und in der Milch, und konsequent in allen daraus hergestellten Produkten wie Wurst, Käse, Jogurt etc. geradezu ungeheuerlich.

Auf einmal gibt es tatsächlich die sehr hohen Joddosen in den Nahrungsmitteln, die die Hautreaktionen Jodallergie und Jodakne im großen Stil auslösen. Verantwortungsvolle Ärzte geben das zu: Hautärzte warnen, dass bereits jeder zehnte Aknepatient eine Jodakne hat.

Verantwortungslose Ärzte verschanzen sich einfach hinter der Behauptung, Jodsalz sei ja gesund, und streiten die giftigen Jodkonzentrationen in den Nahrungsmitteln und grausamerweise auch die Leiden der Betroffenen einfach ab.

XIX

Aber auch der relativ niedrige Jodbedarfswert von 50 µg / Tag ist nur ein Schätzwert.

Professor Karlheinz Bauch formuliert das auf dem 14. Wiesbadener Schilddrüsengespräch im Februar 1996 unmissverständlich so: *„Die aktuelle individuelle Jod-Utilisierbarkeit der menschlichen Schilddrüse"* (das heißt: der Nutzen, den die Schilddrüse eines einzelnen Menschen aus dem ihr zugeführten Jod zu ziehen vermag, Anm. der Autorin) *„ist unbekannt."*

Das heißt, dass man absolut nicht weiß, wie viel Jod jeder einzelne Mensch überhaupt braucht. Damit ist gleichzeitig auch gesagt, dass man natürlich auch nicht weiß, wie wenig Jod ein Mensch überhaupt braucht.

Immerhin fällt statistisch auf, dass es in den angeblich als Jodmangelgebieten ausgewiesenen Regionen ziemlich viele Schilddrüsengesunde gibt. Die dürfte es dann eigentlich nicht geben, wenn sie nicht auf Grund ihrer persönlichen Beschaffenheit auch mit wenig Jod gesund geblieben wären.

Allerdings dürften sich diese Glücklichen nicht mehr lange ihrer bis dato unbehelligten Schilddrüsen erfreuen können, denn die Jodmengen, die ungebremst auf sie herniederprasseln, halten die gesündesten Schilddrüsen nicht aus.

Gleichzeitig gibt es aber auch in den sogenannten jodreichen Gegenden wie an der Nordsee und in Ungarn sehr hohe Zahlen von Betroffenen mit Überfunktion und Kropfbildung, was ebenfalls ein Widerspruch ist. Denn an einem Mangel im Jodangebot kann es nicht liegen.

Aus dem Wust der bewusst herbeigeführten Jodverwirrung lassen sich trotzdem drei gesicherte Fakten herausziehen:

1. Es gibt keinen allgemein gültigen Jodbedarfswert.
2. Jodmangel macht nicht automatisch schilddrüsenkrank.
3. Nicht-Jodmangel macht nicht automatisch schilddrüsengesund.

Die Sache liegt sehr viel komplizierter, als sie die „Hau-Joddrauf"-Propagandisten darstellen. Natürlich wissen sie das genau. Der Jodbefürworter Rainer Hampel, Rostock, stellt in seinem Vortrag auf dem 14. Wiesbadener Schilddrüsengespräch fest:

„Das letzte Wort über die Pathogenese" (= Entstehung) *„der Jodmangelstruma ist bis heute nicht gesprochen. Die Differenzierung zwischen Jodmangelstruma und sporadischer Struma ist schwierig. ... Ein Zink- oder Selenmangel wird neuerdings als möglicher zusätzlicher Faktor in der Strumapathogenese diskutiert."*

In der Eröffnungsansprache dieses Schilddrüsengespräches formuliert Peter Pfannenstiel kurz und überzeugend: *„Mythos ist, dass jede Schilddrüsenvergrößerung Folge eines Jodmangels in der Nahrung ist."*

Das stimmt. Der Kropf wird nämlich auch durch die Antibabypille ausgelöst, was man im *„Lehrbuch für Krankenschwestern und Krankenpfleger"*, Bd.1, Theoretische Grundlagen, Georg Thieme Verlag, Stuttgart, 1968, unter dem Kapitel „Kropf" nachlesen kann.

Aber solch ein Mythos fällt nicht vom Himmel.

Eine intensive Schmökerstunde im meterhohen Jod-Informationsmaterial brachte schnell den Urheber dieses Jodmangelmythos zu Tage. Es ist Peter Pfannenstiel selbst, der nur ein Jahr vorher, 1995 in „Der Nuklearmediziner" die „Eiszeittheorie" anführt, die besagt, dass *„nach der letzten Eiszeit ... das Jod mit dem Schmelzwasser der Gletscher in die Meere gespült worden"* sei.

Unerwähnt bleibt dabei aber, dass die ausreichende Zufuhr von 50 Millionstel Gramm pro Tag trotzdem ohne weiteres gewährleistet ist: nämlich durch den Gehalt der Luft an Jod. Regen und Schnee bringen das aus dem Meer stammende Jod über die Atmosphäre immer wieder zur Erde zurück. (Nach Dr. med. H. Lottermoser: *„Die Schilddrüse als Krankheitsursache"*, Bruno Wilkens-Verlag, Hannover, o. J.)

Jod befindet sich also im permanenten Kreislauf des Wassers, wodurch sich auch erklärt, dass Mitteleuropa – wie man das eigentlich auf Grund der Eiszeitthese annehmen müsste – seit der Eiszeit durchaus nicht dem Kretinismus verfallen ist. Im Gegenteil widerlegt ja die historische Entwicklung dieses Gebietes, dass Jodmangel, wenn er denn tatsächlich vorhanden wäre, der geistigen Entwicklung der Menschen keinen Abbruch tut.

Ohne diese Fakten zu berücksichtigen, verängstigen die Eiszeittheoretiker die Bürger mit dem vermeintlichen Jodmangel, der das Risiko von Kretinismus in Deutschland erhöhe. Es gibt da ein besonders abschreckendes Beispiel von einem Jodmangeldorf in China, dessen sämtliche Bewohner Kretins sind, worüber P. Pfannenstiel einen aufrüttelnden Artikel im „Spiegel" (*„Verschleppter Kampf. Wegen Jodmangels sind Millionen Chinesen geistig zurückgeblieben. Auch die Deutschen nehmen zu wenig Jod zu sich."* – „Der Spiegel", 17. 06. 1996) veröffentlicht hat. Dieser Artikel suggeriert geradezu eine Schicksalsgemeinschaft zwischen diesem bedauerlichen chinesischen Dorf der Schwachsinnigen und dem offenbar sich in unmittelbarer Nachbarschaft befindlichen ebenso bedauerlichen „Jodmangel-Deutschland".

In einer Fernsehsendung über Schilddrüsenerkrankungen (*„Hallo, wie geht's"*) wurde Peter Pfannenstiel zum Jodmangel-Kretinismus befragt. Er sagte, er habe in seinem langen Berufsleben (er ist Jg. 1934) noch keinen Jodmangel-Kretin gesehen, und auch von keinem gehört.

Durch die Überjodierung kann sich das jedoch ändern, nämlich dann, wenn Schwangere zu viel Jod bekommen. Dann können ihre ungeborenen Kinder mit einer Unterfunktion der Schilddrüse auf diesen Jodüberschuss reagieren – man nennt das den sogenannten „Wolff-Chaikoff-Effekt" –, was eine verminderte geistige Entwicklung des Kindes zur Folge hat.

Wenn also jetzt wirklich ein von der Schilddrüse ausgehender Kretinismus bei Kindern vorkommt, dann ist das ein Jodüberschuss-Kretinismus.

In dem bereits zitierten „Nuklearmediziner" (1995) schreibt P. Pfannenstiel zusammenfassend: „*Angesichts einer Prävalenz*" (= Vorherrschen) „*der durch Jodmangel bedingten Schilddrüsenvergrößerungen bei 50% der Bevölkerung muss Deutschland am Ende des zweiten Jahrtausends als thyreoidales Entwicklungsland eingestuft werden.*"

Die Angelegenheit ist aber doch nicht so dramatisch, wie P. Pfannenstiel sie dargestellt hat. Bereits drei Jahre später veröffentlicht nämlich der Hamburger Endokrinologe Prof. Dr. Bohnet, Mitglied des Arbeitskreises Jodmangel, im 5. Heft 1998 von „Weltbild" den Sachverhalt, dass nämlich „*bei mindestens 10% der Bevölkerung noch immer ein Jodmangelstruma*" nachweisbar sei.

Für diesen offensichtlichen „Jodmangelstrumaschwund" gibt es meines Erachtens zwei Erklärungen: Entweder haben sich die Herren Jodbefürworter – wie so oft – verrechnet, oder der Jodmangelkropf schrumpft statistisch in dem Maße, in dem die Kritik an der Zwangsjodierung zunimmt, und die Verantwortlichen befürchten müssen, tatsächlich zur Verantwortung gezogen zu werden.

Es braucht ja bloß ein Jodallergiker an einem Jodschock zu sterben, nachdem er sich auf die Unbedenklichkeitsversicherungen der Jodbefürworter verlassen hat, und ein juristisch relevanter Fall dürfte eingetreten sein.

Mich beruhigt die neue Statistik der Jodmangelstruma, weil

sie besagt, dass der Jodmangelkropf pro Jahr um 13 1/3% gesunken ist.

Wenn wir noch einmal drei Jahre warten, erleben wir, dass aus dem jetzt noch bestehenden 10% hochgradigen Jodmangelgebiet ein Jodüberschussgebiet von 20% geworden sein wird.

Dann wird sich vielleicht die Frage stellen: Wie kriegen wir das viele Jod, das im Boden, im Vieh und im Menschen steckt, wieder aus allem heraus?

Ich bin doch sehr neugierig, wie die Jodbefürworter es dann anstellen werden, sich aus der zweifellos heiklen Affäre zu ziehen.

Eines halte ich leider für ganz sicher: Eine Verantwortung für den durch den Jodmissbrauch angerichteten Gesundheitsschaden wird keiner der Jodbefürworter übernehmen.

Wenigstens Mutter Natur hat aber ein Einsehen mit uns, und hält wirksame Hilfen gegen Jod für uns bereit. Ausgerechnet in der Neuveröffentlichung eines Jodbefürworters (Harald Remke: *„Krankheitsprävention durch Ernährung"*, Wiss. Verlagsges., Stuttgart, 1998, Seite 191) fand ich – was allerdings als Warnung gedacht war – den Hinweis, dass Melissengeist die Jodaufnahme hemmt. Ein Anlass, sofort einen „Verbrauchertipp": *„Hilfe bei zu viel Jod"* für meine Selbsthilfegruppen-Mitglieder und die Medien zu verfassen:

„Die Inhaltsstoffe der Melisse, die so genannten Auron-Flavonoide, hemmen den Jodeinbau in die Schilddrüse, indem sie die Umwandlung von Thyroxin zu Trijodthyronin bremsen. So wirken sie als eine Art ‚Antihormon' beruhigend. Gleichzeitig regen sie den Flüssigkeitshaushalt an, wodurch die Jodausscheidung beschleunigt wird.

Wer also seine Jodzufuhr drosseln muss – nach neuesten wissenschaftlichen Schätzungen sind das etwa 15% der Bevölkerung, die durch die Hochjodierung von Fleisch- und Milchprodukten und Eiern überjodiert sind – der sollte als Soforthilfe

gegen den Jodüberschuss Melissengeist trinken. Für Anti-
alkoholiker gibt es einen Melissenextrakt in Kapselform."

Seitdem ich diesen Tipp an alle Mitglieder verschickt habe,
fehlen in keinem unserer Haushalte als „Sofort-Nothilfe" Melissengeist oder Melissenkapseln.

Das homöopathische Mittel Lycopus virginicus („Virgini-
scher Wolfsfuß", s. *„Arzneipflanzen in der Homöopathie"* von
Elisabeth Mandl, Verlag Wilhelm Maudrich, Wien, 1997, Seite
135) wird bei Basedow, Hyperthyreose und Herzschwäche,
Atemnot und Schlaflosigkeit gegeben. Es hemmt die Jodaufnahme ebenfalls, wenn man 20-30 Tropfen (D3) prophylak-
tisch vor einer eventuell jodbelasteten Mahlzeit einnimmt.

Der Öffentlichkeit wird ohne Einschränkung gesagt: „Jod ist
gut." Vom Gesundheitsministerium bekommen wir seit Jahren
Antworten, deren Quintessenz lautet: *„Es gibt keine Gesundheitsschäden durch Jod."* In einem Antwortschreiben vom
14. 8. 98 schreibt uns die Sachbearbeiterin Dr. Potz:

> *„Ihr Vorwurf, ein erheblicher Personenkreis werde*
> *durch die in Deutschland getroffenen gesundheitspoliti-*
> *schen Maßnahmen der Jodprophylaxe in seinen Lebens-*
> *möglichkeiten eingeschränkt oder gar krank gemacht,*
> *entbehrt also jeglicher Grundlage."*

Sind die Schilddrüsenspezialisten aber unter sich, lassen sie
die Katze „Jodunverträglichkeiten" und „Jodrisiken" aus dem
Sack.

Wer sich also über den wahren, wissenschaftlich fundierten
Sachverhalt Jodrisiko informieren will, muss die Veröffentlichungen über die Wiesbadener Schilddrüsengespräche ebenso
zur Kenntnis nehmen wie die Bücher über Schilddrüsenerkrankungen von Peter Pfannenstiel und Rainer Hehrmann, außerdem die Beiträge und Zusammenfassung eines Rundtischge-
spräches anlässlich des Symposiums des Bundesgesundheitsamtes in Berlin: *„Notwendigkeit der Jodsalzprophylaxe"*, herausgegeben von Rolf Großklaus, A. Somogyi, München, 1994

(= bga Schriften 3/94). Die Tagung, deren Protokolle hier abgedruckt sind, war der organisatorische „Startschuss" der Jodierung in Deutschland, weil sie die Vertreter der Interessenverbände in die Aktion einband.

Die Lektüre des Buches ist aufschlussreich und erschreckend zugleich.

Aufschlussreich, weil man erkennt, dass hier mit Kanonen auf – eingebildete – Spatzen geschossen wird.

Erschreckend, weil man nicht begreift, warum diese Medizinergruppe mit unbeschreiblichem Fanatismus dem harmlosen Kropf an den Kragen will, und warum es kein Entrinnen vor dem Jod geben darf. Das hat schon etwas Apokalyptisches.

Der Kropf ist nämlich längst nicht so schlimm, wie er neuerdings immer dargestellt wird. Er ist, bis auf sehr wenige Extremfälle, die die Überjodierung unserer Bevölkerung von fast 80 Millionen Menschen absolut nicht rechtfertigt, tatsächlich nur ein Schönheitsfehler. Aber um ihn zu verhindern, werden schwerste Neuerkrankungen billigend in Kauf genommen, die, im Gegensatz zum Kropf, den Menschen schwer und lebenslang krank machen.

Durch Überjodierung, wie sie gegenwärtig unausweichlich zu unserem täglichen Speiseplan gehört, werden Morbus Basedow, Morbus Hashimoto, „Heiße Knoten", Jodallergie, Jodakne, Jodasthma, Osteoporose, Depressionen und – wohl die schlimmste Möglichkeit! – Krebs ausgelöst.

Der Jodschock kann zum Tode führen. In der Broschüre *„Schilddrüsensprechstunde"* vom Oktober 1996 ist ein ausführliches Interview mit Peter Pfannenstiel über die sogenannte Thyreotoxische Krise wiedergegeben, aus dem ich großzügig zitieren werde, da es sich hier um eine meist tödlich verlaufende Krise handelt, über die in der Öffentlichkeit hartnäckig geschwiegen wird:

„Bei Hyperthyreose kann es unerwartet innerhalb von Tagen oder sogar Stunden zu einer krisenhaften Verschlechterung

kommen. Die Thyreotoxische Krise ist ein akut lebensbedrohlicher Zustand... Eine akute, lebensbedrohliche Exazerbation" (= Steigerung) *„einer Hyperthyreose bei thyreoidaler Autonomie"* (= „Heiße Knoten") *„oder Morbus Basedow entsteht meist nach höhergradiger Jodexposition. ...Von der Jodexposition bis zum Ausbruch der Hyperthyreose können bis zu drei Monate vergehen, sodass an die Jodgabe oft nicht mehr gedacht wird...Die klinischen Symptome sind...Fieber von 38 - 40 Grad Celsius, ...Schwitzen, ...Tachykardie, ... Herzinsuffizienz"* (= Herzmuskelschwäche), *„Diarrhöen,...verstärkter Tremor, Unruhe, ... Adynamie"* (= Kraftlosigkeit) *„Bewusstseinsstörungen mit Verwirrtheit, Desorientiertheit mit psychotischen Zeichen, ...Stupor"* (= Erstarrung) *„und Somnolenz"* (= Koma), *„ ...die pathophysiologischen Einzelheiten sind nur selten bekannt.*

Hinzu kommt, dass viele letztlich endokrine Notfälle als maskierte Krankheitsbilder in Erscheinung treten und als akute zerebrovaskuläre" (= Gehirn und Rückenmark betreffende) *„Krankheiten verkannt werden. ...Die Ursachen für die kritische Verschlechterung einer endokrinen Krankheit sind vielfältig ... fieberhafte Krankheiten können zu einer krisenhaften Verschlechterung führen, aber auch diagnostische Maßnahmen, wie z.B. Untersuchungen mit jodhaltigen Röntgenkontrastmitteln ...*

In klinisch schweren Fällen einer jodinduzierten Hyperthyreose bei einem bewusstlosen, komatösen Patienten sind Notfallmaßnahmen zu erweitern. ...Die extrem hohe Mortalität von 10-50% lässt sich nur senken, wenn prophylaktische Maßnahmen wahrgenommen werden. ...Wirksamste Prophylaxe ist die Vermeidung der Jodkontamination ..."

Das klingt wie blanker Hohn.

Aus meiner Erfahrung mit thyreotoxischen Krisen bei Mitgliedern meiner Selbsthilfegruppe muss ich hier nachdrücklich festhalten: Wegen der gefährlichen Überjodierung fast sämtlicher Nahrungsmittel kann mit jeder neuen Nahrungsaufnahme die giftige Grenze erreicht werden, mit der gerade auch Schilddrüsengesunde in die thyreotoxische Krise fallen können. Plötzliches Fieber, hoher Puls und Leichenblässe können erste Anzeichen sein.

Ich möchte jedem Leser – der ja nicht weiß, ob er nicht morgen schon ein Jod-Notfall ist – dringend raten, einen Zettel mit der Erstmedikation für die thyreotoxische Krise im Pass oder im Führerschein bei sich zu tragen, weil nach meinen Erfahrungen höchstens 1% aller Ärzte in der Lage sind, diese Krise sofort zu erkennen und sachgerecht zu behandeln.

Nach P. Pfannenstiel sind folgende Sofortmaßnahmen im Falle einer lebensbedrohlichen thyreotoxischen Krise anzuwenden: *„Besteht nach klinischen Kriterien eine thyreotoxische Krise, so sollte mit der Behandlung begonnen werden, bevor die Ergebnisse der laborchemischen Untersuchungen vorliegen. Der klinischen Erfahrung muss Priorität eingeräumt werden. Vor der Klinikeinweisung sollten außer bei Somnolenz"* (= schläfriger Zustand) *„zur Sedierung Barbiturate oder Benzodiazepin, ggf. Betarezeptorenblocker und 80 mg Thiamazol sowie 100 mg Prednisolon intravenös injiziert werden. Nach Klinikeinweisung empfiehlt sich eine Dauerinfusion mit 140-240 mg Thiamazol pro Tag. Der volle Wirkungseintritt dauert Tage."*

Die klinischen Symptome der thyreotoxischen Krise sind im 1. Stadium: *„Hyperthermie mit Fieber von 38-40 Grad Celsius, verbunden mit profusem Schwitzen und Dehydratation, Tachykardie (über 150 Schläge pro Minute), häufig vom Typ der absoluten Arrhythmie mit großer Blutdruckamplitude und oft mit Zeichen der Herzinsuffizienz, Diarrhöen (die zu Dehydratation beitragen), neurologische Symptome in Form von verstärktem Tremor, Unruhe, Agitation und Hyperkinesie."*

Bei Mitteln, die gegen allergische Schocks, wie es z. B. die Thyreotoxische Krise ist, eingesetzt werden, kann es aber zu Problemen kommen. In einer Zeitungsmeldung vom 15. 05. 1998 warnt das bayerische Gesundheitsministerium vor der

Einnahme bestimmter Chargen des Mittels „Fastjekt" der in Reinbek bei Hamburg ansässigen Firma „Allergopharma Joachim Ganzer KG": *„Bei einer Anwendung drohe ernsthafte Lebensbedrohung. Das Mittel wird nach Angaben des Ministeriums zur Notfallbehandlung von allergischen Schocks eingesetzt...*" so die Zeitungsnotiz.

Es ist also in jedem Fall besser, man verhindert, dass man einen allergischen Jodschock bekommt. Denn ob einem dann wirklich noch geholfen werden kann, ist ziemlich fraglich.

Ergänzende Maßnahmen neben den intensivmedizinischen Maßnahmen sind Wadenwickel und Eisbeutel zur Senkung des Fiebers, viel Flüssigkeitszufuhr gegen die entwässernde Wirkung der Durchfälle, und eine erhöhte Kalorienzufuhr, weil der Kalorienbedarf auf 8000 Kalorien pro Tag ansteigen kann.

Wie aber gerade die Kalorienzufuhr erhöht werden soll, nachdem alle klassischen Kalorienspender wie Sahne und Schokolade über das Viehfutter hoch jodhaltig geworden sind, das kann uns kein Mediziner sagen.

Ein Betroffener, der nach der thyreotoxischen Krise bei einer Größe von 1,88 m auf 60 kg abgemagert ist, kämpft verzweifelt um eine höhere Kalorienzufuhr. Mein Vorschlag ist, täglich Avocados, Honig und Blütenpollen zu essen, und zwar so viel davon wie möglich.

Alle Jodbefürworter geben es ja zu, dass man über die Wirkungsweise des Jods gar nicht richtig Bescheid weiß, und dass auch überhaupt nicht bekannt ist, ab welcher Menge Jod tatsächlich giftig ist.

Ein Endokrinologe und gleichzeitig strammer Jodbefürworter, sagte mir dazu: *„In der Medizin kann man nie ganz sicher sein!"*

Und obwohl die Mediziner über die Jodwirkung so wenig wissen, und obwohl die Erfahrungen zeigen, dass Jod in sehr viel geringeren Mengen giftig ist, als die Jodbefürworter es zugeben wollen, wird eine totale Jodierung der Bevölkerung in Szene gesetzt, die keinen Ausweg mehr offen lässt.

Da die meisten Ärzte und Notärzte, wie P. Pfannenstiel zugibt, eine thyreotoxische Krise nicht einmal erkennen, bleiben diese Krankheitsexzesse zumeist unerkannt, und auch die sich aus diesen ergebenden Todesfälle. Das bedeutet, dass es gerade auf dem Gebiet der thyreotoxischen Krise eine hohe Dunkelziffer von Erkrankungen und ebenso eine hohe Dunkelziffer von Todesfällen gibt. Bei selbst von Pfannenstiel zugegebenen 10-50% Todesopfern der thyreotoxischen Krise dürfte die Todesrate, wenn man die Dunkelziffer mit berücksichtigt, bei über 50% liegen.

Tatsächlich gravierend sind die durch Jod ausgelösten Herzprobleme, die von Herzrasen über Herzrhythmusstörungen bis zum Jod-Herzinfarkt reichen.

Bei einem Jod-Herzinfarkt kommt es zu einem kompletten Verschluss der arteriellen Strombahn, was durch eine Erythrozytenagglutination (= Blutverklumpung) ausgelöst wird, die als ganz typische allergische Reaktion auf z. B. jodhaltige Kontrastmittel gilt.

Aber es kann auch vorkommen, dass Menschen kurz nach einer Nahrungsaufnahme einfach tot umfallen. „Herzinfarkt" wird dann diagnostiziert. Das ist auch einer, aber er ist sozusagen künstlich durch eine durch Jod ausgelöste Verklumpung der Blutplättchen ausgelöst worden.

Man hat sich ja auch in den letzten Jahren über den zunehmenden plötzlichen Kindstod Gedanken gemacht. Nun erfuhr ich, dass es zunehmend auch einen plötzlichen Tod im Schlaf von größeren Kindern und Jugendlichen gibt, den sich Mediziner und Kripobeamte nicht erklären können. Bei den Obduktionen jedenfalls gab es keine Hinweise auf gängige Gifte oder Drogen.

Ich finde, hier sollte man sich wirklich einmal Gedanken darüber machen, dass alle diese für Mediziner unerklärlichen Erscheinungen erst in den letzten Jahren aufgetaucht sind und in dem Maße zugenommen haben, in dem immer mehr Jod in die Nahrung und Genussmittel gepumpt worden ist.

Ein Anästhesist sagte uns, dass 85% aller Herzrhythmusstörungen unklarer Herkunft sind.

In meiner Umgebung hatte ich mit dem Rat, bei Herzrhythmusstörungen Jodsalz und jodierte Lebensmittel wegzulassen, immensen Erfolg: War das Zuviel an Jod weg, waren auch die Herzprobleme weg!

Gerade erschien in der deutschen Fernsehzeitschrift „auf einen Blick" unter der Rubrik: *„Notruf. Menschen in Gefahr"* ein Tatsachenbericht über den Tod einer Frau, die an einer thyreotoxischen Krise starb, weil ihr Arzt diese lebensbedrohliche Krise nicht erkannt hatte. Nachdem sie über Herzschmerzen, hohes Fieber, Übelkeit und Erbrechen klagte, sagte er ihrem Mann: „Eine leichte Erkältung. Die Beschwerden sind nicht von Bedeutung. Kochen Sie Ihrer Frau eine Tasse Tee, in zwei Tagen ist sie wieder gesund."

Nur zwei Stunden nach dieser Diagnose war die Frau tot. Der erneut herbeigerufene Hausarzt stellte den Totenschein auf „Herzinfarkt" aus.

Der inzwischen misstrauisch gewordene Ehemann traute dem Mediziner aber nicht mehr, und ließ die Leiche seiner Frau im Rechtsmedizinischen Institut der Universität Homburg obduzieren. Das Ergebnis lautete, dass sie nicht an einem Herzinfarkt, sondern an den Folgen einer Schilddrüsenüberfunktion gestorben ist. Der Leiter des Institutes für Medizinschaden-Begutachtung, der Tübinger Jurist Dr. Bernhard Giese, stellte dazu fest:

„In solch einem Fall," wie diesem mit den typischen Zeichen einer sogenannten thyreotoxischen Krise, *„ist die sofortige Einweisung auf eine Intensivstation notwendig. Jede Verzögerung kann zu einer lebensbedrohlichen Situation führen."*

Mir sind zwei weitere Fälle von zunächst unerkannten thyreotoxischen Krisen bekannt. Die Diagnose wurde erst viel später gestellt, sodass diese Fälle nicht in die Statistik der Jod-Krisen aufgenommen wurden und zu den Dunkelziffern gezählt werden müssen.

Die Betroffenen gerieten übrigens jedes Mal nach einem jodierten Restaurantessen in die lebensgefährliche Krise, woran man wieder einmal sieht, wie wenig – nach Meinung der Jodbefürworter fallen diese Jodmengen ja überhaupt nicht ins Gewicht – Jod nötig ist, um an den Rand des Todes zu geraten.

Außerdem zeigt das auch, dass bei jedem heute noch so Gesunden der Tod immer mit am Tisch sitzen kann, ähnlich wie bei „Jedermann" (dem Mysterienspiel vom Tod des reichen Mannes, das ursprünglich aus dem 12. Jahrhundert stammt und das Hugo v. Hofmannsthal für uns so eindringlich ausgestaltet hat). Da kam der Tod auch beim Festmahl.

Ich hoffe, diese Fälle sprechen sich vor allem bei Restaurantbetreibern herum, denn wer hat schon Interesse an einer Publicity, die von einem Zinksarg auslöst wird?

Die beiden Jod-Opfer waren dem Tode sehr nahe gewesen, eines von ihnen kam mit Koma auf die Intensivstation eines Krankenhauses. Bei beiden hatten die behandelnden Ärzte tatsächlich, genau wie P. Pfannenstiel es sagt, die thyreotoxische Krise nicht erkannt, sodass die Betroffenen wirklich von Glück sagen können, dass sie trotzdem mit dem Leben davongekommen sind.

Den Ärzten, die die Jodierung eingeführt haben, und den Ärzten, die mit den neu geschaffenen Gefahren nicht umgehen können, haben sie ihr Leben jedenfalls nicht zu verdanken. Es ist wie ein Stück aus dem Tollhaus, dass Ärzte in Deutschland eine Maßnahme wie die Jodierung total durchziehen dürfen, obwohl diese so eine hohe Todesrate auslöst. Wer mag wissen, wie viele Jodschock-Tote es schon gegeben hat, die mit einem harmlos auf „Herzversagen" o. Ä. ausgestellten Totenschein unauffällig beerdigt wurden?

Aber was ist mit den offiziellen Jod-Toten? Ist das selbstverständlich, dass diese Menschen haben sterben müssen?

Wo sind unsere Juristen, die sagen: Das ist Körperverletzung mit Todesfolge?!

Wo sind unsere demokratischen Parteien, die unser Grundgesetz verteidigen sollen, in dem jedem Bürger ja die Unversehrtheit von Körper und Geist garantiert wird?

Gibt es niemanden unter den Verantwortungsträgern in Deutschland, der demokratisch und menschlich ist und der dieses große Unrecht an der Menschlichkeit erkennt und zu verhindern sucht?

XX

Würden Sie nicht jeden für einen Sadisten halten, der einen Katzenhaarallergiker zwingen würde, ununterbrochen mit Katzen zusammen zu sein?

Fänden Sie es nicht ebenso grausam, wenn einer einen Pollenallergiker zwingen würde, in einem Heuschober zu leben und zu arbeiten?

Wie verhält es sich dann Ihrer Meinung nach mit den gegenwärtigen Jodierern, die Jodallergiker – und die vielen anderen Schilddrüsenkranken – tatsächlich zwingen, ausweglos jodierte Nahrung zu sich zu nehmen?

Das ist ein Verbrechen gegen die Menschlichkeit, wie wir es in Deutschland seit 1945 nicht mehr hatten, und wie es die UNO in ihren am 10. Dezember 1948 verkündeten Menschenrechten ächtet:

> **Artikel 5. – Verbot der Folter.**
> Niemand darf der Folter oder grausamer unmenschlicher oder erniedrigender Behandlung oder Strafe unterworfen werden.

> **Artikel 25. – Anspruch auf soziale Fürsorge.**
> 1. Jeder Mensch hat Anspruch auf eine Lebenshaltung, die seine und seiner Familie Gesundheit und Wohlbefinden, einschließlich Nahrung, Kleidung, Wohnung, ärztliche Betreuung und den notwendigen Leistungen der sozialen Fürsorge gewährleistet.

Außerdem gibt es da noch den Hippokratischen Eid, den jeder praktizierende Arzt geschworen hat: *„ ...Meine Verordnungen werde ich treffen zu Nutz und Frommen der Kranken, nach bestem Vermögen und Urteil; ich werde sie bewahren*

142

vor Schaden und willkürlichem Unrecht. Ich werde niemandem, auch nicht auf seine Bitte hin, ein tödliches Gift verabreichen oder auch nur dazu raten ..."

Im „Pschyrembel" steht, dass dieser Eid auch heute noch für Ärzte gültig ist. Wer sorgt eigentlich dafür, dass Ärzte diesen Eid tatsächlich halten? Und was passiert, wenn Ärzte diesen Eid brechen? Ich kann nur die letzte Frage beantworten: Es passiert gar nichts.

Der große Kampf gegen den Kropf ist nichts anderes, als wenn man, um ein lästiges Hühnerauge zu entfernen – das man sich außerdem nur eingebildet hat –, gleich das ganze Bein amputiert.

Auf dem 14. Wiesbadener Schilddrüsengespräch wurde Professor Bauch folgende Frage gestellt: *„Oftmals wird von Ärzten den Patienten empfohlen, jodiertes Speisesalz zu meiden, wenn länger eine Struma besteht, und allenfalls eine latente Schilddrüsenüberfunktion auf dem Boden einer thyreoidalen Autonomie"* (= „Heiße Knoten") *„besteht."*

Darauf antwortete Professor Bauch:

„Wenn man diesen Leuten sagt, dass sie bedenkenlos Jodsalz nehmen können, kann man ihnen aber auch versichern, dass es ihnen wenig bringt."

Weiter gibt Bauch zu bedenken:

„Bei jüngeren Erwachsenen müssen wir unsere Illusionen etwas dämpfen. Bei älteren Erwachsenen über 35 bis 40 Jahren ist nicht selten mit der Entwicklung einer funktionellen Autonomie" (= „Heiße Knoten") *„zu rechnen, die vor Einsatz einer medikamentösen Therapie"* (gemeint ist Jodid) *„durch entsprechende Untersuchungen ausgeschlossen sein sollte. ... Der Nachweis von Schilddrüsen-Antikörpern stellt eine Art Achtungszeichen dar. In solchen Situationen"* (gemeint sind die Erkrankungen wie Morbus Basedow und Morbus Hashimoto) *„sollten nur geringe Jodgaben – wenn überhaupt – zum Einsatz kommen ...*

Unsere pathophysiologischen Überlegungen, denen unsere derzeitige Strumatherapie zugrunde liegt, sind ja mehr oder weniger aus Tierversuchen oder aus In-vitro-Untersuchungen hervorgegangen. Man kann diese nicht ohne weiteres auf die Wachstumsverhältnisse der menschlichen Schilddrüse übertragen. Die von Herrn Hampel" (Rostock) *„vorgestellten Untersuchungen von Herrn Gärtner, München, zur Strumapathogenese, die plausibel und logisch sind, gehen von der Follikelkultur von Schweinen aus, die nicht so alt sind, dass man sie mit dem Menschen vergleichen könnte. Beim Patienten ist uns die individuelle Fähigkeit, Jod in seiner Schilddrüse zu utilisieren, nicht bekannt. Je älter der Patient ist, desto häufiger kann es zu Autoimmunthyreopathien"* (= Morbus Basedow, Morbus Hashimoto) *„oder zu funktionellen Autonomien"* (= Heiße Knoten) *„kommen . . ."*

Den Jodbefürwortern, die so gerne rechnen, ist wieder mal ein Rechenfehler unterlaufen. Wahrscheinlich haben sie ihn noch nicht einmal bemerkt: Die Lebensdauer eines normalen Schweines beträgt maximal ein Jahr. Bei Menschen ist das glücklicherweise noch nicht der Fall. Ausnahmen machen aber schon die Jodgeschädigten, denen Jodbefürworter tatsächlich zu sagen wagen: „Sie wachsen sich sowieso aus, dann ist ihr Problem gelöst."

Es gibt aber Ausnahmen. Muttersauen dürfen ein paar Jahre länger leben. Da sich die „Jodierung des Menschen" an der Schweinejodierung orientiert, wäre es unerlässlich zu wissen, wie sich die hohe Jodzufuhr bei 3 - 4-jährigen Mutterschweinen auswirkt.

Ich habe allerdings meine Zweifel daran, dass diejenigen Wissenschaftler, denen an unproblematischen Ergebnissen gelegen ist, die Schweineschilddrüsen von älteren Schweinen auf Jodschäden untersuchen. An Ergebnissen, die die Jodprophylaxe torpedieren, besteht kein Interesse.

Der Schaden, den die angebliche Jodprophylaxe, die in

Wirklichkeit aber eine grausame Zwangsjodierung ist, hier anrichtet, lässt sich nicht beziffern.

Er liegt, außer auf der materiellen, vor allem auch auf der moralischen Ebene. Mit anderen Worten: Was hier mit uns Menschen gemacht wird, ist zutiefst unmoralisch. Das ist ein sehr ergiebiges Thema für unsere Moralphilosophen und Moraltheologen. Ich möchte ihnen vorschlagen, sich mit dem moralphilosophischen und moraltheologischen Problem der gegenwärtigen Jodprophylaxe auseinander zu setzen.

XXI

Wie unwissenschaftlich – was noch sehr milde ausgedrückt ist – die Jodbefürworter vorgehen, um das Jod an den Bürger zu bringen, zeigt sich besonders drastisch an der geradezu berühmt gewordenen „Jodausscheidung im Harn", die wiederum an dessen Kreatiningehalt festgemacht wird (Näheres im Anhang). (Kreatin ist ein „Zwischenprodukt des intermediären Stoffwechsels"; Kreatinin ist die „Ausscheidungsform von Kreatin, die durch spontane Cyclisierung entsteht; die täglich mit dem Harn ausgeschiedene Menge von 1,0 - 1,5 g Kreatinin ist eine individuelle Konstante und zur Muskelmasse direkt proportional. Kreatinin wird in der Niere vollständig...filtriert...": Pschyrembel, 1998, Seite 869)

In einer Information des Arbeitskreises Jodmangel vom April 1995 heißt es: *„Die Messung der Jodausscheidung im Harn ist die zuverlässigste Methode zur Ermittlung des Jod-Versorgezustandes."* Für die fachliche Beratung dieser Broschüre zeichneten verantwortlich: Prof. Dr. Franz A. Horster, Medizinische Universitäts- und Poliklinik Düsseldorf, und Prof. Dr. Dieter Hötzel, Institut für Ernährungswissenschaft der Universität Bonn.

Auch unter Jodbefürwortern wird diese Meinung nicht einhellig geteilt. Was schon viel heißen will, denn ihr Grundsatz ist es, die These der Jodverträglichkeit zu untermauern, nicht zu untergraben.

Trotzdem sagt Prof. Dr. Rainer Hampel in der Diskussion nach seinem Vortrag auf dem 14. Wiesbadener Schilddrüsenkongress etwas ganz anderes. Ein aufmerksamer Teilnehmer aus Heidenheim hatte gefragt:

„Es wurde in ganz Deutschland bei Ihren Probanden die Aus-
scheidung von Jod mit dem Harn gemessen und gleichzeitig
berichtet, dass Sie bei 10 Frauen und 10 Männern 10 Tage
hintereinander die Ausscheidung von Jod im Urin bestimmt
haben. Aufgrund der enormen Schwankungen zwischen 30 und
230 Mikrogramm Jod pro Gramm Kreatinin im Harn sind doch
eigentlich auch ihre epidemiologischen Untersuchungsergeb-
nisse in Frage zu stellen."

Hampel gibt die unglaubliche Ungenauigkeit dieser Untersuchungsmethode zu: *„Für epidemiologische Untersuchungen*
ist dieses Vorgehen ausreichend, im Einzelfall jedoch nicht.
...Reines Jod wird fast vollständig im Magen-Darm-Trakt re-
sorbiert. Ob jedoch alles in der Nahrung befindliche Jod vom
Körper aufgenommen wird, ist unsicher. ...Inwieweit Jod
auch mit Faeces" (= Kot) *„ausgeschieden wird, ist noch nicht*
genügend untersucht. Man nimmt an, dass möglicherweise bis
zu 30% über den Darm ausgeschieden werden. ... Abgesehen
von epidemiologischen" (= Großuntersuchungen der Bevölkerung) *„Untersuchungen besitzt meines Erachtens die individu-*
elle Messung der Jodausscheidung im Harn in Bezug auf den
Nachweis eines Jodmangels lediglich eine eingeschränkte Aus-
sage."

Mit anderen Worten: Die Jodausscheidung im Harn besagt
gar nichts, weil man über die Wege des Jodes im Körpers zu
wenig weiß. Nichts gibt also weniger her für eine medizinisch
fassbare Aussage über die Jodverwertung als der Wert der Jodausscheidung über den Harn. Trotzdem wird auf dieses überaus
unbrauchbare Fundament die totale Jodierung einer ganzen Bevölkerung aufgebaut.

Ungeachtet der völligen Untauglichkeit dieser Methode lässt
sich Peter Pfannenstiel im „Nuklearmediziner" (1995) geradezu enthusiastisch über die Jodausscheidung im Harn aus: *„Ein*
Schlaglicht auf die aktuelle Situation der Jodversorgung und
die Prävalenz von Jodmangelstrumen in Deutschland liefern
die Ergebnisse der Aktion „Schilddrüsen-Mobil" aus dem Jah-

re 1993. Sie wurde gemeinsam getragen von der Gesellschaft für Umwelt, Gesundheit und Kommunikation, Köln, Klinik für Innere Medizin der Universität Rostock, Forschungsstelle für Gesundheitserziehung der Universität Köln, und dem Fachbereich Schilddrüse der Firma E. Merck, Darmstadt. Von Methodik, Aufbau und Umfang ist die Studie, bei der die Ernährungsgewohnheiten und das jodbezogene Ernährungswissen der Probanden erhoben wurden, international ohne Vorbild."

Pfannenstiel fährt fort: *„Zwei in der Schilddrüsensonographie erfahrene Ärzte haben – mit zwei Ultraschallgeräten gleichen"* (!) *„Typs – an 32 Standorten geographisch repräsentativ für ganz Deutschland – bei 6815 Probanden aller Altersstufen –, die Größe und Struktur der Schilddrüsen dokumentiert und Urin- sowie Blutproben gewonnen, die – von einem Chemiker-Team mit einer einheitlichen"* (!) *„Methode auf den Gehalt von Jod im Harn sowie mögliche Struma-Co-Faktoren (Nitrat, Selen, Thiozyanat, Zink, Zyanid) untersucht wurden."* – So weit Peter Pfannenstiel.

Mir scheint, das einzig Einheitliche an dieser Methode war die Tatsache, dass man von ungesicherten Prämissen ausging. Denn auf dem Kongress kam es ja zur Sprache, wie viel man in Wirklichkeit nicht weiß: *„Man ist unsicher...,"* – *„die tatsächliche Jodausscheidung ist noch nicht genügend untersucht...,"* – *„man nimmt an...,"* – *„möglicherweise...,"* – *„eingeschränkte Aussage..."*

Die Aktion „Schilddrüsen-Mobil" war übrigens gar nicht so „clean", wie es den Anschein hat. Die Probanden wurden nämlich ganz schön aufs Kreuz gelegt. Eine Probandin aus Trier, einer der repräsentativen Städte, erzählte mir Folgendes:

„An der Hauptpost stand ein Bus mit der Aufschrift ‚Schilddrüsen-Mobil'. Ich ging hinein, um mich zu informieren, denn ich lebe bewusst gesund. Man sagte, ich solle Urin abgeben, und man nahm mir auch Blut ab. Auf meine Frage, wo ich das Untersuchungsergebnis er-

fahren könne, sagte man mir: bei der Innungskranken-
kasse in einer Woche.

Nach einer Woche ging ich zur Innungskrankenkasse,
um das Ergebnis der Laboruntersuchung meines Urins
und meines Blutes zu erfahren. Aber man sagte mir, sie
wüssten von nichts. Ich sei verkehrt, ich solle zum Ge-
sundheitsamt gehen.

Daraufhin ging ich zum Gesundheitsamt, wo man mir
sagte, man wisse von nichts, ich sei verkehrt, ich solle
mich an die Ärzte des Schilddrüsen-Mobils halten.
Nun, das Schilddrüsen-Mobil war inzwischen über alle
Berge, und mit ihm die Ärzte, und ich weiß bis heute,
den 5. Februar 1998, nicht, was bei der Untersuchung
meines Urins und meines Blutes herausgekommen ist.
Sagen Sie mir, ist das Recht, Menschen dazu zu bringen,
ihr Blut herzugeben, und sie dann in die Irre zu führen?
Ich habe doch ein Recht auf die Laborwerte meines Blu-
tes, oder nicht?"

Die Dame ist heute noch aufgebracht über diese offensichtlich illegale Vorgehensweise der Schilddrüsenärzte.

Nachdem Peter Pfannenstiel aber so hervorhebt, was das
„Schilddrüsen-Mobil" alles gemacht hat, und wo es war, ist es
leicht, diese merkwürdigen Ärzte ausfindig zu machen, und
von ihnen Rechenschaft zu fordern.

XXII

Chemisch gehört Jod (I) zu den in der Hauptgruppe VII der Elemententafel versammelten nichtmetallischen Salzbildnern (Halogene). Außer Jod sind das Fluor (F), Chlor (CL), Brom (Br) und Astat (At).

Halogene sind giftig, und für Menschen und Tiere nur in allerkleinsten Dosen verträglich. Wird diese verträgliche Menge auch nur geringfügig überschritten, kommt es zu Vergiftungserscheinungen, im Extremfall zum Tode.

Jede Überdosierung von Halogenen, ob unbewusst, ob gedankenlos, oder ob verantwortungslos aufgezwungen, hat bisher immer zu Krankheitsexzessen geführt.

Anne Spoerry, die zu den berühmten „Fliegenden Ärzten" in Kenia gehörte, beschreibt in ihrer Autobiographie *„Man nennt mich Mama Daktari"* sehr beeindruckend die Auswirkungen einer Überfluoridierung am Beispiel des kenianischen Stammes der El Molo: *„Häufig leiden sie unter deformierten Knochen, verkrümmten Armen oder Beinen, die auf das zu fluorhaltige Wasser des Sees"* (gemeint ist der Turkana-See im Norden Kenias) *„zurückzuführen sind."*

Obwohl unsere Mediziner und Gesundheitsbehörden um diese furchtbare Wirkung des Fluors wissen, hatten sie vor einigen Jahren versucht, bei uns in Deutschland die Fluoridierung des Trinkwassers zu erzwingen. Aber Fluor härtet ebenso die Zähne von Säuglingen und Heranwachsenden wie die Knochen alter Menschen. „Glashart" macht es sie! Es hatte viel Kraft, Einsatz und Nerven von Bürgern gekostet, diese staatlich verordnete Gesundheitsgefährdung abzuwenden.

Die Situation ist geradezu pervers: die Verantwortlichen für unsere Gesundheit verfolgen eine gesundheitsgefährdende Politik, und wer sich nicht künstlich krank machen lassen will, muss sich seiner Haut wehren.

Der Kampf der daraus entsteht, wird mit ungleichen Waffen geführt. Es ist so, als müssten Ritter mit Schwert, Lanze und Morgenstern gegen Raumschiff Enterprise in die Schranken treten.

Um die fürchterlichen Wirkungen des Chlors zu vergegenwärtigen, brauche ich nur einen Ort zu nennen: Seveso. Die Chlorakne, die seitdem in aller Welt berüchtigt ist, ist der Jodakne sehr ähnlich: Schmerzhafte Furunkel und furchtbare Entstellungen im Gesicht sind beider Hauptmerkmale. Aber es gibt einen wichtigen Unterschied zwischen beiden: Die Chlorakne wird offiziell zugegeben, die Jodakne wird offiziell verleugnet.

In einer Informationsschrift des Arbeitskreises Jodmangel vom April 1995 schreibt Frau Prof. Dr. C. Renate Pickardt (Medizinische Klinik, Klinikum Innenstadt der Universität München):

„Eine Jodakne gibt es bei Verwendung von Jodsalz ebenso wenig wie eine Jodallergie. Von hautärztlicher Seite bestehen daher keine Bedenken gegen die Verwendung von Jodsalz im Haushalt, in der Gemeinschaftsverpflegung und den Verzehr von mit Jodsalz hergestellten Lebensmitteln. ... Mit der Nahrung werden ... nur Jodmengen im Mikrogrammbereich aufgenommen, die im Blut zudem weiter verdünnt werden. Diese Mengen können niemals eine bestehende Akne verschlimmern oder eine in Abheilung befindliche neu aktivieren."

„Meine durchaus nicht sehr verehrte Dame", möchte ich darauf antworten, „diese Mengen sind mehr als hinreichend, eine außerordentlich aggressive Akne überhaupt erst auszulösen! Ich hatte weder eine bestehende noch eine in Abheilung befindliche Akne, als die grauenhafte Jodakne über mich hereinbrach. Ich hatte eine auffallend klare und schöne Haut, die weder durch diverse Sonnenbäder noch durch Kosmetikfehler geschädigt war."

Über Pickardts Bemerkung, dass die Jodmengen „im Blut zudem weiter verdünnt werden", müsste man eigentlich lachen, wenn sie nicht zum Weinen wäre. Zu behaupten, Giftstoffe würden im Blut verdünnt und seien somit weniger giftig, ist schon arg einfältig.

Die Verteilung im Blut führt in Wirklichkeit dazu, dass die Giftstoffe über die Blutbahn überall im Körper hingelangen können. Beispielsweise passiert so etwas bei einer Blutvergiftung. Nach Frau Pickardts Rezept dürfte es dann Blutvergiftungen gar nicht geben, weil der eindringende Erreger im Blut ja verdünnt und somit unschädlich gemacht werden würde. Mit Wissenschaft und medizinischer Verantwortung haben solche Argumente nichts mehr zu tun.

Schließlich ist es nichts als infam, sich mit der windigen Ausrede herauszumogeln, der Betreffende hätte eh schon eine Problemhaut gehabt, die sich nun allerhöchstens leicht verschlimmert hätte.

Ich stelle hier nachdrücklich fest: Die künstliche Zufuhr von Jod in den Futtermitteln und Jodsalz in den Lebensmitteln ist – auch in den allerkleinsten Mengen – geeignet, die hoch aggressive Jodakne auszulösen. Menschen, die bislang keine Hautprobleme hatten, bekommen sie erstmalig durch die Jodierung.

Dass in jüngster Zeit immer mehr Frauen an Akne leiden, stellen mittlerweile auch Ärzte fest. Aber sie machen dafür ganz falsche Ursachen verantwortlich. Ich zitiere aus einer Notiz aus dem „Trierischen Volksfreund" vom 21. 3. 1997: *„Immer mehr Frauen leiden unter Akne. Der zunehmenden Zahl von Frauen, die über ihren 30. Geburtstag hinaus an Akne leiden, kann nach Auskunft von Frauenärzten eine Anti-Baby-Pille helfen. Stress, immer spätere Schwangerschaften und eine frühere Geschlechtsreife seien die Ursachen, warum Frauen immer früher und auch weit über ihr 30. Lebensjahr noch Pickel haben, erläuterte der Präsident des Berufsverban-*

des der Frauenärzte, Armin Malter. Die Zeitspanne, in der be-
sonders Frauen von Pickeln gepeinigt werden, werde deshalb
immer länger."

Es ist symptomatisch für unsere gegenwärtige Gesundheits-
praxis, dass man die Schäden, die durch Chemie ausgelöst werden, durch weitere Chemiegaben, wie hier z. B. der Anti-Baby-
Pille, beheben will. Symptomatisch ist ebenfalls, dass man mit
angeblichen Krankheitsauslösern vorschnell bei der Hand ist –
Stress ist da besonders beliebt –, ohne nach den tatsächlichen
Krankheitsauslösern zu suchen.

Es ist für mich gar keine Frage, dass die zunehmende Akne
bei Frauen – aber auch bei Männern! – und Jugendlichen ausschließlich auf die totale Jodierung zurückzuführen ist. Jeder
Betroffene kann es ja mal selber ausprobieren. Wenn die Akne
nach vierwöchiger Jodabstinenz abklingt, dann lag sie am Jod.
Und dann kann man sich auch die Anti-Baby-Pille sparen, die
bei einer Jodakne sowieso nicht hilft – und die den männlichen
Aknepatienten auch wohl nicht verordnet werden würde.

Dasselbe gilt für die Jodallergie. Auch hier wird immer behauptet, wenn es überhaupt zu einer Jodallergie käme, was
sehr selten sei, dann doch nur bei Menschen, die sowieso
schon Multi-Allergiker seien. Man steht folglich auf dem
Standpunkt, dass man Menschen, die schon von einer Krankheit geplagt sind, ruhig noch kränker machen kann. Diese Meinung dieser Mediziner spricht für sich, außerdem ist sie aber
auch noch falsch. Gerade das Gegenteil ist richtig.

Die Jodallergie betrifft vor allem Menschen, die vorher noch
überhaupt keine Allergien hatten. Von den Jodallergikern, die
ich kenne (und ich kenne, das darf man mir glauben, ziemlich
viele), war kein einziger vorher in irgendeiner Weise allergisch. Da gab es weder Heuschnupfen noch Katzen- oder Hun-
dehaar-Allergien, die ja sehr verbreitet sind.

Eine Dame bekam mit 74 Jahren Jodallergie, die erste Allergie ihres Lebens. Sie sagte: „Immer, wenn in der Zeitung
stand, dass Allergien zunehmen, dachte ich: Mich betrifft das

nicht, ich bin ja kein Allergiker. Und nun habe ich die Jodallergie."

Sie wird leider kein Einzelfall bleiben. Eine Lehrerin unserer Kinder klagte: „Es ist schrecklich. Neuerdings gibt es Krankheiten, die keiner kennt. Kinder bekommen Hautausschläge, die keiner erklären kann..."

In einer Zeitungsmeldung vom 17. April 1998 im „Trierischen Volksfreund" werden Allergien als die Geißeln des 21. Jahrhunderts prognostiziert. Die Zahl der Erkrankten werde sich in den nächsten Jahren bis auf 35% der Gesamtbevölkerung steigern.

Wenn der Kladderadatsch später wirklich da ist, ist natürlich keiner schuld daran, oder es sind die Mütter gewesen, die ihre Kinder zu oft gebadet haben, wie sich einige Mediziner tatsächlich nicht geschämt haben, bereits mit der Schuldzuweisung anzufangen.

Deswegen will ich hier festhalten, dass die Jodbefürworter, die nicht genug Jod in uns hineintrichtern können, die Verantwortung für die vielfältigen Krankheiten tragen, die durch Jod ausgelöst werden, wozu auch die Jodallergie gehört.

Allergologen wissen, dass ein einziges Molekül eines Allergens ausreicht, um die Allergie auf diesen Stoff auszulösen.

Es reichen also die allerkleinsten Mengen des künstlich zugeführten Jodes aus, um Jodallergien auszulösen.

Das stellt die Jodallergiker vor ein weiteres brisantes Problem: Bei vielen von ihnen kann schon die geringste Jodmenge zum tödlichen Jodschock führen. Sie sind also, um in einem Notfall nicht zu Tode therapiert zu werden, unbedingt auf den rettenden Jodallergie-Ausweis angewiesen.

Den bekommen sie aber nur, wenn sie sich dem Jodallergietest unterziehen. Also: Kein Ausweis ohne Test.

Die Beklagenswerten haben nur die Wahl, entweder sofort das tödliche Risiko Jodschock in Form des Jodallergietestes auf sich zu nehmen, oder aber es einfach darauf ankommen zu lassen, ob sie überhaupt in die Notlage geraten, in der sie den Jodallergie-Ausweis brauchen würden. Das steht ja immerhin in den Sternen, und ich kann hier gleich sagen, dass sich viele Jodallergiker meiner Selbsthilfegruppe für die zweite Lösung entschieden haben.

Es gibt aber einige wenige Glückliche, die an menschliche Ärzte geraten sind, die ihnen den notwendigen Allergiepass ohne Risikotest ausgestellt haben. Die haben glücklicherweise ihre Lebensversicherung in der Tasche.

Jodallergiker berichten mir nun aber unabhängig voneinander, dass es noch einen großen Unterschied zwischen dem natürlichen Jod in Gemüse und Obst (allerdings nur, wenn kein jodierter Dünger, also auch kein Naturdünger von jodierten Kühen, benutzt wird!) und dem künstlich zugesetzten Jod in Brot, Wurst, Käse und den übrigen Milchprodukten gibt.

Zum Beispiel werden Zwiebeln, die ja nachweislich einen recht hohen natürlichen Anteil an Jod haben, meist problemlos vertragen, während das Fleisch eines Kalbes, das selber noch wenig jodiertes Futter bekommen hat, dafür aber jodierte Milch von seiner Mutter und jodiertes Lecksalz, schwere Jodschocks auslöst.

Für dieses merkwürdige Phänomen muss es einen gravierenden Grund geben.

Ich zitiere aus einem Zeitungsartikel des „Bonner Generalanzeigers" vom 12. November 1996:

„Die Firma Metall-Chemie Goerring (MCG) in Troisdorf" (bei Bonn, Anm. d. Autorin) *„hat ein Verfahren entwickelt, um das wertvolle Element"* – gemeint ist Jod – *„wiederaufzubereiten – eine lohnende Marktlücke. ...Der Mensch braucht Jod unter anderem auch für Katalysatoren, Röntgenkontrast- und Desinfektionsmittel, Druckfarben und Tierfutter. Bisher wurden die Abfälle aus diesen Industriezweigen verbrannt – und der wertvolle Stoff war verloren. Und genau hier setzte MCG an." – „Die Idee war, die Abfälle wiederaufzuarbeiten und in*

155

den Produktionsablauf zurückzuführen," sagt Scharff. Denn Jod kann immer wieder recycelt werden, ohne dass es an Qualität verliert. ...Heute stehen in den Hallen von MCG große Reaktoren, es blubbert in hohen Gefäßen, und ein für den Laien undurchsichtiges Wirrwarr von Kabeln verbindet die riesigen Maschinen. In einem komplizierten Verfahren wird Jod vom Abfall getrennt. Dabei fällt neben Jod auch hoch konzentrierte Schwefelsäure ab. Sie wird ebenfalls weiterverarbeitet. ...Noch ist MCG die einzige Firma weltweit, die Jod wiederaufbereiten kann. Mittlerweile kann sich das Unternehmen vor Anfragen kaum noch retten. 100 Tonnen werden zur Zeit recycelt, Tendenz steigend. Als Absender jodhaltiger Abfälle stehen Länder wie Norwegen, Japan und China auf den Containern in der Lagerhalle. Einen Teil des recycelten Elementes braucht MCG selbst, zum Beispiel für die Herstellung von Jodsalz ...*"*

Sicher sind die Erfinder des Jod-Recyclingverfahrens zu Recht stolz auf ihre Errungenschaft.

Wer das Jodsalz aber essen muss, das aus dem recycelten Jod gemacht wird, ist berechtigt, einige Fragen zu stellen.

1. Frage: Wird das Recyclingverfahren auf lebensmittelgerechte Sauberkeit kontrolliert? Wenn ja, von wem?

2. Frage: Ist es chemisch möglich, Jod so vollständig von den anderen Abfallprodukten zu trennen, dass tatsächlich keine auch noch so kleinen Rückstände an den Jodpartikeln mehr zurückbleiben? Schwefelsäure ist ja bekanntermaßen eine höchst ätzende Flüssigkeit.

3. Frage: Was geschieht mit der Strahlung von Jod aus Atomabfällen?

Der Skandal über verstrahlte – kontaminierte – Atombehälter zeigt ja, dass sich Strahlung nicht beseitigen lässt.

Ich könnte mir durchaus denken, dass die von Jodallergikern festgestellte enorme Aggressivität des recycelten Jodes daran liegt, dass eben eine ganz reine Zurückgewinnung des Elementes nicht gelingt.

Fazit: das recycelte Jod ist möglicherweise schadstoffbelastet.

In diesen Zusammenhang passt eine Beobachtung, die 1997 in *„Nie wieder sauer, Herbig Gesundheitsratgeber"* folgendermaßen wiedergegeben ist:

> *„Prof. Dr. David Schweitzer berichtet von einem Einkaufsbummel in einem Londoner Supermarkt, bei dem er einen Geigerzähler bei sich trug, der aus Versehen eingeschaltet war. Das Gerät begann plötzlich laut zu ticken – und zwar am heftigsten vor dem Regal, in dem die Salzpackungen gestapelt waren. Die Erklärung des Mediziners: „Jodiertes Salz ist radioaktiv – und zwar leider viel zu hoch für unseren täglichen Gebrauch. Es belastet die Schilddrüse, macht ungeduldig."*

Hier gibt es eine Menge Nachholbedarf, und vor allem einen Bedarf an Aufklärung, wie sicher, wie rein, wie lebensmittelecht das Jodrecycling überhaupt ist.

Im Juni 1999 übermittelte ich der Presse die folgende Mitteilung:

> *„Der jetzige Dioxinskandal wurde ausgelöst durch die Aufbereitung und Wiederverwendung von Frittieröl, eines Stoffes also der Lebensmittelverarbeitung.*
>
> *Seit Jahren weisen wir darauf hin, dass das in Deutschland im staatlichen Auftrag und mit staatlicher Empfehlung in die Nahrungskette eingeschleuste künstliche Jod eine allergene Aggressivität besitzt, die durch vergleichbar hohe Dosen natürlichen Jodes niemals ausgelöst wird: Wir beobachten und können an einer Vielzahl von Patienten, und zwar auch schilddrüsengesunden, belegen: schwere Herzrhythmusstörungen, üble und andauernde Hautreaktionen, unerklärliche Depressionen u.a.m. Dabei erfolgt die Einschleusung in die Nahrungskette in Deutschland auf doppeltem Wege: direkt über die Jodanreicherung industriell hergestellter Lebensmittel und über hochjodierte Mineralstoffgemische in der Tierernährung, die damit wieder einmal zur ‚Schaltstelle' wird.*
>
> *Während man über Dioxin jetzt einiges weiß, ist der Bevölke-*

157

rung kaum bekannt, dass zumindest ein Teil des der Nahrung zugeführten Jodes ebenfalls ein Recyclingprodukt ist. Die Troisdorfer Firma ,Metall Chemie Goerring' (MCG) gewinnt in einem lukrativen Verfahren aus jodhaltigen, aber hochgiftigen Industrieabfällen (die unter anderem aus China, Norwegen und Japan eingeführt werden) das Jod zurück und stellt damit Jodsalz her. Also im Klartext: Ein Teil des Jodes, das wir zu uns nehmen, stammt aus Katalysatoren, Röntgenkontrast- und Desinfektionsmitteln, Tierfutter und Druckfarben. Dazu MCG: ,Bisher wurden die Abfälle aus diesen Industriezweigen verbrannt – der wertvolle Stoff war verloren'.

Es wäre ein Gewinn, wenn der gegenwärtige Dioxinskandal dazu führen würde, unsere Warnungen ernster zu nehmen."

Der Verbraucher, der nicht gefragt wird, und der diesem aus Industrieabfällen gewonnenen Abfall-Jod im Jodsalz nicht ausweichen kann, hat das Recht, den Finger auf diesen zwielichtigen Punkt in der Jodkampagne zu legen. Als Grundsatz für jede Art von Recycling bei Futter- und Lebensmitteln sollte gelten: Abfälle niemals „hochrecyceln"! Also: Man kann aus den Lebensmittelabfällen unbedenklich Jod für Katalysatoren herstellen, aber nicht aus Katalysatoren Jod für Jodsalz.

Es ist ein dunkler Punkt in unserer gegenwärtigen Gesundheitspolitik, dass Krankheitserscheinungen, die den Menschen aufgezwungen werden, und die immer mehr zunehmen, von sogenannten Kapazitäten und Gesundheitsbehörden hartnäckig abgestritten werden.

Dass Professoren, deren Äußerungen in den Augen der Bürger trotz vieler Gesundheits-Skandale immer noch einen hohen Glaubwürdigkeitsgrad beanspruchen, hartnäckig behaupten, es gäbe keine gesundheitlichen Jodrisiken, erschwert uns unseren kritischen Standpunkt ungemein. Da auch alle anderen Mediziner, auch wenn sie ganz anderer Meinung sind, zu dieser Angelegenheit schweigen, wird unsere berechtigte und sachlich fundierte Kritik nur als unmaßgebliche Stellungnahmen von Nichtmedizinern abgeschmettert.

Hier macht sich die gesamte, weil schweigende Ärzteschaft wieder genauso schuldig wie im Nazi-Deutschland, als kein deutscher Arzt und kein deutscher Medizinprofessor gegen die grausamen Menschenversuche in den KZs protestierte.

Ich zitiere Ernst Klee, der in seiner Dokumentation *„Auschwitz. Die NS-Medizin und ihre Opfer"* feststellt: *„Die Ravensbrückversuche werden der Elite der deutschen Medizin am 24. Mai 1943 zur Kenntnis gebracht. Wer Rang und Namen hat, ist dabei. Die Spitzenvertreter der deutschen Medizin finden die Versuche unnötig und grausam. Aber: Keiner protestiert, keiner tritt von seinem Posten zurück. Im Mai 1943 wird von den Koryphäen des Ärztestandes jegliche ärztliche Ethik verraten. Dies erklärt, warum nach 1945 keinerlei Interesse besteht, Medizinverbrechen von bis dahin unbekanntem Ausmaß aufzuklären."*

Dies erklärt außerdem, warum es nun schon wieder möglich ist, inhumane Medizinpraktiken durchzudrücken. Einige wenige tun es, aber die Mehrheit stützt sie, indem sie schweigt.

Im März 1997 erklärte Peter Pfannenstiel auf dem 15. Wiesbadener Schilddrüsengespräch sehr grundsätzlich: *„An dieser Stelle muss gesagt werden, es gibt keine Allergie und auch keine Akne durch Jod."* Im Hintergrund steht die Überzeugung, „kleinmolekulares" Jod wie das mit der Nahrung zugeführte sei grundsätzlich nicht möglicher Auslöser allergischer Reaktionsketten. Aber gelegentlich müssen sich allgemeine wissenschaftliche Annahmen einer Stimmigkeitsüberprüfung gegenüber der Realität unterziehen, sonst gerät die Wirklichkeit aus dem Blick.

Im Oktober 1997 findet sich bereits in der Frauenzeitschrift „mini" die Notiz, Hautärzte warnten, mittlerweile würde jeder 10. Aknepatient unter einer Jodakne leiden.

Im Märzheft 1998 des Magazins „plus" werden im Artikel *„Pharma-Einkaufsführer"* Jodallergiker vor einem jodhaltigen Desinfektionsmittel gewarnt. Neben einem Achtungsschild steht in rot: *„Gefahr: Das Jod kann allergische Hautreizungen* *verursachen. Jodallergiker dürfen dieses Desinfektionsmittel auf keinen Fall anwenden."*

Die Pharmaindustrie ist, was Gesundheitsschädigungen angeht, seit der Contergan-Katastrophe ein gebranntes Kind, weswegen die von ihr zusammengestellten Unverträglichkeitslisten für Jodgefährdete außerordentlich zuverlässig sind. Beispielsweise gibt der Pharmakonzern Merck in Darmstadt ein *„Merck-Blatt für Patienten"* heraus, auf dem alle jodhaltigen Präparate mit ihren Handelsnamen aufgeführt sind und zu folgenden Medikamentengruppen gehören: Antiarrhythmika, Antiseptika und Desinfizienzien, Atemwegstherapeutika, Leber- und Gallenwegstherapeutika, Magen-Darm-Mittel, Dermatika, Gynäkologika, Homöopathische Präparate, Ophthalmika, Röntgenkontrastmittel, Schilddrüsentherapeutika, Virostatika, Vitamin- und Mineralstoffpräparate, Sonstige.

In dieser Liste wurden einige unserer Allergiker fündig, die sich trotz konsequenter Jodabstinenz den Fortbestand ihrer Krankheitssymptome nicht erklären konnten. Nachdem sie dann das entsprechende jodhaltige Präparat wegließen, besserte sich ihr Zustand schnell und schließlich waren sie beschwerdefrei – bis zum nächsten unerwarteten Jodschock, der bei unserer gefährlichen Ernährungslage leider nie lange auf sich warten lässt. Denn irgendetwas muss der Mensch ja essen.

Hochinteressant für Jodallergiker und alle Leugner der Jodrisiken ist die offizielle Liste der Jodunverträglichkeiten in der *„Zusammenstellung von Gegenanzeigen und Anwendungsbeschränkungen, Nebenwirkungen und Wechselwirkungen"* der *„Roten Liste"* des Bundesverbandes der Pharmazeutischen Industrie e. V. Hier findet man eine beeindruckende Aufzählung von Jodunverträglichkeiten, die die Fachwelt zweifelsohne kennt, die Öffentlichkeit, die es ja betrifft, aber nicht.

Ich zitiere: „**Jodverbindungen**" S. 203 (orangenes Papier)

Gegenanzeigen:

a) Manifeste Hyperthyreose
b) Latente Hyperthyreose
c) Fokale u. diffuse Autonomien in der Schilddrüse
   (= von einem Herd ausgehende bzw. verteilte sog.
   „Heiße Knoten").
d) Autonome Adenome (= „Heiße Knoten")
e) Jodüberempfindlichkeit
f) Dermatitis herpetiformis Duhring (= chronisch rezidive
   Hauterkrankung mit unter der Haut befindlicher Blasen-
   bildung, herpesähnlich gruppierte Bläschen, starker
   brennender Juckreiz).

Schwangerschaft:
Kontraindiziert. Hypothyreose des Säuglings.
Stillzeit:
Kontraindiziert.
Substanz geht in die Milch über. In Abhängigkeit von der Dosis,
Art der Anwendung und Dauer der Medikation kann eine Hypo-
thyreose des Säuglings eintreten.

Nebenwirkungen:

a) Hyperthyreose
b) Struma
c) Hypothyreose
d) Überempfindlichkeitsreaktionen ... z. B. Jodschnupfen, Iodo-
   derma bulbosum oder tuberosum" (= Jodausschlag), „Dermatitis exfoliativa" (= ödematöse Schwellung und entzündliche
   Rötung der gesamten Haut mit Juckreiz, Spannungsgefühl
   und Frösteln, mit großblättriger Schuppung, oft Verlust der
   Haare u. Nägel), „angioneurotisches Ödem" (= schmerzhafte,
   mehrere Tage anhaltende subkutane Schwellung von Haut
   und Schleimhaut), „Fieber, Akne, Speicheldrüsen-
   schwellungen."

Der „Pschyrembel", das klassische klinische Wörterbuch, nimmt
im Vergleich zur „Roten Liste" eine weniger günstige Position

ein: War in der 256. Auflage von 1990 und in der 257. Auflage von 1994 noch das Stichwort „Jodismus" zu finden, so sucht man es in der 258. Auflage von 1998 vergebens. Gleichzeitig fällt auf, dass zu den neuen Mitarbeitern der 257. Auflage, „auf der Teile der vorliegenden Auflage basieren" die Jodbefürworterin Priv.-Doz. Dr. med. Annette Grüters-Kieslich gehört. Mir scheint, dass es da gewisse Zusammenhänge gibt. Auf ihr Referat auf dem 15. Wiesbadener Schilddrüsengespräch gehe ich an anderer Stelle gesondert ein.

Immerhin bringt der Pschyrembel zum Thema Jodakne aber noch die drei Verweise:

1. *Acne venenata,*

2. *Jodausschlag und*

3. *Jododerma tuberosum.*

Der Pschyrembel hat als bevorzugtes Standard-Handbuch für Ärzte eine gewisse Verantwortung dafür übernommen, dass sich Ärzte in wichtigen Problemfällen auf ihn verlassen können. Die Jodunverträglichkeiten sind zur Zeit die häufigsten und ärztlicherseits unerkanntesten Krankheiten.

Gerade jetzt, da die Jodunverträglichkeiten durch die Jodierung regelrecht boomen, das entsprechende Stichwort aus dem klinischen Wörterbuch zu nehmen, ist mehr als verantwortungslos. Ich finde das geradezu beklagbar, vor allem wegen der hohen Dunkelziffer von Todesfällen durch thyreotoxische Krise und Jodschock.

In Wirklichkeit müsste jetzt das Stichwort „Jodismus" im Pschyrembel wesentlich um die vielfältigen Jodunverträglichkeiten erweitert werden. Diese Beanstandung teilte ich dem Walter de Gruyter-Verlag, Berlin, der den Pschyrembel herausgibt, mit. (Was eigentlich nicht die Aufgabe einer Musikwissenschaftlerin wäre, nicht wahr?)

Ein sehr viel besseres und vielseitigeres Handbuch ist das von H. P. T. Ammon 1991 in einer völlig neu überarbeiteten Neufassung herausgegebene Lexikon: *„Arzneimittelneben- und*

-wechselwirkungen. Ein Handbuch und Tabellenwerk für Ärzte und Apotheker."

In punkto Aufklärung über die Toxizität des Jodes hängt es den Pschyrembel völlig ab. Ich zitiere den entsprechenden Abschnitt von Seite 894:

„Bei hohen Dosen von Jod steht die Entwicklung des Jodismus im Vordergrund. Er ist charakterisiert durch Reizzustände von Haut und Schleimhäuten, Jodgeschmack, Schnupfen, Konjunktivitis, Kopfschmerzen, Gastroenteritis und Bronchitis. Die letale Dosis von Jod beträgt 2 - 3 g, das sind 30 ml Jodtinktur. Bei der akuten massiven Vergiftung finden sich Verätzungen, Kollaps, metallischer Geschmack, Übelkeit, Erbrechen, Leibschmerzen, Diarrhö, Temperaturanstieg, Erregungszustände und schließlich Lähmungserscheinungen. Anurie kann sich nach 1 bis 3 Tagen einstellen, der Tod tritt infolge Kreislaufversagens, Glottisödem mit Asphyxie und Lungenödem ein. Im allgemeinen ist die Prognose der Vergiftung bei rechtzeitiger Behandlung günstig. Berichtet wird über 15 Fälle, bei denen Patienten an Jodvergiftung starben. In 11 Fällen begann die tödliche Erkrankung nach verhältnismäßig niedrigen Joddosen, die über einen sehr kurzen Zeitraum eingenommen wurden.

Anorganisches Jod kann sowohl eine Hyper- als auch eine Hypothyreose hervorrufen. Es wird davor gewarnt, jodhaltige Arzneimittel an Patienten, bei denen das Risiko zu einer Thyreotoxikose besteht, zu verabreichen (Patienten mit normaler Schilddrüsenfunktion sollten Jod ebenfalls nur mit Vorsicht verwenden). Kürzlich wurden weitere Fälle von Thyreotoxikose nach jodhaltigen Präparaten bei Patienten mit normaler Schilddrüsenfunktion beschrieben, die mit anorganischen oder organischen Jodverbindungen behandelt worden waren."

Man weiß in pharmazeutischen und medizinischen Kreisen also ganz genau Bescheid, welche Auswirkungen – und nicht nur auf die Haut – Jod haben kann.

Gibt es dazu Stellungnahmen von Apothekern?

Im Februarheft 1997 der „Apotheken-Umschau" wird im Vorabdruck des Gesundheitsbuches der Apotheken-Umschau der Artikel „Kropf" abgedruckt.

Zwar wagt der – leider anonyme – Autor nicht, auf die Schlagworte wie „Jodmangelgebiet" und „Jodmangel" zu verzichten, aber er bringt doch Konkretes zur Sprache, was den Behauptungen der Jodbefürworter widerspricht.

Zu den Ursachen des Kropfes schreibt er: *„Die Schilddrüse kann unabhängig vom vorhandenen Jodangebot zu wenig Hormone produzieren. Man spricht dann von einer Schilddrüsenunterfunktion (Hypothyreose). Wie beim Jodmangel wird die Schilddrüse zum Wachstum angeregt, um mehr Hormone herstellen zu können. ...Bestimmte Medikamente gegen Schilddrüsenüberfunktion können die Kropfbildung ebenfalls begünstigen. ...Unter Umständen kann zu viel Jod gefährlich sein. Menschen mit einer Schilddrüsenüberfunktion können bereits kleine Mengen Jod schaden, da sie dadurch noch mehr Hormone produzieren."*

In der „Apotheken-Umschau" vom 16. 6. 1997 wird im Artikel: *„Krankheiten mit Eigennamen: Morbus Basedow"* u. a. die Beziehung von jodhaltigen Nahrungsmitteln zur Basedow-Krankheit behandelt. Unter der Kapitelüberschrift: *„Jodhaltige Nahrungsmittel strikt vermeiden"* steht: *„Die Behandlung der Basedow-Krankheit zielt darauf ab, die Schilddrüsenfunktion zu bremsen, damit weniger Schilddrüsenhormone produziert werden. Außerdem müssen Basedow-Patienten – im Gegensatz zu Schilddrüsengesunden – alle Lebensmittel meiden, die Jod enthalten oder denen Jod zugesetzt ist. Dazu gehört beispielsweise auch jodiertes Speisesalz oder Mineralwasser mit Jod..."*

Wie sorgfältig Pharmafirmen ihre Beilagen zusammenstellen zeigt das Beispiel von „Ameu", dem Nahrungsergänzungsmittel mit Lachsöl-Konzentrat der Firma „Omega Pharma GmbH", das laut Beipackzettel „Auch für Natrium- und Jodempfindliche ... geeignet" ist.

Auf die Nachfrage, wie es zu der Bemerkung über Jodempfindlichkeit in der Packungsbeilage kam, wurde uns – über unsere Apotheke – ein Aufsatz über die *„Therapie von Cholesterinüberschusserkrankungen"* zugeschickt. Es ist eine 1995 aus dem französischen übersetzte Forschungsarbeit von 1937. Darin findet sich auf Seite 5 folgender das Jod betreffender Hinweis: *„Man muss sich in Erinnerung rufen, dass das Jod nicht immer ungefährlich ist, besonders bei bestimmten Kranken, welche demgegenüber eine besondere Empfindlichkeit aufweisen. Hautausschläge, Gesichtsödeme und Jodschnupfen gehen vorbei; andere Effekte sind jedoch bedeutend gefährlicher, so z.B. das Hirnödem, welches nicht selten im Laufe von Jodbehandlungen des Cerebralatheroms auftritt."*

Und die Hautärzte? Sie ließen, wie bereits erwähnt, in einer dreizeiligen Meldung verlauten, dass bereits jeder zehnte Aknepatient schon unter einer Jodakne leidet. Aber wer hat diese Notiz schon zur Kenntnis genommen? Jedenfalls nicht die vielen tausend Betroffenen, die ein Aknemedikament nach dem anderen, oder ein Akne-Kosmetikum nach dem anderen ausprobieren, mit wachsender Verzweiflung und ohne Aussicht auf Erfolg!

Ich habe noch nie so viele Menschen mit Akne und Furunkeln und roten, entzündeten Hautstellen gesehen wie in den letzten fünf Jahren: beim Einkaufen, im Konzert, auf dem Schulfest, im Schwimmbad und sonstwo. Nun, würden alle diese Leidenden, die zweifellos aufgrund ihrer ernsthaften Erkrankung in ärztlicher Behandlung sind, gezielt auf ihre Jodunverträglichkeit hin behandelt, würde ihnen ja geholfen werden können, und sie würden dann auch nicht so sehr das Passantenbild beherrschen.

Meist hat die psychische Belastung diese Gequälten schon gezeichnet: Sie blicken scheu zu Boden, weil jeder neugierige Blick auf ihre Entstellungen sie maßlos peinigt. Ich weiß, wie sie sich fühlen. Ich weiß, wie viel Kraft jeder Einkaufsgang kostet, auf dem man angeglotzt wird wie im Panoptikum. Mir reicht ein Blick, um festzustellen, dass es sich um Jodakne handelt. Meine Kinder erkennen sie übrigens auch schon. Meine Tochter sagt dann jedes Mal: „Du musst den Menschen helfen, Mami, nur du weißt, dass sie kein Jod essen dürfen."

Aber ich kann natürlich nicht wildfremde Menschen einfach auf der Straße ansprechen. Auf hartnäckiges Bitten meiner Tochter habe ich es aber doch einmal getan. Ich werde nie den ergreifenden Blick vergessen, mit dem mir gedankt wurde. „Mein Gott, oh mein Gott!" war alles, was die Frau sagen konnte.

Eine andere junge Frau mit Jodakne sagte mir: „Sie kennen das ja auch, dass man stundenlang im Bad sitzt und weint, weil die Furunkel nicht aufgehen. Wie oft bin ich mit der Sonnenbrille ins Büro gegangen, weil ich einfach grauenhaft aussah."

Eine junge Buchhändlerin rief mich an: „Die Sache mit dem Jod muss stimmen," sagte sie. „Seitdem ich kein Jod mehr esse, sind alle meine Pickel weggegangen."

Einige Zeit nach der schon erwähnten „Brisant"-Sendung „Krank durch Jod" erhielt ich einen erschütternden Brief von einem jungen Mädchen, das sein ganzes Leben lang von der Jodakne und den durch sie ausgelösten Narben gezeichnet bleiben wird:

„Sehr geehrte Frau Braunschweig-Pauli,

als ich 14 war, verschrieb mir mein Hausarzt ein Jodmedikament, weil er meinte, ich hätte ein Schilddrüsenproblem. Kurz darauf bekam ich heftige Akne. Mein Arzt klärte mich nicht über Jodakne auf, sondern schob es auf mein Alter. Ich selber wäre nie auf die Idee gekommen, dass es am Jod liegen könnte, schließlich propagandierten die Medien geschlossen die allgemeine Jodzufuhr, und das Medikament enthielt nicht mal einen Beipackzettel mit Nebenwirkungen.

Mein ganzer Körper vereiterte, in der Schule wurde ich

166

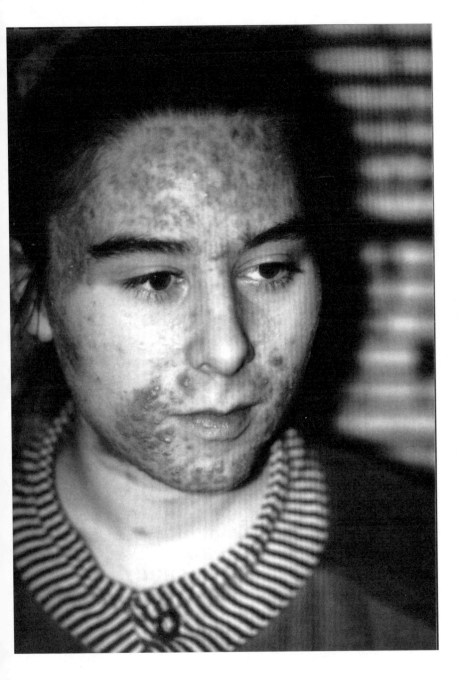

14.9.98

Sehr geehrte Frau Braunschweig-Pauli,

als ich 14 war, verschrieb mir mein Hausarzt ein Jodmedikament, weil er meinte, ich hätte ein Schilddrüsenproblem. Kurz darauf bekam ich heftige Akne. Mein Arzt klärte mich nicht über Jodakne auf, sondern schob es auf mein Alter. Ich selber wäre nie auf die Idee gekommen, daß es am Jod liegen könnte, schließlich propagierten die Medien geschlossen die allgemeine Jodzufuhr und das Medikament enthielt nicht mal einen Beipackzettel mit Nebenwirkungen. Mein ganzer Körper vereiterte, in der Schule wurde ich angespuckt und bekam Drohbriefe und ich wurde depressiv.

Erst nach 5 Jahren geriet ich an einen Arzt, der mich über Jod aufklärte. Es geht mir heute fast gut (ganz kann man die Jodzufuhr durch Lebensmittel ja nicht stoppen) aber mein

Gesicht bleibt für immer durch Narben entstellt.

Am meisten ärgert es mich, daß jemand mein Leben so sehr ruinieren durfte ohne Konsequenzen zu fürchten.

An meine Krankenakte bin ich nie gekommen. Die "ging verloren".

Mein Hausarzt ist heute tot.

Die Firma, die das Jodmedikament herstellte und ohne Beipackzettel verkaufte, gibt es nicht mehr und die Tabletten wurden durch ein Nachfolgemedikament ersetzt.

Meine Mutter hat im Fernsehen gehört, daß Sie sich mit Jodopfern beschäftigen.

Kann ich gar nichts tun?

Ich würde mich freuen, wenn Sie mit helfen könnten.

Vielleicht haben Sie auch Infos zum Thema Lebensmittel.

Vielen Dank für
Ihre Mühe

*angespuckt und bekam Drohbriefe und ich wurde de-
pressiv.*

*Erst nach 5 Jahren geriet ich an einen Arzt, der mich
über Jod aufklärte. Es geht mir heute fast gut (ganz kann
man die Jodzufuhr durch Lebensmittel ja nicht stoppen),
aber mein Gesicht bleibt für immer durch Narben entstellt.*

*Am meisten ärgert es mich, dass jemand mein Leben so
sehr ruinieren durfte, ohne Konsequenzen zu fürchten.
An meine Krankenakte bin ich nie gekommen. Die „ging
verloren". Mein Hausarzt ist heute tot. Die Firma, die
das Jodmedikament herstellte und ohne Beipackzettel
verkaufte, gibt es nicht mehr, und die Tabletten wurden
durch ein Nachfolgemedikament ersetzt.*

*Meine Mutter hat im Fernsehen gehört, dass Sie sich
mit Jodopfern beschäftigen. Kann ich gar nichts tun?*

*Ich würde mich freuen, wenn Sie mir helfen könnten.
Vielleicht haben Sie auch Infos zum Thema Lebensmittel.*

Vielen Dank für Ihre Mühe.

Inzwischen gibt es eine neue Buchveröffentlichung über
„Haut, Allergie und Umwelt" von Dr. med. Matthias Herbst,
die 1998 im Springer-Verlag erschienen ist und Jodallergiker
ein klein wenig Hoffnung schöpfen lässt. Wenigstens ansatz-
weise wird in ihr das zur Zeit diagnostische Tabuthema Jod
enttabuisiert. Jod wird nämlich als hautschädlicher Umwelt-
schadstoff deklariert.

Dr. Herbst schreibt in seinem Vorwort: *„Tagtäglich werden
Tausende von Chemikalien in unsere Atmosphäre freigesetzt.
Gibt es Monographien zu Einzelnen dieser Substanzen, so ist
ein Überblick über die jeweiligen Wechselwirkungen auf den
menschlichen Organismus so gut wie unmöglich.*

Diese unbefriedigende Situation sowie diverse Erfahrungen mit verschiedenen Umweltkatastrophen (z.B. Tschernobyl, Seveso) führen zu einer wachsenden Verunsicherung der Bevölkerung. ...Gerade als Hautarzt sieht man täglich Dutzende von Menschen, die unter Reaktionen ihrer Haut bzw. ihres Immunsystems leiden, die auf Einflüsse der Umwelt im weitesten Sinn zurückgeführt werden können. ...Umso mehr bedarf es sinnvoller und für Patienten verständlicher und allgemein zugänglicher Information.

Aus vielen Einzelgesprächen mit von Haut- bzw. Allergie-Patienten geäußerten Ängsten, mangelnder oder teilweise unseriöser Information von dritter Seite" (sic!) „entstand der Entschluss zu diesem Buch."

Dr. Herbst ist sein Vorhaben gelungen. Er gibt dem Patienten ein praktikables Handbuch an die Hand, das weitgehend die für Nichtmediziner unverständlichen Fachausdrücke durch deutsche Begriffe ersetzt, sodass der Patient sich ehrlich, und nicht von oben herab, informiert findet. Auch lässt der Stil des Buches das besorgte und ernste Interesse des Arztes an der Erkrankung und vor allem ihrer Heilung erkennen, was für populäre medizinische Sachbücher leider nicht mehr der Standard ist.

Für uns ist es wichtig, dass in der in dieser Veröffentlichung aufgeführten Liste der Umweltschadstoffe das Jod als schädigend für die Stoffwechselorgane und allergieauslösend für die Haut aufgeführt wird.

Auch in der Kosmetik-Branche sollte man das wissen. Die Neufassung der Kosmetik-Verordnung vom 7. Oktober 1997 verbietet die Verwendung von „halogenierten Derivaten" und ausdrücklich noch einmal gesondert Jod für die Herstellung und Behandlung von kosmetischen Mitteln.

Trotzdem enthält aber eine bekannte Feucht-Toiletten-Marke Jod (in Form von Jodopropynyl).

Und dass die heimtückische Viehjodierung diese Verordnung glatt unterläuft und kaltstellt, hat noch niemand gemerkt.

Wenn z. B. tierische Fette verarbeitet werden, gerät das verbotene Jod – via Viehjodierung – auch ins Kosmetikum und führt bei Jodallergikern zu spontanen allergischen Hautreaktionen. Ich habe es eben selber am eigenen Leibe erlebt. Wie ja die meisten Jod-Entdeckungen mit eigenen Gesundheitsschädigungen einhergehen.

Die Jodallergie auslösende Sonnencreme, die immerhin DM 19,90 kostet, landete jedenfalls im Müll, denn auch meine Kinder und mein Mann können sie nicht benutzen, weil ich ihnen dann nicht einmal mehr einen Kuss geben könnte.

Aber nicht nur Kosmetika sind von der heimlichen, und deswegen überhaupt nicht beachteten Jodierung betroffen. Die homöopathischen Globuli zum Beispiel, die entweder aus Milchzucker oder Sacharose hergestellt werden, bekommen ihr heimliches Jod entweder über die Jodierung der Kuh, aus deren Milch der Milchzucker gewonnen wird, oder über den jodierten Dünger, mit dem die Rüben gedüngt wurden, aus denen schließlich Sacharose gemacht wird.

Verschiedene Jodallergiker alarmierten mich bereits, dass sie nach dem Gebrauch von Globuli jodallergische Hautreaktionen (= Furunkel) hatten, bei gleichzeitig strikt „jodfreier" Nahrung.

Vorsicht auch grundsätzlich bei milchsäure-basierten Produkten, sie könnten überraschenderweise ebenfalls jodbelastet sein.

In einer Märzausgabe 1999 vom „Goldenen Blatt" entdeckte ich einen Artikel über *„versteckte Reizstoffe"*, der mich alarmierte.

„Campari-Allergie durch Hühnerei!
In manchen Lebensmitteln stecken Reizstoffe, die niemand in ihnen vermutet. Ihr Anteil ist zwar gering (deswegen stehen sie nicht auf dem Etikett), trotzdem reagieren empfindliche Menschen allergisch. Campari etwa wird über Hühnereiweiß ge-

klärt. Parmesan, der fertig gerieben verkauft wird, ist mit Mehl
vermischt. Und Orangensaft mit Kalzium-Zusatz enthält auch
Molke. Rat und Hilfe bei Nahrungsmittelallergie: Deutscher
Allergie- und Asthmabund, Tel. 0211/622598 (Di. 10-13 und
16-18 Uhr, Mi. 10-13 Uhr)."

Wegen des jodierten Hühnerfutters können auch Jodallergiker allergisch auf den über Hühnereiweiß geklärten Campari reagieren.

Molke hat einen exorbitant hohen Jodanteil, weswegen sich auch kein Jodallergiker mehr wundern sollte, wenn er Orangensaft mit dem molkehaltigen Kalzium-Zusatz nicht verträgt. Wie ich zum Beispiel. Mit der Jodierung des Viehfutters hat man den Teufel am Schwanz gekitzelt, und die Folgen sind bereits gar nicht mehr zu beherrschen.

Noch ein Warnhinweis ist wichtig: Jodallergische Zuckerkranke müssen ihren Fußpflegern „auf die Finger" sehen! Bei eingewachsenen und entzündeten Zehennägeln wird oft zur Reinigung eine Jodsalbe benutzt, die bei Jodrisikopatienten fatale Folgen hat. Achten Sie deshalb immer darauf, dass Ihre Fußpflege jodfreie Salben und Tinkturen benutzt!

XXIII

Die Jodierung, die offizielle sowie die heimliche, hat eine seit Jahrtausenden gewachsene Kultur zerstört: die Kultur des gemeinsamen Essens.

Es gibt kein Fest, keine Geselligkeit mehr, an denen Menschen mit Jodakne, Jodallergie, „Heißen Knoten", Morbus Basedow, Morbus Hashimoto und Krebs sorglos am gemeinsamen Essen teilnehmen können. Wenn sie überhaupt teilnehmen, dann essen sie aber nichts, was wirklich nicht dem Sinn einer Einladung zum Essen entspricht. Es hebt auch nicht die Festtagsstimmung der anderen, wenn Gäste unter ihnen vor leeren Tellern sitzen müssen, oder – was auch nicht dekorativ ist – ihr eigenes „jodfreies" Butterbrot auspacken.

Das Jod, das diese Menschen meiden müssen, stempelt sie gegen ihren Willen zu Außenseitern. Das hat es bis jetzt noch in keiner Kultur gegeben.

Unser christliches Abendmahl wäre mit jodiertem Brot, das die Hälfte der Jünger nicht hätten mitessen können, gar nicht möglich gewesen.

Auch in vorchristlichen Zeiten wurden Menschen niemals total aus der Ernährung ausgeklinkt, wie es nun in Deutschland durch die „flächendeckende" Jodierung praktiziert wird.

In dem amerikanischen Filmklassiker „Ben Hur" findet sich dazu eine beeindruckende Szene: Als Juda Ben Hur seine Mutter und seine Schwester im „Tal der Aussätzigen" sucht, kommt er dazu, wie gesunde Männer mit Hilfe einer hölzernen Zugvorrichtung große Bündel mit Lebensmitteln, darunter Brot, Obst, Gemüse und Wasser, ins Tal der Aussätzigen hinablassen.

Unsere heutige angebliche Fortschrittlichkeit fällt, was unsere so genannte Gesundheitspolitik angeht, weit hinter die Menschlichkeit der barmherzigen Speisung der Aussätzigen zurück. Was heute durch die Jodierung passiert, ist noch schlimmer als Barbarei, denn auch die Barbaren kannten das Gastmahl, von dem niemand ausgeschlossen wurde. Ja, sogar Feinde, die mit Barbaren gemeinsam Brot aßen, standen unter dem Schutze des Hausherren.

Alle Jodbefürworter betonen, dass Schwangere besonders viel Jod brauchten. Dabei wird nie berücksichtigt, dass der Schritt winzig ist, der das für das ungeborene Kind wichtige Spurenelement zu einem hochwirksamen Gift werden lässt. Ebenso wird nicht berücksichtigt, dass bereits die heute aktuell in der Nahrung befindlichen Jodmengen exorbitant hoch und absolut unkalkulierbar sind.

Keine Schwangere kann mehr sicher sein, ob sie sich nicht, z. B. mit Milchprodukten, die bis zum Dreihundertfachen der normalen Jodmenge enthalten können – womit sie im toxischen Bereich liegen –, selber einen Basedow oder ihrem Baby eine Unter- bzw. Überfunktion anisst.

Wie hypersensibel die „schwangeren" und fetalen Schilddrüsen sind, kam beim 15. Wiesbadener Schilddrüsengespräch im März 1997 zur Sprache, das das Thema: „Schilddrüsenkranke in der Frühphase des Lebens" hatte.

Prof. Dr. Rainer Hehrmann führte in seinem Vortrag folgendes Problem an: „Es gehört zu den Besonderheiten der noch unreifen fetalen Schilddrüse, dass sie auf sehr hohe Jodiddosierungen mit einer Abnahme der Sekretion von Schilddrüsenhormonen reagiert" (sogenannter „Wolff-Chaikoff-Effekt", was eine Unterfunktion ist).

Weiter stellt er fest: „Die exakte Schwelle zu hoher Jodiddosierungen ist derzeit nicht bekannt. Die Verwendung von Medikamenten und Substanzen mit sehr hohem Jodgehalt muss während der Schwangerschaft und perinatal vermieden werden."

Wenn er das tatsächlich so meint, wie er das sagt, müsste er eigentlich außerdem die Schwangeren und Stillenden vor fast 95% unserer Nahrung warnen. Denn „Substanzen mit sehr hohem Jodgehalt" sind derzeit sämtliche Fleisch- und Milchprodukte wie Butter, Käse, Jogurt und Quark, Eier, fast alle Backwaren, fast alle Fertigprodukte, sämtliche Gemeinschaftsverpflegung, Hotel- und Krankenhauskost, Süßigkeiten und Torten, und neuerdings über jodierten Dünger auch Obst, Gemüse, Petersilie und Schnittlauch.

Ein Apotheker, der meine Informationen las, rief entsetzt aus: „Um Gottes willen! Jede Schwangere bekommt doch auch noch Jod-Tabletten verordnet!"

Die bereits erwähnte Frau Prof. Dr. med. Annette Grüters-Kieslich führte auf dem 15. Wiesbadener Schilddrüsengespräch folgenden Sachverhalt aus: *„Interessanterweise wird eine angeborene Hyperthyreose aufgrund mütterlicher Autoantikörper in Deutschland nur bei weniger als 1% aller Schwangeren mit M. Basedow (Hehrmann 1989), in den USA bei bis zu 5% aller Schwangeren mit M. Basedow beobachtet. Sicherlich muss mit zunehmender Verbesserung der Jodversorgung auch in Deutschland ein besonderes Augenmerk auf die Schwangeren mit M. Basedow gerichtet werden, da in Zukunft bei ausreichender Jodversorgung die Therapie während der Schwangerschaft möglicherweise modifiziert werden muss, um die Zunahme der Inzidenz der angeborenen Hyperthyreose zu vermeiden."*

Auf Deutsch heißt das: Die von den Medizinern als „ausreichend" angestrebte Jodversorgung wird bei Schwangeren eine erhöhte Morbus-Basedow-Rate, und bei den Säuglingen eine höhere Erkrankungsrate von angeborener Überfunktion verursachen.

Es mag ja sein, dass Mediziner es ganz in Ordnung finden, dass eine ihrer Meinung nach verbesserte Jodversorgung eine Verschlechterung der Gesundheit nach sich zieht.

Ich finde das ganz und gar nicht in Ordnung. Im Gegenteil,

ich finde es pervers, dass medizinische Maßnahmen als erwünscht und ausreichend angestrebt werden, die tausende von Müttern und Kindern krank machen. Von all den anderen in ihrer Gesundheit Geschädigten ganz zu schweigen.

In jeder, auch nichtchristlichen Kultur, waren Schwangere immer eines besonderen Schutzes sicher gewesen. Jetzt sind sie die besondere Zielscheibe für haarsträubende Jodexperimente, die die Verantwortlichen selbst bereits als schädlich kennen.

Das Einzige, was Schwangere vor einer Gesundheitsgefährdung durch zu viel Jod bewahren kann ist, sich ohne die oben genannten jodhaltigen Lebensmittel zu ernähren, was sie aber in die Zwickmühle bringt, andere Mangelerscheinungen zu riskieren. Man kann es drehen und wenden wie man will: Eine richtig gesunde Ernährung gibt es seit der Jodierung nicht mehr in Deutschland. Man hat nur die Wahl, sich entweder mit Jod zu vergiften, oder auf lebenswichtige Eiweiß- und Kalziumspender wie die Milchprodukte zu verzichten. Denn zu ihnen gibt es im Moment in ganz Deutschland keine Alternative. Es sei denn, man wohnt in der Nähe der polnischen oder französischen Grenze, und kann auf die unbedenklichen, unjodierten polnischen / französischen Milchprodukte ausweichen.

Übrigens sind polnische und französische Milchprodukte auch im Geschmack und Aroma den deutschen Milchprodukten deutlich überlegen. Experten wissen auch, warum: Jod verfälscht nämlich den Geschmack, es hinterlässt einen leicht metallischen Nachgeschmack.

Man sagt ja allgemein, Kindermund tue Wahrheit kund. Als einmal ein Milchtankwagen an uns vorbeifuhr, der eine diese spezielle Milch als Naturprodukt sehr lobende Aufschrift trug, sagten unsere Kinder: „Dabei schmeckt uns die nicht einmal besonders – wie der reinste Chemiesaft!"

Unsere gegenwärtige Nahrung mit den Mega-Mengen an Jod liegt jedenfalls im gesundheitlichen Gefahrenbereich, das zeigt die Zunahme von Schilddrüsenerkrankungen jeder Art, die nicht, wie neuerdings behauptet wird, vom Jodmangel ausgelöst werden, sondern vom Jodüberschuss. Auf das Konto des Jodüberschusses geht aber auch die Zunahme von Osteoporose, Herzerkrankungen, Schlafstörungen, panischen Angstzuständen, Depressionen, Aggressionen, Hautallergien, Haarausfall, Potenzproblemen, Magen-Darm-Störungen (Morbus Crohn), Sehstörungen und Krebs.

Dass Jod nur die Schilddrüse betrifft, ist nämlich auch eine künstlich konstruierte geistige Einbahnstraße.

Die Schilddrüse braucht Spuren – nicht Massen – des Spurenelementes Jod. Und zu viel davon schadet nicht nur der Schilddrüse selber, sondern auch jedem anderen Organ im menschlichen (und tierischen) Körper.

Deswegen kommt es ja im Zusammenhang mit der heimlichen Überjodierung auch zu den vielfältigsten Krankheitserscheinungen wie Herzattacken, Ohnmachtsanfällen, Sehproblemen, komplizierten Knochenbrüchen (Trümmerbrüchen), Depressionen bis zum Selbstmord, Aggressionen bis zum Amoklauf, Schlafstörungen und Kinderlosigkeit. Die Behandlung dieser Erkrankungen verläuft oft erfolglos, weil die meisten Ärzte die Krankheitsursache – die chronische Jodvergiftung – gar nicht erkennen bzw. Jod grundsätzlich als Krankheitsauslöser ignorieren. Ein Allergologe, der von einem Jodallergiker um einen Jodallergietest gebeten wurde, lehnte das strikt ab mit dem Argument: „Es gibt keine Jodallergie, deswegen mache ich auch keinen Jodallergietest."

Mit so einer Haltung zerstört man zwar wirkungsvoll das Vertrauen in die Ärzte überhaupt, aber das Problem, dass Jod ein schwerer Krankheitsauslöser ist, schafft man damit nicht aus der Welt.

XXIV

Die Erkenntnisse über Jod und die von ihm verursachten Schädigungen sind gar nicht neu.

Der Genfer Arzt J. R. Coindet, der 1820 entdeckte, dass Kröpfe nach Jodgaben schrumpfen können, machte aber fatalerweise auch die Entdeckung, dass sich „Tod" auf „Jod" reimt, denn ein Jahr später starb eine Patientin der vornehmsten Genfer Gesellschaft, weil die verabreichte Dosis Jod bei ihr eine Schilddrüsenvergiftung ausgelöst hatte.

Coindet schrieb damals: *„Jod darf nicht bei allen Kröpfen ohne Unterschied gegeben werden."*

Dr. med. H. Lottermoser kommentiert dazu in seiner Veröffentlichung *„Die Schilddrüse als Krankheitsursache"* (Bruno Wilkens Verlag, Hannover, o. J.) in seinem Kapitel *„Jod – ein ernstes Problem"* (Seite 44 ff.): *„Denn zweifellos ist mit der Anwendung von Jod zur Behandlung der verschiedensten Schilddrüsenstörungen insgesamt mehr geschadet als genützt worden. Seit etwa 100 Jahren versucht man, zunächst in der Schweiz, das in einigen Landstrichen zahlreiche Auftreten von Kropf und gleichzeitiger Kretin-Erkrankung durch Zufuhr von Jodsalz in kleinen Mengen günstig zu beeinflussen. Man gab den Schulkindern ein sogenanntes „Vollsalz" oder „Bisalz", das auf tausend Gramm Salz 0,1 Gramm Jodkali (KJ) enthielt. Diese Maßnahme löste so zahlreiche Thyreotoxikosen aus, dass sich schon 1860 eine französische Gesundheitskommission dagegen aussprach. Später wurde das „Vollsalz" um zehn Prozent dünner hergestellt, ...und es stellte sich heraus, dass bereits nach zehn Jahren die Schulkinder eine ziemlich normale Schilddrüse hatten. Zehn Jahre nach dieser Maßnahme*

179

fanden die Ärzte bei den Musterungen zum Militär auch bei den Rekruten bedeutend weniger und geringere Kröpfe als vorher.

Diese Erfahrung in der Schweiz fand in Süddeutschland Nachahmung. Es wurde kurz nach dem Ersten Weltkrieg ein „Vollsalz" mit 0,005 Gramm KJ auf 1000 Gramm Salz in den freien Handel gebracht. Leider hat sich diese Maßnahme bei uns nicht bewährt. Seit etwa 1925 wird von erfahrenen Ärzten immer wieder vor diesem Vollsalz gewarnt. ...So überwog in Deutschland sehr bald der Schaden bei weitem den Nutzen. In Südbayern wurden bei 25% Basedow-Kranken Vollsalzschäden festgestellt, in Berlin 33%, darunter vier Todesfälle."

Anders, als Lottermoser es hier darstellt, hat aber auch die Schweiz mehr schlechte als gute Erfahrungen mit der Jodierung gemacht. Durch die Jodierung ging in der Schweiz z. T. zwar die – harmlose – Kropfbildung zurück, aber die weitaus schlimmere Basedow-Krankheit wird heute häufiger diagnostiziert. Das verlautete die Vereinigung Schweizerischer Krankenhäuser (Veska).

Es ist deshalb auch konsequent, dass es gerade ein Schweizer Arzt ist, der sich grundsätzlich gegen eine allgemeine Lebensmitteljodierung ausspricht. Dr. Alfred Vogel geht in seinem Gesundheitsbuch „Der kleine Doktor", Verlag A. Vogel, Teufen, 68. Auflage, sehr ausführlich auf Jod als Medikament, aber noch mehr auf Jod als gesundheitsschädlichen Gefahrenstoff ein.

Zunächst erlöst er die sture Einseitigkeit der Kropfprophylaxe von ihrer Jodlastigkeit und stellt fest, dass praktische Versuche gezeigt hätten, *„dass Kalk bei der Kropfprophylaxe ebenso viel zu bedeuten hat wie Jod. ...Mit jodhaltigen Produkten muss man sehr vorsichtig sein. Bei ganz sensiblen Menschen, die unter einer starken Schilddrüsenüberfunktion leiden, kann schon allein das jodierte Salz, wie es sich allgemein im Handel befindet, Störungen und Herzklopfen hervorrufen. Wer sogar auf die sonst so notwendigen Spuren von Jod zu*

180

stark anspricht, vermeide selbst diese. Eine Kalktherapie wird nie Störungen verursachen, auch die kleinen Jodmengen nicht, die wir in Pflanzenform aufnehmen können. Brunnenkresse wie auch die anderen Kressearten enthalten homöopathische Jodmengen, die gut verträglich sind. ...Zugegeben, das Jodsalz wirkt bei jenen, die eine Unterfunktion der Schilddrüse aufweisen...gut,...umgekehrt aber wirkt sich der Genuss von Jodsalz bei all den Vielen aus, die zu einer Überfunktion der Schilddrüse neigen, also eher einer leichten Basedow-Erkrankung ausgesetzt sind. Bei diesen nun hat die Erfahrung gezeigt, dass sie schon bei kleinsten Mengen von Jod Herzklopfen bekommen, das sich als inneres Vibrieren wie ein Herzflattern bemerkbar macht. Der davon Betroffene glaubt in der Regel herzkrank zu sein und sucht deshalb sehr oft den Herzspezialisten auf, um feststellen zu lassen, woher die Störung kommen möge. Auf alle Fälle ist er durch das scheinbar harmlose Vollsalz geschädigt worden, da es eben einen Jodzusatz enthält und, wie bereits erwähnt, keineswegs als Naturprodukt angesprochen werden kann. Wir können daraus erkennen, dass nicht alles, was allgemein als unschädlich bezeichnet wird, auch wirklich unschädlich für jedermann ist. Es ist daher auch nicht begreiflich, dass die Einführung eines solchen Salzes für die Allgemeinheit gutgeheißen wird. Eine solche Verfügung sollte nur für jene Kropfleidenden getroffen werden, bei denen eine Unterfunktion der Schilddrüse festzustellen ist. Jeder aber, der unter Überfunktion der Schilddrüse leidet, ist jodempfindlich. Bei solchen genügen weit kleinere Spuren von Jod, als sie im Vollsalz enthalten sind, um Herzklopfen und Pulserhöhungen hervorzurufen."

Weiter führt Dr. Vogel aus, dass das für eine gesunde Entwicklung und für die Funktion der Schilddrüse notwenige Jod *„in genügender Menge in unserer Nahrung enthalten"* ist, *„und zwar in einer Form, wie sie uns ohne jegliche Störung und Schädigung assimilierbar wäre, wenn wir statt der entwerteten Kulturnahrung eine vollwertige Naturnahrung genießen würden. ... Statt Jodsalz zu empfehlen, wäre es angebracht,*

*durch Ignorierung von Weißmehl, von weißem Zucker, von Konservennahrung, kurz von allen Produkten der zivilisierten Kulturnahrung für die aufbauende Naturnahrung zu werben.
... Diese natürliche, biologische Lösung"* (gemeint ist auch Düngung mit natürlichem! Jod, Anm. d. Autorin) *„sollte daher der schulmedizinischen Einführung des Jodsalzes vorgezogen werden. ... unschädlich aber ist es, wie die erfolgte Auseinandersetzung gezeigt hat, keineswegs. Jod gehört demnach zu den Medikamentenstoffen, mit denen man keine allgemein gültigen Grundsätze aufstellen darf...In großen Mengen ist es für den Menschen ein sehr gefährliches Gift."* (a. a. O., Seite 233 ff.)

Überhaupt wird weltweit, wo jodiert wird, von der Zunahme jodbedingter Krankheiten berichtet. Die „Neue Luzerner Zeitung" meldet im August 1996: *„Tatsächlich berichtet die WHO von einer markanten Zunahme der Basedow-Krankheit als Folge der Jodierung von Salz in den USA, als Folge der Jodierung von Brot in Holland und Tasmanien, als Folge hoher Jodgehalte in der Milch von England und Wales."*

In meiner Selbsthilfegruppe liegen die Basedow-Erkrankungen an dritter Stelle hinter Hyperthyreose und Jodallergie. In Zahlen ausgedrückt sind das 20% der Selbsthilfegruppenmitglieder.

Die Therapie besteht aus Thiamazol, Carbimazol oder Thiouracil, wobei keiner der von mir befragten Betroffenen von seinem Arzt informiert worden war, dass er Jod meiden muss. Dabei steht das in der „Roten Liste" auf Seite 261 unter *„Thyreostatika – Wechselwirkungen: Jod, jodhaltige Medikamente, Röntgenkontrastmittel – Thyreostatika-Wirkung vermindert."* Außerdem können Leberschäden auftreten, weswegen diese Medikation immer nur eine Kurzzeittherapie sein darf. Allerdings ist sie das nicht immer. Die nichtinformierten Basedow-Patienten essen ja völlig ahnungslos die hochjodierten Lebensmittel weiter, und manche kaufen sich noch zusätzlich Jodsalz, weil doch alle Ärzte beteuern, dass das bei einer kranken Schilddrüse gesund sei. Dadurch wird die bereits „aus dem Ruder" geratene Schilddrüse noch weiter angeheizt, was dann die Thyreostatika natürlich gar nicht mehr bremsen können.

Am meisten leiden die Basedow-Kranken unter den so oft hervorquellenden Augen. Oft wird ihnen dann eine Kobaltbestrahlung empfohlen, die aber, wenigstens was meine Informationen angeht, ziemlich wirkungslos ist.

Es gibt aber eine sehr wirkungsvolle und sichere Behandlungsmethode, die das sich hinter den Augen angesammelte Fettgewebe, das die Augäpfel aus ihren Höhlen drückt, entfernt. Im Dreifaltigkeitskrankenhaus in Wesseling bei Köln wird ein von Dr. Neven Olivari entwickelter kleiner Lidschnitt (~3,5 cm) angewandt, um das überschüssige Fettgewebe hinter dem Auge zu entfernen. Das geht aber nur dann wirklich gut, wenn das Fett nicht infolge einer vorher stattgefundenen Kobaltbestrahlung verklumpt ist. Die Operation wird unter Vollnarkose vorgenommen und dauert pro Auge eine Stunde. Laut Dr. Olivari bewegen sich die Operationsrisiken im „Promillebereich." Nachdem Dr. Olivari mittlerweile in den Ruhestand getreten ist, setzt sein Nachfolger diese Operationsmethode fort.

Professor Dr. med. Paul Diepgen schreibt in seinem 1938 erschienenen Handbuch *„Die Heilkunde und der ärztliche Beruf"* über die Wirkungen von Jod: *„Nach Jod gibt es Schnupfen,"* und *„wenn man, wie das viel geschieht, Calomel, das quecksilberhaltig ist, am Auge äußerlich anwendet, darf man innerlich keine Jodpräparate geben, sonst bilden sich lokal Quecksilberjodverbindungen, welche die Hornhaut des Auges verätzen ... Andere vertragen kein Jod; sie bekommen danach lästige Hautausschläge, die sogenannte Jodakne, Schleimhautreizungen, aber auch ernstere Allgemeinerkrankungen mit geistigen Störungen und direkter Lebensgefahr."*

Das Medikament „Calomel" gibt es nicht mehr.

Aber ich habe in meiner Apotheke grundsätzlich nach quecksilberhaltigen Augenmedikamenten gefragt, um sie gegebenenfalls auf den Index der Jodunverträglichkeitsliste zu setzen.

Man sagte mir, man kenne momentan keine quecksilberhaltigen Augentropfen oder Augensalben. Aber es gibt ja das quecksilberhaltige Amalgam, das in vieler Munde ist!

Die gegenwärtige, offizielle Behandlung der Jodproblematik macht misstrauisch, und ich möchte nachdrücklich darauf hinweisen, dass unsere jodhaltige Nahrung schwere Augenverletzungen nach sich ziehen kann, wenn es entgegen der Auskunft, die ich bekam, doch quecksilberhaltige Augenmedikamente geben sollte.

In letzter Zeit häufen sich jedenfalls die Netzhautablösungen in unserem Bekanntenkreis, und ich denke, dass man das Zusammenwirken der Gifte, die man uns zumutet, zu wenig ernst nimmt.

In „Natur & Heilen" vom Januar 1998 findet sich ein alarmierender Artikel über das Phänomen der Summationsgifte. Weil er so wichtig ist, zitiere ich ihn vollständig:

„Gemeinsam sind sie giftiger.

Für die lange gehegte Vermutung, dass Schadstoffgemische oft sehr viel giftiger sind als die beteiligten Einzelsubstanzen, hat die Biochemikerin Irene Witte vom Fachbereich Biologie der Universität Oldenburg jetzt den Nachweis erbracht.

In ihren Untersuchungen wurden menschliche Zellen gleichzeitig bis zu vier Substanzen ausgesetzt. Dabei machte sie die Entdeckung, je mehr Substanzen ein Gemisch enthält, desto giftiger wirkt es. Besonders brisant scheint das Zusammenwirken von fett- und wasserlöslichen Komponenten. Während die eine die Hülle der menschlichen Zelle knackt, kann die andere ungehindert eindringen. Die Forschungsergebnisse aus Oldenburg werden Anlass geben, die übliche Einschätzung von Einzelschadstoffen und die Festlegung von Grenzwerten zu überdenken."

Außer dem Quecksilber, das in Gemeinschaft mit Jod Hornhautverätzungen auslöst, gibt es weitere chemische Verbindungen mit Jod, die zu unerwünschten, weil schädlichen Wechselwirkungen führen. Da ist einmal das Lithium, das zusammen mit Jod die Struma und Hypothyreose fördernde Wirkung von hohen Joddosen verstärkt. Lithiumsalze sind z. B. in vielen Psychopharmaka enthalten, die oft auch bei durch Jod ausgelösten Depressionen verabreicht werden. Natürlich ist das kontraindiziert.

Da sind zum anderen kaliumsparende Diuretika, die zusammen mit Jod die Hyperkaliämie (z. B. Herzrhythmusstörungen, evtl. Herzstillstand) verstärken, die ohnehin von hohen Dosen Kaliumjodid ausgelöst werden kann.

Am Gravierendsten ist wohl die Zusammenwirkung von Jod und Thiocyanat sowie Jod und Chlorogensäure, weil sie zusammen einen sehr starken synergistischen Effekt auf die Nitrosaminbildung im Körper haben. Aber auch ganz alleine löst Jod eine sehr starke Nitrosierungsreaktion aus.

Nitrosamine zählen zu den stärksten krebserzeugenden Stoffen überhaupt.

Seit 1987 weiß man in deutschen Wissenschaftlerkreisen um die starke krebsfördernde Wirkung des Jodes. Da ist nämlich der Aufsatz: *„Einfluss von Nahrungsmittelinhalts- und -zusatzstoffen auf die Nitrosaminbildung unter physiologischen Bedingungen – ein kurzer Überblick"* der Ernährungswissenschaftler Prof. Dr. D. Lathia und D. Kloep in „Ernährung / Nutrition", Vol. 11 / Nr. 2, 1987 erschienen.

Die starke katalytische Wirkung von Halogeniden auf die Bildungsgeschwindigkeit der Nitrosamine veranschaulichen die Autoren in einer Tabelle, in der sie die Stoffe nach der Stärke ihres katalytischen Effektes aufführen:

„Tabelle 1: Einfluss einiger Nahrungsmittel- und Getränkeinhaltsstoffe auf die Nitrosaminbildung."

Jod steht darin an erster Stelle. Es hat den stärksten katalytischen Effekt auf die Nitrosaminbildung, der mit 3 Kreuzen angegeben wird. Ebenfalls drei Kreuze hat das an zweiter Stelle stehende Thiocyanat. Chlorogensäure steht an dritter Stelle, dessen etwas schwächere katalytische Wirkung mit nur noch zwei Kreuzen verzeichnet ist. Nummer vier und fünf sind Metallsalze und Polyphenole, deren schwächster katalytischer Effekt auf die Nitrosaminbildung nur noch mit einem Kreuz dargestellt wird.

Seit 1987 müsste die Bevölkerung darüber informiert sein, dass Jod eine derart starke krebsfördernde Wirkung hat.

Anstatt diese Information zu verbreiten, wurde aber die Jodkampagne und die flächendeckende Jodierung in Gang gesetzt.

Mir ist der Aufsatz von Lathia und Kloep erst im Februar 1999 zur Kenntnis gelangt, und ich habe sofort folgenden Artikel darüber geschrieben:

„Krebs durch Jod.

Für eine erfolgreiche Krebsprophylaxe ist es erforderlich, auf den übermäßigen Verzehr von jodhaltigen Nahrungsmitteln zu verzichten.

Das ist die Schlussfolgerung aus der internationalen Nitrosaminforschung, die der Ernährungswissenschaftler Professor Dr. D. Lathia zusammen mit D. Kloep in einer Festschrift zum 65. Geburtstag des renommierten Chemikers und Direktors des Institutes für Organische Chemie der Technischen Universität Clausthal, Professor Dr. K.-D. Gundermann, zusammenfasst.

Man weiß mittlerweile allgemein, dass Nitrosamine die aggressivsten Krebsauslöser überhaupt sind. Sie erzeugen in zahlreichen Organen selektiv Krebs, stellt Lathia fest. Im Magen finden sie dafür besonders günstige Voraussetzungen, weil der dort herrschende pH-Wert dem „Optimum einer chemischen Nitrosaminsynthese entspricht."

Die Menge des sich im Magen entwickelnden Nitrosamins hängt u. a. von den Konkurrenzreaktionen verschiedener Nahrungsmittelinhalts- und -zusatzstoffe ab. Von ihnen wirken vor

186

allem Jodide, Thiocyanate, Chlorogensäure, Polyphenole und Metallsalze stark beschleunigend auf die Nitrosaminbildung. Im Gegensatz zu ihnen zeigen Blei-, Cadmium-, Kupfer- und Zinksalze keine erkennbare Katalyse der Nitrosierungsreaktion durch die Schwermetallionen.

An erster Stelle derjenigen Stoffe, die die Nitrosaminbildung katalysieren, d.h. beschleunigen, steht Jod, das die Nitrosaminbildung tatsächlich um das Sechsfache erhöht.

Ein synergistischer, also steigernder Effekt wird noch erzielt, wenn zwei Katalysatoren zusammentreffen, z.B. Jod und Thiocyanat, das im Speichel vorkommt, oder Jod und Chlorogensäure, die im Kaffee enthalten ist. Das ist der Fall, wenn sich beispielsweise das Jod der jodierten Kaffeesahne mit der Chlorogensäure des Kaffees im Magen verbindet. Ein ganz harmlos aussehendes Frühstück kann auf diese Weise zum hochwirksamen ‚Krebscocktail' werden.

Wenn man sich also wirkungsvoll vor Krebs schützen will, sollte man auf jede Art jodierter Lebensmittel verzichten. Außerdem bedeuten diese Forschungsergebnisse, dass eine Krebsdiät nur bei absoluter Jodabstinenz erfolgreich sein kann."

Ich habe diesen Artikel an nahezu alle bundesdeutschen Zeitungen und Illustrierten geschickt oder gefaxt. Außerdem an Radio- und Fernsehanstalten, Krankenkassen, Ärztekammern, Radiologen, dem Krebsforschungszentrum in Heidelberg, einigen Chefärzten von Krebsstationen, und natürlich auch an das Bundesgesundheitsministerium.

Im März 1999 verbreitete nämlich die dpa über die Eckpunkte der neuen Gesundheitsreform u.a.: *„Das Recht der Patienten auf Information solle erstmals gesetzlich geregelt werden. Beispielsweise sollten die Krankenkassen ihre Versicherten im Fall von Schadenersatzansprüchen beraten."*

Deswegen fügte ich meinem Jodkrebsartikel (und wichtigsten Jodinfos) folgenden Brief an die neue Gesundheitsministerin bei:

„An die Bundesgesundheitsministerin Frau Andrea Fischer, Bundesministerium für Gesundheit, 53108 Bonn

Sehr geehrte Frau Fischer!
Ich bin so froh, dass Sie das Recht des Patienten auf Information gesetzlich verankern werden.

An Informationen darüber, was dem Patienten schadet, hat es nämlich in den letzten Jahren völlig gemangelt – im Interesse der flächendeckenden Jodierung, und zum gesundheitlichen Schaden der Bürger. Man kann es nur als Skandal bezeichnen, dass, wie Sie an meinen Beilagen sehen, die starke Kanzerogenität des Jodes seit 1987 der Öffentlichkeit vollständig verschwiegen wird. Stattdessen wurden und werden die Bürger ausschließlich – und falsch! – informiert, Jod sei nur gesund, ohne Risiko.

Täglich erreichen mich per Post oder Telefon Hilferufe aus dem gesamten Bundesgebiet von verzweifelten Menschen, die durch Jod schwerkrank geworden sind, und die durch die totale Jodierung – besonders fatal ist die heimliche Jodierung der Mineralfuttergemische für sämtliche Nutztiere (auch Hühner und Pferde!) und die Jodierung des Düngers – fast gar nichts mehr essen können. Es gibt Betroffene, die sind auf 40 kg abgemagert. Es schreiben mir auch ausländische Studenten, die sich in deutschen Mensen einen akuten Basedow angegessen haben.

Das Jod, dem niemand mehr ausweichen kann, ist gegenwärtig die Nummer 1 aller Krankheitsauslöser. Es löst aus: Jodakne, Jodallergie, M. Basedow, M. Hashimoto, M. Addison, Herzrhythmusstörungen bis Herz- (= Jod-)infarkt, Osteoporose, Depressionen, Schlaflosigkeit, Impotenz und Krebs.

*Deswegen möchte ich hiermit offiziell den Anspruch der
Jodgeschädigten auf Schadensersatz anmelden.
Wenn Sie mir antworten lassen wollen, dann möchte ich
Sie herzlich um einen anderen Sachbearbeiter als Dr.
Potz bitten, der uns vor einem 1/2 Jahr in Seehofers Namen antwortete: ,Ihr Vorwurf, ein erheblicher Personenkreis werde durch die in Deutschland getroffenen
gesundheitspolitischen Maßnahmen der Jodprophylaxe
in seinen Lebensmöglichkeiten eingeschränkt oder gar
krank gemacht, entbehrt also jeglicher Grundlage.'
Wir sind durch Jod geschädigt und gequält, und möchten nicht noch verhöhnt werden, indem man unsere Leiden zynisch verleugnet.
Im Namen aller, die durch Jod bereits krank geworden
sind, und im Namen aller, die ich davor bewahren
möchte, durch Jod noch krank zu werden, hoffe ich auf
Ihr Verständnis."*

Zwei Wochen später erhielt ich eine Antwort, die mich vermuten lässt, dass Frau Fischer meine Post gar nicht zu Gesicht
bekommen hat.

*„Sehr geehrte Frau Braunschweig-Pauli,
vielen Dank für Ihr Schreiben vom 7. März 1999. Frau
Bundesministerin Fischer hat mich gebeten, Ihnen zu
antworten.
Nach sorgfältigem Studium der Akten habe ich festgestellt, dass Ihnen Frau Dr. Potz mit Schreiben vom 14.
August 1998 sehr fundiert und detailliert geantwortet
hat. Ihre Ausführungen entsprechen dem Stand der wissenschaftlichen Erkenntnisse.
Hinsichtlich der Frage, ob Jod cancerogen ist, weise ich
darauf hin, dass vor der Zulassung von Kaliumjodat als
Zusatz zu Speisesalz Prüfungen stattgefunden haben, die
keinerlei Anhaltspunkte ergaben, dass dieser Zusatz
krebsauslösend ist.*

Mit freundlichen Grüßen.
Im Auftrag
Dr. Petry. "

In Amerika ist die kanzerogene Wirkung des Jodes – auch via Jodsalz – längst bekannt und unbestritten.

Susun S. Weed schreibt in ihrem 1997 erstmals in Deutschland publizierten Buch: *„BrustGesundheit. Naturheilkundliche Prävention und Begleittherapien bei Brustkrebs,"* Orlanda Frauenverlag, Seite 49: *„Wenn Erwachsene jedoch durch zusätzliche Jodzufuhr – wie z.B. Jodsalz – ihren Bedarf überschreiten, steigt auch ihr Brustkrebsrisiko. "*

Es gibt eine deutsche Publikation, in der das Brustkrebsrisiko sogar in Zusammenhang mit der Langzeittherapie mit Schilddrüsenhormonen erwähnt wird. Schilddrüsenhormone, die z.T. ja auch an Jod gebunden sind, führen demnach ebenfalls zu einem deutlich erhöhten Brustkrebsrisiko. H.P.T. Ammon (*„Arzneimittelneben- und -wechselwirkungen. Ein Handbuch und Tabellenwerk für Ärzte und Apotheker,* Stuttgart 1991, Seite 889) fügt deshalb im Kapitel „Hormone der Schilddrüse" ein Sonderkapitel „Cancerogenität" ein: *„Eine Studie an 5500 unter Schilddrüsenhormonbehandlung stehenden Patientinnen, bei denen eine Mammographie durchgeführt wurde, ergab, dass bei 635 Brustkrebs vorlag. Dies ist eine Rate von 12%. Bei den anderen 4560 Patientinnen betrug die Rate dagegen nur 6,2%. Bei denen, die Schilddrüsenhormone über 15 Jahre bekommen hatten, lag die Krebsrate sogar bei 19,5%. "*

Unter diesem Aspekt ist die gegenwärtige Schilddrüsentherapie, die großzügig Schilddrüsenhormone als Langzeittherapie einsetzt, kritisch zu beurteilen. Gynäkologen berichten jedenfalls über ein rätselhaftes Ansteigen von Brustkrebs.

Ich verlasse mich nur auf die wissenschaftlichen Forschungsberichte, die ich selber studiert habe, und die einem Wissenschaftler alles sagen, was er über Jod und Krebs wissen will.

Vier Wochen nach dem Faxversand dieses Artikels an zahl-

reiche Redaktionen und Institutionen war das Ergebnis – noch?
– mager: Eine große Zeitung, die den Artikel zwar nicht bringt,
ist durch ihn aber auf mich aufmerksam geworden und wäre an
meiner freien Mitarbeit interessiert.

Der Pressesprecher der Barmer Ersatzkasse rief an und sagte:
„Sie haben uns einen Artikel gefaxt. Ich weiß nicht, was wir
damit machen sollen."

Die „Deutsche Krebshilfe" (Thomas-Mann-Str. 40, 53111
Bonn) bedankte sich für mein Fax, das sie erst am 16. 5. 99 erhalten zu haben glaubte: *„Wir haben Ihr Schreiben zur Kenntnis genommen und werden uns gerne mit dem Inhalt auseinandersetzen."*

Die ARD verwies mich an die für mich zuständige regionale
Fernsehanstalt, was der Südwestfunk wäre. Mit dem hatte ich
mich aber schon vor einem Monat überworfen, als mir der Redakteur, nachdem er alle meine Infos angefordert hatte, mit-
teilte: *„Wir haben uns erkundigt. Sie sind gar keine richtige
Selbsthilfegruppe, weil sie sich nicht treffen, nicht zusammen
einkaufen und nicht zusammen kochen. Wir suchen die ‚kleinen
Helden des Alltags', die sich gegenseitig helfen."*

Ich fand, dass dies das dümmste und fadenscheinigste Argument sei, um meine Jodkritik abzuschmettern, und das sagte
ich auch. Damit ist meine Zusammenarbeit mit dem Südwestfunk gestorben. Aber ich lasse mich von niemandem über den
Tisch ziehen, auch nicht von Fernsehjournalisten.

Aber ein halbes Jahr später erschien am 14. Juli 1999 im
„Goldenen Blatt" unter der Rubrik *„Ratgeber Gesundheit"* der
aufrüttelnde Bericht: *„Krebs durch Jod? Ein Spurenelement
unter neuem Verdacht."* Professor Dr. Kurt Zänker, Krebsspezialist an der Universität Witten/Herdecke, äußert sich darin
zwar vorsichtig, aber eindeutig zur Kanzerogenität des Jodes:
„Richtig ist, dass es" (gemeint ist das Jod) *„im Magen an chemischen Prozessen beteiligt sein kann, aus denen krebserre-
gende Stoffe entstehen."*

XXV

In der Homöopathie sind alle Jodunverträglichkeiten, die gegenwärtig offiziell konsequent verleugnet werden, hinlänglich bekannt.

Unter „Jodum" behandelt K. Stauffer (in: *„Klinische homöopathische Arzneimittellehre"*, Regensburg, 1926) die Jodvergiftung folgendermaßen: *„Die akute Jodvergiftung verläuft unter heftigen Magen-Darmerscheinungen, Respirationsstörungen"* (das sind Atemstörungen), *„Anurie"* (das ist eine Harnabflussbehinderung), *„und Herzschwäche oft letal"* (= tödlich). *„Die chronische Jodvergiftung ... leider wird sie als solche in vielen Fällen nicht erkannt; sie ist häufiger, als allgemein angenommen wird, und in den letzten Jahren, seitdem ich in einer ausgesprochenen Kropfgegend die Praxis ausübe, vergeht keine Woche, in der ich nicht 1-2 Jodvergiftungsfälle diagnostiziere. Da eine gewisse Idiosynkrasie"* (= Überempfindlichkeit) *„diesem heroischen Mittel gegenüber bei einer nicht geringen Anzahl von Individuen besteht, so ist es nicht erstaunlich, dass selbst bei Gebrauch des sogenannten ‚Vollsalzes' und beim Einnehmen der in der Schule verabreichten Jodschokoladetabletten ausgesprochene Jodvergiftungserscheinungen beobachtet werden. Da hilft das Negieren alles nichts; wer die Pathogenese"* (= Entstehung und Entwicklung von Krankheiten) *„des Jodes beherrscht, der weiß es besser ..."*

Stauffer beschreibt Jod im Weiteren als ein *„Stoffwechselmittel ersten Ranges"*, es *„belebt oder lähmt die Zellentätigkeit je nach Dosis, es entstehen Wucherungen, chronisch geschwollene Mandeln, Schilddrüsenschwellungen und Funktionsstörungen mit Basedowscher Krankheit, Karzinose"* (d. i.

eine ‚ausgedehnte Besiedelung des gesamten Körpers oder von Körperhöhlen mit Metastasen eines Karzinoms'), *„Kretinismus Hodenschrumpfung, Prostataleiden mit Impotenz."*

Bezeichnenderweise gilt *„das Vorliegen einer Prostataerkrankung in den Jodbädern als Gegenanzeige für den Gebrauch der Trinkquelle"*. Ein junger Mann, der seine Impotenz dem Jodsalz zu verdanken hat, prägte den Begriff vom „Eunuchensalz." Er sagte, er würde an die Whisky-Werbung von „Johnny Walker" erinnert, die er aber variieren müsse in: „Der Tag geht, Johnny Walker kommt – nicht!"

Inzwischen bestätigen Forschungsergebnisse einer amerikanischen Langzeitstudie diese Erfahrungen. Ein ausführlicher Bericht darüber erschien im britischen „New Scientist", vol. 165, No. 222, Seite 12. Im März 2000 präsentierte die „Ärztliche Praxis" diese Ergebnisse – unter einem Titel, der keine Fragen offen ließ:

> *„Wenn die Jodierung in die Hose geht*
> *– Schilddrüse fein – Hoden klein."*

Etwas genauer über die wissenschaftlichen Hintergründe und die Vorgehensweise der Studie informierte dann ein Artikel in „Schrot&Korn" (Mai 2000), den ich wegen des großen Interesses vollständig zitierten möchte:

„Die Zugabe von Jod zum Speisesalz könnte für den Rückgang von Spermien in der männlichen Samenflüssigkeit verantwortlich sein. Diese These vertreten amerikanische Forscher laut einem Bericht im ‚New Scientist'. Die Wissenschaftler waren der Frage nachgegangen, warum die Anzahl der Spermien bei US-Amerikanern um das Jahr 1960 herum stark gesunken ist. Die damals untersuchten Männer seien kurz nach dem Jahr 1924 geboren, sagten die Forscher: In genau diesem Jahr wurde das jodierte Speisesalz in den USA eingeführt.

Um ihre These zu überprüfen, fütterten die Forscher Ratten mit jodhaltigem Futter. Männliche Tiere, deren Mütter jodfrei ernährt wurden, entwickelten nicht nur größere Hoden, son-

dern produzierten auch deutlich mehr Spermien. Dieser Trend verstärkte sich noch, wenn mehrere Generationen von Ratten jod-frei ernährt wurden."

Des Weiteren führt Jod nach Stauffer zu Brustdrüsenentartung, zu harten, verdächtigen Knoten, Leber-, Pankreas-, Milz-Verhärtungen chronischer Art, Eierstockzysten, Akne, Furunkel, Haarausfall, Pigmentanomalien, Fettsucht, Angstzuständen, Schlaflosigkeit und Todesangst.

Im *„Lehrbuch der Homöopathie"* von O. Leeser (Ulm 1961) findet sich ein wichtiger Satz, der durch die Erfahrungen mit der gegenwärtigen Überjodierung, die den Hormonhaushalt von Millionen Menschen aus dem Gleichgewicht gebracht hat, gestützt wird: *„Der Körper kann sich jedoch sehr verschieden einstellen. In jodarmen Gegenden kommt der im Gleichgewicht befindliche Körper mit wesentlich geringeren Mengen"* (Jod) *„aus."*

Zur Toxikologie des Jodes sagt Leeser: *„Die chronische Jod-Vergiftung ist gar nicht so selten und kommt vor allem durch ärztliche Überdosierung zustande. Auch Jod-Kontrastmittel, z.B. zur Darstellung der Bronchiektasen, können Vergiftungen hervorrufen, welche als sogenannter ‚Jodismus' bezeichnet werden. Es kommt zu einer Hyperthyreose mit Tachycardie, Tremor, Abmagerung, Schlaflosigkeit und Durchfällen, daneben zu Bindehautkatarrh, Jod-Schnupfen und Bronchitis.*

Von der eigentlichen chronischen Vergiftung ist die häufige Jod-Allergie abzugrenzen, bei der es schon durch kleinste Mengen zu Hauterscheinungen, zu Jod-Schnupfen, eventuell sogar zu Jod-Asthma kommen kann... Der Jod-Schock... geht mit schwerem Schockzustand, Cyanose, Erschwerung der Atmung, eventuell Lungenödem, schwerstem Blutdruckabfall und eventuell sehr rasch eintretendem Exitus einher."

Der Giftnotruf Nürnberg (Tel.: 0911/3982451) verschickt auf Wunsch den neuesten (hier vom 28.01.96) regelrechten Steckbrief der Jod-Toxizität, differenziert nach Jod, Kaliumjodid und Natriumjodid:

Lokal:
Haut – bei hoher Konzentration Verätzungen möglich, ebenso systhem. Symptome durch Hautresorption möglich, Auge schwere Verätzungen möglich.

Ingestion:
GIT:
schwere Verätzungen an Ösophagus und Magen und auch Glottis mit Glottisödemgefahr möglich; Brennen von Lippen und Schleimhäuten, Metallgeschmack, Übelkeit, Erbrechen von jodbraunem bzw. blauem Mageninhalt; ulzeröse Ösophagitis, blutige Durchfälle.
Cor:
Blutdruckabfall mit Kollapsneigung und Schock durch Verätzung oder allergisch.
Niere:
Nierenschädigung (glomeruläre und tubuläre Nekrosen) bis Anurie.
Sonst:
Blutungsneigung (Schleimhäute, Nieren), Parästhesien, Fieber, Lungenödem.

Allergie:
... schon nach kleinen Mengen, z.B. Kontrastmittel: Jucken, Urtikaria, Haut- und Schleimhautödem, Brennen der Augen, Konjunktivitis, Niesen, Schnupfen, Husten, Jodasthma, Dyspnoe, Blutdruckabfall, Exitus durch Herz-Kreislauf-Versagen oder Lungenödem möglich.

chron:
lang dauernde vermehrte Zufuhr von Jod kann zum Jodismus mit Hyperthyreose (Jodbasedow) sowie zu Konjunktivitis, Jodschnupfen, Bronchitis und Jodakne führen.
Die Toxizität des Jodes in therapeutischer Dosierung, z.B. durch Strumaprophylaxe ab 100 Millionstel Gramm Jodid aufwärts (bis 500µg) löst bei Allergikern „akute Lebensgefahr mit Angioödem und Larynxödem" aus. In der Schwangerschaft besteht bei chronisch hoher Dosis die Möglichkeit von „Säuglingskretinismus".

Zurück zu Leeser:

„Die Schilddrüsenwirkung auf den allgemeinen Stoffwechsel ist bekannt. Die Entfernung der Schilddrüse erzeugt eine Erniedrigung des Grundumsatzes um 30 - 40%, eine Überfunktion eine Erhöhung bis um 100%. Diese Wirkung betrifft nicht nur den gesamten Organismus, sondern ist auch an isolierten Geweben nachzuweisen. Die Erhöhung des Grundumsatzes drückt sich keineswegs in der Fähigkeit zu erhöhter Arbeitsleistung aus, diese ist vielmehr verringert . . .

Die Calcium- und Phosphat-Ausscheidung ist um das Drei- bis Sechsfache erhöht, was Ausdruck einer Erhöhung des Knochenstoffwechsels ist. "

Das bedeutet, dass es bei Überfunktion zu einer Osteoporose kommt, da Jod die Hormonproduktion noch weiter anheizt. Weswegen ich Jod geradezu als Knochenfresser bezeichnen möchte. Im Alter, wo die Neigung zur Osteoporose leider vorgegeben ist, stellt Jod daher eine besondere Gefahr dar.

Immer werden Milchprodukte eindringlich als besondere Kalziumspender für osteoporosegefährdete Menschen empfohlen. Die jodierten Milchprodukte pervertieren jedoch die positive Wirkung: Zwar führt man sich mit ihnen tatsächlich Kalzium zu, aber noch mehr das knochenfressende Jod, sodass man geradezu den Teufel mit dem Beelzebub austreibt.

Die jodierten Milchprodukte heizen nämlich die Osteoporose an, während das Kalzium gänzlich unwirksam gemacht wird.

Eine betroffene Dame aus der Selbsthilfegruppe, deren dramatische Herzrhythmusstörungen von Jod ausgelöst werden, fühlte sich in einer ausweglosen Lage: „Auf die Milchprodukte kann ich nicht verzichten," klagte sie, „auch wenn mein Herz ausflippt. Ich brauche das Kalzium für meine Knochen."

Schließlich wurden ihre Herzprobleme aber so unerträglich, dass sie gar nicht mehr anders konnte, als auf die Milchprodukte zu verzichten. Und dann rief sie überglücklich an: „Stellen Sie sich vor: Ohne ‚Jodmilch' ist sogar meine Osteoporose besser geworden!"

An dieser Stelle muss ich darauf hinweisen, dass die meisten Kalziumpräparate aus Muschelkalk gewonnen werden und dadurch naturgemäß jodhaltig sind. Nach Auskunft einer Pharmafirma ist es auch nur mit sehr kostspieligen Herstellungsmethoden möglich, jodfreie Kalziumpräparate herzustellen.

Auf einer Podiumsdiskussion der Bezirksärztekammer Trier im Frühjahr 1996 zum Thema *„Jodiertes Speisesalz"* stellte Prof. Rainer Hehrmann, Stuttgart, im Hinblick auf die osteoporosefördernde Wirkung des Jods ohne Einschränkung fest: *„Jod hat in der Alten-Ernährung nichts zu suchen."*

Ich war ebenfalls Referentin auf dieser Podiumsdiskussion gewesen und zitierte diesen Satz Hehrmanns in einem Leserbrief ein Jahr später in einer Bonner Tageszeitung. Offensichtlich hatte Hehrmann aber in der Zwischenzeit seine Äußerung vor der Trierer Ärztekammer völlig verschwitzt. Er antwortete in derselben Zeitung seinerseits mit einem recht ungalanten Leserbrief auf den meinigen und behauptete: *„In dieser Konferenz war vom Einfluss von Jod oder Schilddrüsenerkrankungen auf den Knochenstoffwechsel überhaupt nicht die Rede."*

Glücklicherweise gab es einen weiteren Zeugen dieses Hehrmann-Ausspruches, welcher nun zu meiner Ehrenrettung den dritten Leserbrief zu diesem Thema verfasste.

Ich habe die Erfahrung gemacht, dass sich die Herren Schilddrüsenspezialisten nicht gerne zitieren lassen. Zitiere ich eine Jodgefährdung, die sie unverblümt in ihren eigenen Veröffentlichungen zugeben, beschuldigen sie mich der Unwahrheit oder der falschen Wiedergabe.

Wenn man das nur als unfair bezeichnet, hat man den Kern des Problems nicht getroffen. Im Moment ist die Medizin die einzige wissenschaftliche Disziplin, in der es möglich ist, dass schriftliche und mündliche Aussagen völlig entgegengesetzt sind. Das hat aber mit wissenschaftlicher Wahrheit nichts zu tun. Hier werden Menschen in ungeahntem Umfang geschädigt. Außer unterlassener Hilfeleistung ist das außerdem noch Körperverletzung.

Wer meint, meine Kritik sei so ungeheuerlich, dass sie nicht stimmen könne, kann sich in den entsprechenden Fachbüchern, die ich in der Literaturliste nennen werde, selber vom wahren Sachverhalt überzeugen.

XXVI

Gerade im Moment ist die Homöopathie wieder heftigen Attacken von Seiten der Schulmedizin ausgesetzt, weswegen ich einige der von Stauffer genannten durch Jod ausgelösten Krankheitserscheinungen herausgreifen und durch gegenwärtige, neueste wissenschaftliche Forschungsergebnisse bestätigen werde.

1987 veröffentlichte das amerikanische „*Journal of the National Cancer Institute*" die Ergebnisse einer Studie über die Entstehung von Schilddrüsenkrebs. Im „EU.L.E.N.-Spiegel", dem Organ des wissenschaftlichen Informationsdienstes des Europäischen Institutes für Lebensmittel- und Ernährungswissenschaften e.v., werden die Forschungsergebnisse folgendermaßen zusammengefasst: „*Für die Entstehung von Schilddrüsenkrebs werden vielfältige Ursachen diskutiert, angefangen von einer Radiotherapie an Kopf und Hals, über Rauchen und Alkoholkonsum bis hin zum Verzehr von Meeresfrüchten, um nur einige zu nennen. In dieser Fall-Kontroll-Studie wurden viele der bisher vermuteten Faktoren erfasst.*

Kein Zusammenhang fand sich mit der Einnahme von oralen Kontrazeptiva, mit diagnostischer Röntgenbestrahlung, mit Alkoholkonsum und Rauchen. Als Risikofaktoren erwiesen sich hingegen die Radiotherapie von Hals und Kopf, gutartige Knoten, Kropf und eine familiäre Belastung mit Schilddrüsenkrebs.

Unter den Nahrungsfaktoren hatte die Einnahme von Vitamin-D-Supplementen (medulläres Karzinom) einen signifikanten Einfluss und der Verzehr von Meeresfrüchten (follikuläres Karzinom), die eine reichhaltige Jodquelle darstellen. Die Autoren stützen ihre Beobachtung mit einer anderen Studie, die ebenfalls eine erhöhte Jodzufuhr als Ursache für Schilddrüsenkrebs identifizierte.

Der Verzehr von kropffördernden Gemüsen wie Kohl oder Brokkoli senkte das Krebsrisiko: Sie blockieren die Jodaufnahme der Schilddrüse.

Anmerkung: Da Jodid die Bildung von Nitrosaminen katalysieren kann, ist es durchaus denkbar, dass eine erhöhte Jodaufnahme diverse Krebsarten fördert. Jodide, aber auch Bromide und Thiocyanate steigern in Konzentrationen, wie sie in Speichel und Magensaft vorliegen, die Nitrosaminbildung um das Sechsfache. Synergistische Effekte zwischen Jodid und anderen Ionen können die Ausbeute nochmals deutlich erhöhen."

Auch hier wird wieder darauf hingewiesen, wie oben bereits erwähnt, dass einzelne krebsauslösende Faktoren in der Zusammenwirkung um ein Vielfaches verstärkt wirken.

Auf dem 14. Wiesbadener Schilddrüsengespräch vom Februar 1996 kam in der Diskussion über Schilddrüsenkarzinome Folgendes zur Sprache. Prof. Dr. med. Robert A. Wahl, Frankfurt, stellte fest: *„In Japan haben etwa 25% der Bevölkerung altersunabhängig kleine papilläre Mikrokarzinome ... In Skandinavien fand sich eine Inzidenz von etwa 6%. In unserer Bevölkerung ist bei älteren Menschen mit einer Inzidenz von 2-3% papillären Mikrokarzinomen als Zufallsbefund auszugehen."*

Japan ist das Land mit dem höchsten Jodvorkommen der Welt. Deshalb die hohe Schilddrüsenkrebsrate. In Skandinavien wird jodiert, aber moderat, weil die Bevölkerung sich dem staatlichen Jodzwang wirkungsvoll entzogen hat. Aber der dennoch höhere Jodverzehr führt zu der höheren Schilddrüsenkrebsrate in Skandinavien.

Deutschland, das sogenannte Jodmangelgebiet, hatte bisher aber auch, was ich nicht für einen Nachteil halte, die niedrigste Rate von Schilddrüsenkrebserkrankungen weltweit.

In einer Studie des sächsischen Gesundheitsministeriums

vom März 1997 werden die als krebsauslösend geltenden Faktoren untersucht. Dabei stellte sich heraus, dass die Schilddrüsenkrebsinzidenz in der ehemaligen DDR schon vor der Wende steigend war. Dazu muss man wissen, dass in der DDR ab 1986 das Tierfutter jodiert wurde, nachdem die – ebenfalls nicht deklarierte – Jodierung des Salzes keine kropfverhindernde Wirkung gezeigt hatte.

Bei uns wird das Tierfutter seit 1995 jodiert, und eine Erhöhung um die fünffache Jodmenge ist im Gespräch, da dadurch die Schlachtqualität des Viehes nicht vermindert wird. Bezeichnenderweise wird überhaupt nicht in Erwägung gezogen, ob die geplante fünffache Jodmenge im Tierfutter, was dann 500 Mikrogramm pro kg wären, etwa dem Menschen schaden könnte, der die Fleisch- und Milchprodukte ja verzehren soll.

Jedenfalls wurde in der sächsischen Studie über die erhöhte Schilddrüsenkrebsinzidenz überlegt, ob u. a. mögliche Belastungswege über die Milch denkbar wären.

Vier Jahre nach Beginn der totalen Jodierung ist auch bei uns die Schilddrüsenkrebsinzidenz steigend.

Es steigen bei uns allerdings auch andere Krebserkrankungen, für die man keine bislang als krebsauslösend anerkannten Faktoren finden kann: Z. B. bekommen Menschen, die nie einen Sonnenbrand hatten, Hautkrebs, und Nichtraucher Lungenkrebs.

XXVII

Meine Selbsthilfegruppe wurde sehr schnell bekannt, und außer vielen brieflichen und telefonischen Anfragen bekam ich eines Tages auch von der Trierer „SEKIS" (= Selbsthilfekontakt- und Informationsstelle e.V.) die Einladung, mich mit meiner Selbsthilfegruppe in ihrer Selbsthilfezeitung vorzustellen.

Natürlich nahm ich diese Einladung an. Immerhin war meine Selbsthilfegruppe damals schon mit über 60 Mitgliedern eine der größten Selbsthilfegruppen in Deutschland überhaupt.

Mein Artikel begann mit der Situationsbeschreibung:

„Eine Interessengemeinschaft verschiedener Ärztegruppen und Krankenkassen (besonders der Allgemeinen Ortskrankenkassen Deutschlands) hat seit Beginn des Jahres 1995 von der Öffentlichkeit weitgehend unbemerkt eine künstliche Anreicherung einiger Lebensmittel durchgesetzt, die in ihren Auswirkungen einer Zwangsmedikation gleichkommt: die künstliche Anreicherung mit Jod ..."

Danach beschreibe ich die Versuche der Jodlobby, die künstliche Anreicherung mit Jod gesetzlich vorzuschreiben, und schließlich erläutere ich unsere Arbeitsweise:

„Durch die Hilferufe von Betroffenen aufmerksam geworden, haben wir zunächst nur Informationen darüber gesammelt, in welchem Umfang und mit welchen Auswirkungen durch die Aktion Schaden aufgetreten ist.

Nachdem wir festgestellt haben und nachweisen können, dass dies, obwohl von ärztlicher Seite immer wieder be-

*stritten, in einem größeren Maße der Fall ist als allge-
mein angenommen, und dass deshalb viele Betroffene in
exaktem zeitlichen Zusammenfall und deshalb, wie wir
annehmen, durch die Aktion in eine geradezu verzwei-
felte Situation (bis zur Berufsunfähigkeit) gekommen
sind, haben wir begonnen, die Argumente der Jodbefürworter wissenschaftlich zu untersuchen und sind dabei
auf viele Widersprüche und unbewiesene Annahmen ge-
stoßen. In der jetzigen Phase der Selbsthilfegruppe geben wir wissenschaftliche Informationen anderer Pro
und Kontra, die wir gesammelt haben, an Betroffene
weiter und weisen Bezugsmöglichkeiten nicht künstlich
angereicherter Lebensmittel nach.*

*Darüber hinaus vermitteln wir den Kontakt zwischen
Schilddrüsen-Kranken mit gleichen Symptomen und zwischen Patienten, denen eine bestimmte Therapie oder
Operation bevorsteht oder die sie schon hinter sich haben. Wir machen darauf aufmerksam, dass viele Beschwerden, die von Betroffenen empfunden werden, die
selbst nicht wissen, dass sie schilddrüsenkrank sind, auf
die Jodierung zurückzuführen sind. Wir werben ferner
bei Herstellern und in der Öffentlichkeit dafür, die Jo-
dierungsaktion zu begrenzen, sodass von jeder Produkt-
gruppe mindestens ein nicht künstlich angereichertes
Produkt auf dem Markt bleibt, und erwägen eine Gel-
tendmachung von Schadensersatzansprüchen, weil einige Jodbefürworter bei ihrer Kampagne den Hinweis
darauf, dass die Anreicherung einigen Patienten schaden wird, wissentlich oder fahrlässig unterschlagen
haben, um bei den Herstellern und Verarbeitungsbe-
trieben keine Bedenken gegen die Aktion aufkommen zu
lassen..."*

Dieser ziemlich ausführliche und lange Artikel erschien in

der ersten Selbsthilfezeitung der Trierer „SEKIS" 1996, und durch ihn lernten mich viele Jodgeschädigte kennen und konnten mich um Hilfe bitten.

Am 7. 11. 1996 erhielt ich folgende Mitteilung der „SEKIS":

„Finanzielle Unterstützung durch das Land Rheinland-Pfalz für 1996:

Sehr geehrte Damen, sehr geehrte Herren, liebe Kollegen,

in einem Gespräch mit Mitarbeiterinnen des Sozialministeriums, Abt. Gesundheit, ist uns mitgeteilt worden, dass das Land für das Jahr 1996 noch Mittel zur Unterstützung der Arbeit von Selbsthilfegruppen zur Verfügung stellen kann.

Wir nehmen dies nun zum Anlass, uns bei Ihnen deshalb zu melden und Sie bzw. Ihre Gruppe darüber zu informieren. Sollten Sie im Jahr 1996 voraussichtlich mit einem finanziellen Defizit abschließen und eine Unterstützung von ca. 300 - 500 DM benötigen, so können Sie einen Antrag an das Land stellen und eine finanzielle Unterstützung zur Vermeidung eines Defizites beantragen. ... Sie sollten das relativ schnell machen.

Gedacht ist diese finanzielle Unterstützung des Landes hauptsächlich für kleinere Gruppen, die keine festen Einnahmen haben, und die dennoch zur Deckung bestimmter Ausgaben (z. B. Raummiete, Bürokosten, u. ä.) Gelder benötigen und zwar in Form eines einmaligen Zuschusses (welcher aber im Jahr 1997 wiederholt werden kann) ... "

Alle Bedingungen trafen auf uns zu, und ich stellte den Antrag sofort. Am 29. 11. 1996 wurde er von einem Mitarbeiter des Ministeriums für Arbeit, Soziales und Gesundheit folgendermaßen abgeschmettert:

„Sehr geehrte Frau Pauli, sehr geehrter Herr Dr. Pauli,
Herr Minister Gerster hat mich gebeten, Ihnen auf Ihr
Schreiben, mit dem Sie eine finanzielle Unterstützung
für die Selbsthilfegruppe der Jodallergiker in Trier be-
antragen, zu antworten.

Leider ist es in diesem Jahr nicht möglich, Ihnen einen
Zuschuss zu gewähren, zumal das Projekt, für das Sie um
Mitfinanzierung bitten, bereits abgeschlossen ist. Gemäß
§ 44 Abs. 1.1 Landeshaushaltsordnung dürfen Zuwendun-
gen zur Projektförderung nur für solche Vorhaben bewil-
ligt werden, die noch nicht begonnen worden sind...“

„Aha!“, dachte ich.

Im Sommer 1997 bekam ich wieder eine Aufforderung von
der „SEKIS“, mich mit einem Beitrag an der zweiten Selbsthil-
fegruppenzeitung zu beteiligen.

Ich tat dies, indem ich dem bewährten Text vom Vorjahr die
Erfahrungszahlen aus meiner Selbsthilfegruppe hinzufügte.
Die waren nämlich alarmierend und zeigten deutlich, dass
allein in den letzten 14 Monaten die Zahl der lebensbedrohlichen und lebenslangen Morbus-Basedow-Erkrankungen um
100 % angestiegen war. Dasselbe galt für Jodallergien. Andere
Schilddrüsenerkrankungen wie Hyperthyreose, Autonomien
und Jodakne hatten zwischen 1 - 6% zugenommen. Die Zahl
der Schilddrüsenoperationen hatte sich verdoppelt.

Ich hatte gefaxt, weswegen mir am 19. 8. 1997 zurückgefaxt
wurde:

„Sehr geehrte Frau und Herr Dr. Pauly,
ich beziehe mich auf das o. g. Fax, das – mit dem Text
von 1996 – in unsere neue Selbsthilfezeitung aufgenom-
men werden soll. Hierzu möchte ich mitteilen, dass wir
uns nicht in der Lage sehen, den Text in der vorliegen-
den Form noch einmal aufzunehmen. Die Gründe hierzu
sind Folgende:

1. *SEKIS entschloss sich zur Herstellung einer Selbst-*
   hilfezeitung, um Selbsthilfegruppen die Möglichkeit
   zu bieten, sich selbst gegenüber einer (Fach-)Öffent-
   lichkeit darzustellen. Diese Darstellung soll so ausse-
   hen, dass auf die Existenz einer Gruppe, die Proble-
   matik als Ausgangspunkt einer Selbsthilfegruppe so-
   wie über die Arbeit, die Aktivitäten, die Ziele, etc. be-
   richtet wird.

2. *Sinn einer solchen Zeitung kann es nicht sein, einzel-*
   nen Gruppen ein Forum zu bieten, in dem andere
   Gruppen, Organisationen, Verbände etc. kritisiert
   werden, ohne diesen gleichzeitig die Möglichkeit ei-
   ner Selbstdarstellung zu geben. Dies scheint uns in
   Ihrem Beitrag aus der letzten Zeitung leider nicht
   ausreichend berücksichtigt worden zu sein. So sehr
   Sie natürlich das RECHT haben, die Meinung Ihrer
   Selbsthilfegruppe nach außen darzustellen, so stellt
   doch eine solche Zeitung ein Medium der Informa-
   tion und keine „Streitschrift" dar . . .

Wir würden uns sehr freuen, wenn Sie im o. g. Sinne Ih-
ren Text noch einmal überarbeiten und uns erneut zuge-
hen lassen. Wir bitten Sie, dieses Schreiben nicht als
Versuch einer Zensur zu sehen . . . "

Natürlich war dieses Schreiben nichts anderes, und meine
Antwort kam prompt:

„Sehr geehrter Herr H.-R.!

Ich habe Ihr Fax vom 19. 8. 97 erhalten, in dem Sie mei-
nen Informationsbeitrag über meine Selbsthilfegruppe
der Zensur unterstellen.

Folgendes halte ich hiermit fest:

1. *Wenn ich gewusst hätte, dass Ihre Kontaktstelle und*
   Ihre Selbsthilfezeitung sich nicht an unsere demokra-

tischen Grundrechte sowie die uns garantierte Pres-
sefreiheit gebunden fühlt, wäre ich niemals Ihrer Bitte
um einen Beitrag zu Ihrer Zeitung nachgekommen.

2. *Ich distanziere mich hiermit in aller Form von Ihrer*
Kontaktstelle und untersage Ihnen, meinen Informa-
tionsbeitrag zu veröffentlichen.

3. *Ich stelle fest, dass ich grundsätzlich nicht mit Orga-*
nisationen zusammenarbeite, die totalitären Struktu-
ren verbunden sind.

Dagmar Braunschweig-Pauli M. A."

Wer sich mit der Jodierung befasst, kann sein blaues Wunder erleben.

Und meistens bekommt er dann auch noch eine Gänsehaut. Denn es ist offensichtlich, dass es sich hier um eine ganz „heiße" Sache handelt.

„Der Jodskandal ist heißer als der BSE-Skandal" sagte ich zu einer Journalistin einer großen deutschen Presseagentur, die sich für den Jodskandal interessierte. Sie fand das auch, als sie meine Informationen sah.

Aber ein paar Tage später, als ich bei ihr nachfragte, war sie plötzlich anderer Ansicht geworden. Sie fand, dass die Jodsache doch nicht so eilig sei.

„Aha!" dachte ich wieder.

Der Journalist einer bekannten Test-Zeitung sagte: „Wenn man Ihren Artikel" (gemeint ist der Jodrecycel-Artikel) „liest, denkt man: Jod – igitt."

„Das soll man auch," gab ich zurück. „Das ist ein sehr heißes Eisen, aber Sie brauchen es ja nicht anzufassen!"

Die Gänsehaut habe ich mir inzwischen abgewöhnt.

Ich komme mir wie die Müllerstochter vor, die Rumpelstilzchens Namen erraten hat.

XXVIII

Es gibt bei uns ja Zeitungen und Zeitschriften, die auf ihr Image, jedes heiße Eisen anzufassen, sehr stolz sind.

Man riet mir, mich an diese Presseorgane zu wenden, denn wenn die von der Ungeheuerlichkeit der totalen Jodierung erfahren würden, kämen die unterdrückten Fakten endlich ans Licht der Öffentlichkeit, und der Spuk der Zwangsjodvergiftung wäre zu Ende.

Pustekuchen!

Entweder antwortete man mir gar nicht. Oder man blaffte mich am Telefon an: „Jod ist gut! Was anderes will ich nicht wissen!"

Oder ich bekam die schriftliche Aufforderung, „die Zusendung unerwünschter Manuskripte und Informationen einzustellen."

Diejenigen Medien also, die unter der Flagge der großen Kritikfreudigkeit segeln, können sie ruhig wieder einholen.

Dies Etikett stimmt nämlich nicht.

Mutige Zeitungen gibt es trotzdem, aber die sind ganz bescheiden. In einer von ihnen konnte man im März 1998 folgende Äußerung lesen:

„Wir leben in der Zeit der Gesundheitskampagnen: erst die Fluor-, dann die Jod-, und jetzt die Östrogen-Kampagne. Sie alle haben gemeinsam, dass es gar nicht mehr vorrangig um die Gesundheit der sogenannten Zielgruppen geht, sondern darum, das für diese speziellen Gruppen unter kommerziellen Aspekten entwickelte Medikament an den Verbraucher zu brin-

gen. Von Nebenwirkungen ist kaum die Rede. Dabei gibt es sie ..."

Ich nahm diese Notiz zum Anlass, einem Apotheker zu prophezeien: *„Demnächst wird sicherlich im Stile der totalen Jodierung Östrogen in alle Lebensmittel getan, damit sich die Chose auch lohnt."*

„Um Gottes Willen!" rief der Pharmazeut entsetzt aus. „Da würden sich die Männer aber zur Wehr setzen!"

„Aha", sagte ich ironisch. „Männer lassen sich das nicht gefallen, zwangsöstrogenisiert zu werden. Aber die Zwangsjodierung, die zu 90% Frauen betrifft, die ist in Ordnung. Mit den Frauen kann man's ja machen, nicht wahr?"

Tatsächlich ist es so, dass die knallharten Jodierer Männer sind, und die durch Jod geschädigten Menschen überwiegend Frauen.

Pfannenstiel formuliert das in deutlich süffisanter Wortwahl so: *„Schilddrüsenkrankheiten haben fraglos eine ausgesprochene Vorliebe für das weibliche Geschlecht ... dreimal bis fünfmal so häufig wie Männer fallen Frauen der eigenen Schilddrüse zum Opfer. Betroffene Frauen sind also doppelt benachteiligt."* (in: *„Nichts Gutes im Schilde"*, Seite 39)

Wenn man sich nur die Statistik ansieht, stimmt das auf den ersten Blick.

Auf den zweiten Blick sieht die Sache aber doch etwas anders aus: Zwar ist der Frauenanteil unter den Jodgeschädigten wirklich um ein Vielfaches größer als der Männeranteil. Aber wenn das Jod die Männer einmal erwischt, erwischt es sie gründlich!

Die jodgeschädigten Männer sind meist sehr viel lebensbedrohlicher jodkrank als die meisten Frauen.

Anders ausgedrückt: Bei den Frauen verteilt sich die entsprechende Anzahl der durch Jod ausgelösten Schwersterkrankungen auf 90% aller Jodkranken. Da hat also nicht jede Frau den gefährlichen Morbus Basedow oder die schweren Herzrhythmusstörungen. Etwa ein Drittel der betroffenen Frauen kommt mit einer leichteren Hyperthyreose davon, die mit Jodabstinenz gut in den Griff zu bekommen ist.

Anders ist es bei den Männern. Da sind leichtere Hyperthyreosen selten. Die 10% jodgeschädigten Männer sind fast alle schwerstkrank. Entweder haben sie Morbus Basedow oder allerschwerste Herzerkrankungen. Auch die Schilddrüsenkrebsfälle, die mir bisher bekannt geworden sind, haben Männer betroffen.

Die mir bekannten zwei Überlebenden eines durch Jod ausgelösten anaphylaktischen Schockes sind ebenfalls Männer. Der eine wurde fast blind, dem anderen mussten einige Zehen amputiert werden, und es besteht die Gefahr, dass das ganze Bein eventuell auch noch amputiert werden muss.

Das Vertrauen, dass die Medizin grundsätzlich darauf ausgerichtet ist, den Menschen heil zu machen, ist in einem Maße geschwunden, das kein Gutwilliger wollen kann. Ethik-Kommissionen werden daran nichts ändern, solange Darstellungen wie die Folgende glaubhaft sind, und sie sind es leider:

Der anonyme, sich nur als „Urologe" zu erkennen gebende Autor (= Dr. med.) des 1998 im Hanser Verlag erschienenen Buches *„Patient Nebensache. Aus dem Tagebuch eines Kassenarztes"* schreibt auf Seite 27: *„Das Zeug"* (gemeint ist ein Medikament gegen Blasenentzündung, Anm. d. Autorin) *„hilft nur der gewinnsüchtigen Industrie (90 Tage lang morgens nüchtern eine Tablette – später noch einmal 30 Tabletten zur Auffrischung!), und die ‚wissenschaftlichen' Arbeiten stammen von gekauften Professoren (oft Pensionäre), die unter dem Einfluss der klotzigen Honorare ihre Studien frisieren."*

XXIX

Zu den Erfahrungen der besonderen Art gehört es auch, dass ich Anrufe von Sprechstundenhilfen niedergelassener Ärzte bekomme. Die Anliegen gleichen sich und die Anfragen lauten mehr oder weniger ähnlich, etwa so: „Der Herr Doktor hat erfahren, dass Sie wissen, welcher Bäcker jodfreies Brot backt. Könnten Sie ihn mir bitte nennen? Der Doktor weiß nicht mehr, wie sich seine schilddrüsenkranken Patienten noch ernähren können. Es gibt ja nichts Unjodiertes mehr."

Selbstverständlich nenne ich sofort den Bäcker. Aber der Doktor ist auch noch an meinen anderen Informationen interessiert. Die schicke ich postwendend ab, und die Gewissheit, damit Menschen in großer Not wirkungsvoll helfen zu können, bleibt mein einziger Lohn.

Komisch, dass diejenigen, die an den Krankheiten verdienen, es als selbstverständlich annehmen, dass ich, die ich mich für die Gesundheit der Menschen einsetze, und daran gar nichts verdiene, das einfach für null Komma nichts tun kann. Eine Bezahlung will ich auch gar nicht. Aber es würde meine Arbeit erleichtern, wenn mir meine Unkosten erstattet würden.

Auch ich muss das Papier und die Tintenpatronen (übrigens sagenhaft teuer!) für den Tintenstrahldrucker, und die DIN-A4-Umschläge im Schreibwarengeschäft kaufen und die für die Versendung notwendigen 3-DM-Briefmarken bei der Post.

Auch das Telefon, das ich für die so wichtigen Recherchen und die oft erbetenen Rückrufe brauche, habe ich nicht gratis zur Verfügung.

Ich habe Unkosten, und das nicht zu knapp.

Komisch, dass Ärzte, die von meiner Arbeit profitieren, darüber großzügig hinwegsehen. Und nicht nur das.

Diejenigen, die ohne meine Informationen nicht wissen, wie sie ihre schilddrüsenkranken Patienten vernünftig behandeln sollen – denn ohne jodvermeidende Diät gibt es keine vernünftige Behandlung von Schilddrüsenerkrankungen – die suchen niemals den Kontakt mit mir, z. B. um sich zu bedanken. Ich werde gebraucht, aber sonst ignoriert, ein lästiges, aber notwendiges Übel sozusagen.

Mediziner schätzen es nicht, wenn Wissenschaftler anderer Fächer sich erfolgreich auf ihr Terrain begeben. Zugegebenermaßen kommt das auch nicht oft vor. Aber dass ich mich erfolgreich in die gesundheitspolitische Misswirtschaft eingemischt habe, steht außer Zweifel. Und die Einmischung ist dringend erforderlich. Denn unsere Gesundheitspolitik – die diesen Namen längst nicht mehr verdient – hat wieder, genau wie vor 65 Jahren, den Weg der Unmenschlichkeit beschritten.

Wieder, genau wie ab 1933, werden Menschen künstlich zu Außenseitern abgestempelt und schrittweise aus der Allgemeinheit ausgegrenzt.

Treffender, als es Dr. med. Wilhelm May, der bis etwa Mitte des 20. Jhds. in Kreuth am Tegernsee eine Spezialklinik für Schilddrüsenerkrankungen leitete, gesagt hat, kann man es bestimmt nicht ausdrücken, was durch die künstliche Jodierung mit den Menschen geschieht: „Ein ganzes Volk wird stigmatisiert!" Dr. May war ein erklärter Gegner künstlicher Jodierung, der in der Zeit der Jodierungskampagne während des 3. Reiches immer wieder Kopf und Kragen riskiert hat für seine medizinische und ethische Überzeugung, mit der er unerschrocken für seine Patienten eintrat.

Die vom „Arbeitskreis Jodmangel" herausgegebene Information *„Fakten zur Jodversorgung in Deutschland – Derzeitige Situation und zukünftiger Handlungsbedarf"* (Groß-Gerau, April 1997) berichtet auf Seite 2 über die *„Meilensteine auf dem Weg zu einer besseren Jodversorgung"*. Für die Betroffenen liest sich diese Dokumentation wie die Beschreibung des langsamen, aber sicheren Zuziehens einer um ihren Hals gelegten Schlinge.

Die sogenannten „Meilensteine auf dem Weg zu einer besseren Jodversorgung" sind in der Realität die Meilensteine zur Ghettoisierung aller Menschen, die jetzt und zukünftig kein Jod vertragen.

„1981 – Anhebung des Jodgehaltes im Speisesalz; Aufdruck auf Salzverpackung „nur bei ärztlich festgestelltem Jodmangel" entfällt.

1984 – Gründung des Arbeitskreises Jodmangel: Beginn entscheidender Impulse für eine forcierte Aufklärungs- und Öffentlichkeitsarbeit und für Initiativen auf gesetzgeberischer Ebene.

1989 – Jodsalz ist nicht länger Diätlebensmittel, sondern Lebensmittel des allgemeinen Verzehrs; der Einsatz von Jodsalz in der Lebensmittelherstellung sowie in der Gastronomie und Gemeinschaftsverpflegung wird ermöglicht.

1991 – Jodsalz für die Herstellung von Wurst-, Fleischwaren (als jodiertes Nitritpökelsalz) und von Käse wird erlaubt.

1991 – Anreicherung von Säuglingsmilch und Säuglingsbreinahrung mit Jod.

1993 – Besondere Deklarationspflicht für mit Jodsalz hergestellte Lebensmittel entfällt.

1996 – Einführung des Jodsiegels durch die Bundeszentrale für gesundheitliche Aufklärung (BZgA) im Auftrag des Bundesgesundheitsministers."

Absichtlich unerwähnt bleibt wieder einmal die heimliche Jodierung des Viehfutters ab 1995. Sie ist offiziell also gar nicht existent, weil man wusste, dass man damit die jahrelange Übertölpelung der Öffentlichkeit selbst entlarven würde. Denn das begreifen auch ganz Begriffstutzige, dass so unsinnig viel

Jod, wie es nun in allen Nahrungsmitteln drin ist, wirklich nicht gesund sein kann.

Die mit den schrittweise eingeführten Jodverordnungen angezielte Ghettoisierung einer bestimmten Menschengruppe ist gelungen.

Es dürfte kaum ein Krankenhaus mehr geben, in dem Menschen, die kein Jod vertragen, ernährt werden können.

Fazit: **Menschen, die kein Jod vertragen, können sich in keinem Krankenhaus mehr stationär behandeln lassen. Eigentlich ist damit auch für Krebskranke jede Krankenhausnahrung tabu.**

Es gibt kein Altenheim mehr, in dem Menschen, die kein Jod vertragen, und die unter Osteoporose leiden, ernährt werden können.

Fazit: **Alte Menschen, die kein Jod vertragen und es wegen ihrer Osteoporose unbedingt meiden müssen, können in kein Altenheim mehr gehen.**

Es gibt keine Kantine mehr, in der unjodiert gekocht wird.

Fazit: **Wer kein Jod verträgt, kann in keiner Kantine mehr essen.**

Es gibt kein Restaurant, Café oder Schnellimbiss mehr, in dem man unjodierte Speisen, Kuchen, etc. bekommen kann. Die heimtückische Viehjodierung unterläuft ja jede bewusste Verwendung von jodiertem oder unjodiertem Salz.

Fazit: **Menschen, die kein Jod vertragen, können nirgendwo mehr essen gehen.**

Es gibt kein Hotel und keinen Gasthof mehr, wo es unjodiertes Essen gäbe.

Fazit: **Menschen, die kein Jod vertragen, können nirgendwo mehr hinfahren.**

Unsere Lebensnische wird immer enger.

Zum Beispiel gibt es keine in Deutschland erzeugten tierischen Eiweiße mehr, die wir essen können.

Fazit: **Menschen, die kein Jod vertragen, müssen sich streng eiweißlos ernähren.**

Wie sich das auf die Gesundheit auswirkt, hat bereits der SS-Mann Heinrich Berning mit seiner sogenannten „E-Kost" (= Euthanasie durch Eiweißmangel) gezeigt. Die Basis des Heinrich Berning war kalorien- und ballaststoffreiche Kost ohne Spuren von Fleisch und Milch. Berning: *„Bei experimenteller Hypoproteinämie"* (= Eiweißmangelkrankheit) *„gehört zur Erzeugung von Ödemen die gleichzeitige Zufuhr von Wasser und Kochsalz, während Wasser und Kochsalz, in großen Mengen gegeben, bei normalem Bluteiweiß keine Ödeme verursacht..."* Die von Berning künstlich erzeugten Ödeme begannen zunächst im Gesicht und am Schienbein. Seine Opfer klagten, „dass ihnen ein Stein im Bauch läge." Berning faszinierte auch Intimes:

„Der ödematöse Penis eines Russen wies einen Umfang von 23 cm auf. Die Anschwellung des Hodensackes konnte so hochgradig sein, dass sie zu breitbeinigem Gang zwang und der ödematöse Hodensack bei Bewegung mit den Händen verlagert werden musste." (zitiert nach: Peter Ferdinand Koch, *„Menschenversuche"*, Seite 130 ff.)

Die heimliche Jodierung des Viehfutters, die für unzählige Menschen deutsche Fleisch- und Milchprodukte sowie Eier und sogar pflanzliche Lebensmittel, sofern mit Wirtschaftsdünger aus jodierten Viehbeständen herangezogen, ungenießbar macht, bringt uns derzeit wieder in gefährliche Nähe der beschriebenen Berningschen „E-Kost". Viele Jodgeschädigte, die seit Jahren gezwungen werden, auf tierische Eiweiße – weil jodiert – zu verzichten, klagen über Ödembildungen im Gesicht, an den Beinen und Armen. Wer sich dann aber plötzlich glücklich preisen kann, polnische oder französische Milch trinken und Eier essen zu dürfen, der erlebt eine geradezu grandiose

Entwässerung und eine Reduzierung des Körpergewichtes bei gleichzeitig höherer Kalorienaufnahme.

Meine Kinder sagen: „Wir wollen keine Ausflüge mehr machen. Es macht keinen Spaß, wenn die Mami nie mitessen kann!"

Eine Freundin, die meine Klagen nicht recht verstand, sagte: „Du kannst deine unjodierten Lebensmittel doch überallhin mitnehmen."

Sie hatte meine Ghettoisierung akzeptiert und wurde so automatisch zur Helfershelferin der Unmenschlichkeit. Dabei ist sie hilfsbereit, warmherzig und religiös. Aber der vermeintlich „gute Zweck" der Jodierung, die angebliche Erhaltung der Volksgesundheit, war offenbar ebenso überzeugend in ihr Bewusstsein hineinverwoben worden wie bei den meisten Bürgern dieses Landes, sodass sie gewisse Einschränkungen, z. B. für mich und meine Gesundheit, für durchaus vertretbar hielt.

Es ist ja so einfach, das Böse unter dem Deckmantel des scheinbar Guten unter die Menschen zu bringen! Auch unter die durchaus gutartigen Menschen.

„Kannst du mir ein Lokal nennen, in dem ich anstandslos mein Butterbrot auspacken kann?" fragte ich sie herausfordernd. „Es gibt in einem Restaurant zwei Möglichkeiten, sein mitgebrachtes Butterbrot zu essen," stellte ich fest. „Entweder auf der Straße oder auf der Toilette. Beide Möglichkeiten sind entwürdigend. Für welche würdest du dich entscheiden?"

Darauf schwieg sie betroffen. Aber ich bin mir nicht sicher, ob sie die ganze Tragweite dieser vorgeblich gesunden, tatsächlich aber diskriminierenden, entwürdigenden und grausamen Maßnahme erfasst hat.

Normalerweise vermeide ich es, mein unjodiertes Butterbrot (belegt mit Schnittlauch, Petersilie oder Paprikaschnitzel) im Restaurant auszupacken. Diesmal ging es aber nicht anders.

Wir waren in Bad Bertrich schwimmen gewesen, und wir waren alle müde und hungrig. Meine Kinder wollten aus-

216

nahmsweise ein warmes Gericht essen. Mein Mann erklärte der Bedienung mein Ernährungsproblem und bat um einen Teller für mein mitgebrachtes Brot, sowie um Besteck.

Als sie mit den drei Gerichten für meine Familie zurückkam, fehlte der Teller für mich.

„Sie haben meinen Teller vergessen,“ erinnerte ich sie.

„Sie können doch den Besteckteller nehmen,“ antwortete sie frech und wies mit dem Kopf auf den kleinen Teller, auf dem sie das Besteck gebracht hatte.

„Nein, das kann ich nicht,“ sagte ich fest. „Ich bestehe auf einem ganz normalen Teller!“

Schlagartig war uns allen der Appetit vergangen. Als Heinrich bezahlte, sagte Hiero ermahnend: „Aber ohne Trinkgeld, Papa!“

217

XXX

Kurz vor Weihnachten 1997 ging das Telefon.

Es war eine junge Journalistin vom „Mitteldeutschen Rundfunk" in Dresden. Sie hatte von meiner Selbsthilfegruppe gehört, und sie wollte alle Informationen über die Gruppe und vor allem über das Jodproblem, denn: „Von Problemen mit Jod hat man ja bis jetzt noch gar nichts gehört, ganz im Gegenteil, es ist doch gesund."

Ich war schon daran gewöhnt, dass an unserer Ghettoisierung keinerlei Anstoß genommen wurde, und so freute ich mich zwar über das Interesse der jungen Journalistin, aber doch vorsichtig, um hinterher, wenn es doch wieder nichts sein würde, nicht zu enttäuscht zu sein.

Ich schickte ihr alle Informationen und hörte vier Monate nichts mehr von ihr.

Aber dann rief sie wieder an mit der Mitteilung, die Sendung würde Freitag in einer Woche gesendet und wir müssten jetzt die Einzelheiten besprechen...

Das ging natürlich nur telefonisch, und es wurden zwei sehr anstrengende Wochen für die Journalistin, für mich und für meine Familie.

Das Hauptproblem war, dass die meisten der am härtesten betroffenen Jodopfer nicht im Fernsehen sprechen wollten. Tagelang telefonierte ich in ganz Deutschland herum und rief alle Mitglieder an, die in Frage kamen, bis sich endlich zwei Damen bereit fanden, sich mit ihrer Zwangskrankheit der Öffentlichkeit zu stellen.

Das kann nicht jeder.

Gerade die Jodkranken, die an Körper und Seele verletzt sind, können das gar nicht gut und suchen die Einsamkeit.

Wer zeigt sich schon gerne mit den hervorquellenden Froschaugen des Morbus Basedow einem Millionen-Fernsehpublikum?

Wer stellt schon gerne seine Blutkrusten von der Jodallergie oder seine Eiterfurunkel von der Jodakne vor einem Millionen-Fernsehpublikum zur Schau?

Oder wer zeigt sich gerne als Elendsgestalt, bis auf Haut und Knochen abgemagert?

Als Gründerin der Selbsthilfegruppe hatte ich natürlich nicht die Wahl, ob ich in der Sendung mitmachen wollte oder nicht. Ich wollte die Sendung, also musste ich auch mitmachen.

Aber mich belastete meine entstellende Jodakne im Gesicht, und ich kämpfte bis zuletzt mit der Versuchung, für die Filmaufnahmen doch noch Make-up aufzulegen.

Jede Frau, die Wert auf ein gepflegtes Aussehen legt, wird mich verstehen können.

Obwohl es mir unsagbar schwer fiel, tat ich es schließlich doch nicht.

Ja, ich hatte eine jodgeschändete Haut, aber nicht ich musste mich ihrer schämen, sondern diejenigen Jodierer, die mir diese Schändung zugefügt hatten, die diese totale Jodierung seit Jahren eingefädelt und Schritt für Schritt durchgesetzt hatten.

Nachdem ich mir das klargemacht hatte, wurde es mir leichter, meine Jodakne zu zeigen. Und im Nachhinein bin ich froh, dass ich sie nicht abgedeckt hatte. Denn es war für viele Fernsehzuschauer, die ihre Akne bisher nicht hatten einordnen können (ihre Hautärzte auch nicht!), sehr aufschlussreich, meine Jodpickel sozusagen als Anschauungsobjekt sehen zu können. Eine Anruferin sagte: „Sie haben aber auch starke Hautprobleme, du meine Güte!"

Der Film über die Jodprobleme wurde unter dem Titel:

„Krank durch Jod" im Boulevard-Magazin *„Brisant"* am Dienstag, den 19. Mai 1998, um 17.15 Uhr gesendet.

In dem fünfminütigen Beitrag kam zuerst Prof. Dr. Jürgen Hengstmann, Endokrinologe am Berliner Urban-Krankenhaus (Dieffenbachstr. 1, Tel.: 030/ 697-1), zu Wort. Er stellte einen Basedow-Patienten vor, der erst durch die Jodierung krank geworden war, und der ohne diese Jodierung aller Wahrscheinlichkeit nach sein ganzes Leben nicht basedowkrank geworden wäre, wie Hengstmann feststellte.

Nach Hengstmanns Schätzungen werden 10-15% aller Bundesbürger unter der Jodierung leiden und krank werden.

Im „Brisant"-Beitrag wurde ferner eine interne Studie des Mainzer Schilddrüsenspezialisten Professor Kahaly zitiert, nach der eine überhöhte Jodzufuhr bei vielen Patienten deutlich negative Folgen hat: *„Bei 6 von 31 Patienten mit durch Jodmangel verursachtem Kropf, die ein halbes Jahr täglich 0,5 Milligramm Jod erhielten, reagierte die Schilddrüse mit Gewebsveränderungen, Über- oder Unterfunktion."*

Leider schränkte Kahaly später der Presse gegenüber dieses Ergebnis ein und zeigte sich, obwohl seine Studie das nicht bewiesen hatte, überzeugt: *„Wenn der Schilddrüse regelmäßig Jod zugeführt wird und sie entsprechend gesättigt ist, werden hohe Dosen sogar ungefährlich."* (M. Weber, *„Wie gesund ist Jod wirklich?"*, „Goldenes Blatt", Nr. 37, 1998)

Betroffene aus meiner Selbsthilfegruppe mit schwersten Herzbeschwerden und schwersten Mangelerscheinungen aufgrund des erzwungenen Verzichtes auf jodierte Milchprodukte kamen ebenfalls zu Wort.

Völlig neu für den Verbraucher, und deshalb ungeheuer wichtig, war der Hinweis auf die heimliche Viehjodierung, die ja keine Jod-Deklaration der Fleisch- und Milchprodukte nach sich gezogen hat, wie es der Verbraucherschutz eigentlich erforderlich gemacht hätte. Nach dem neuen Produktsicherheitsgesetz, das seit dem 1. August 1997 mit 5-jähriger Verspätung in Kraft getreten ist, und das einen vorbeugenden Verbraucherschutz gewährleisten soll, kann dagegen tatsächlich geklagt werden. Denn das neue Produktsicherheitsgesetz garantiert, dass künftig der Rückruf aller unsicheren Produkte angeordnet oder deren Verkauf untersagt werden kann, ehe Personen durch sie Schaden genommen haben. Genau das trifft auf die heimlich jodierten und nicht deklarierten Fleisch- und Milchprodukte zu: Durch das Übermaß an Jod, das in ihnen enthalten ist, und vor dem keine Deklaration den Verbraucher warnt, entsteht eine Gesundheitsgefährdung.

Im Moment gibt es hinsichtlich der Jod-Gefahr tatsächlich keine unsichereren und gesundheitsgefährdenderen Produkte als Fleisch- und Milchprodukte. Hier müsste der Gesetzgeber unverzüglich eingreifen, wenn es ihm mit dem neuen Produktsicherheitsgesetz wirklich ernst ist und er den Verbraucher wirklich schützen will.

Leider sieht die Realität anders aus, und so schließt die Sendung folgerichtig mit der Frage, ob über 10 Millionen Jodgeschädigte noch zu wenig sind, um etwas zu ihrem Schutze zu unternehmen.

Die „Brisant-Sendung" war noch nicht zu Ende, da klingelte schon das Telefon. Und das ging so weiter bis in die Nacht hinein. Aus allen Teilen Deutschlands kamen die Anrufe: aus Niedersachsen genauso wie aus Bayern, aus Mecklenburg-Vorpommern genauso wie aus Baden-Württemberg.

Es war, als hätten sich Isolierzellen geöffnet, in denen die Jodopfer bis jetzt festgehalten worden waren. Es war genau so, wie die alte Nonne es der zukünftigen Baronin von Trapp (in der Verfilmung „Die Trapp-Familie" von 1956 nach dem Lebensbericht der Maria Baronin von Trapp) mit auf den Lebensweg gegeben hatte: *„Wenn der liebe Gott eine Tür zuschlägt, öffnet er dafür ein Fenster."*

„Man steht jämmerlich alleine," sagte eine Anruferin. *„Das ganze Leben ist radikal negativ verändert worden."* – *„Wenn die Sendung zwei Jahre früher gekom-*

men wäre, wäre mir viel Leid erspart geblieben." –
„Was hab' ich nicht alles gemacht, um verträgliche
Lebensmittel zu bekommen. Ich bin richtig verlacht
worden."

„Manche Ärzte sagen einfach, das gibt es nicht, was
Sie da sagen."

„Ich bin auf die Jodwerbung reingefallen – jetzt habe
ich seit drei Jahren Morbus Basedow."

„Ich bin so glücklich über diese Sendung: Ich habe da
zum ersten Mal meine eigenen Probleme wiedererkannt.
Nach einem Restaurantessen bekam ich das erste Mal
Herzrasen."

„Ich habe mich mit verschiedenen Ärzten herumge-
schlagen. Pfannenstiel hat aufgelegt ..."

„Die Brisant-Sendung war mein Aha-Erlebnis. Ich habe
so eine fürchterliche Akne, dass ich bereits operiert werden musste, aber die Akne blieb. Sie war immer besonders stark, wenn ich als Krankenschwester jodhaltige
Desinfektionsmittel anwenden musste."

„Seit fast drei Jahren laufe ich von Arzt zu Arzt. Damals
fing es ganz langsam an mit Völlegefühl, wenn ich Brot
gegessen hatte. Dann kamen Koliken, ich konnte fast
gar nichts mehr essen. Ich bekam Herzprobleme, jetzt ist
ein Hautausschlag dazugekommen. Ich habe viel abgenommen." – „Man wird nicht so richtig informiert, nicht
einmal vom Arzt. Ich habe Herzrasen, Sehstörungen,
Müdigkeit, Atemprobleme, Schwitzen, Schlaflosigkeit,
geschwollene Beine. Der Arzt sagt, das sind Ödeme.
Diagnose: Morbus Basedow. Ich schreibe an meiner
Magisterarbeit, aber ich kann im Moment nicht arbeiten, ich bin immer so müde. Wenn bloß die große Müdigkeit nicht wäre. Ich bin so müde, dass ich nicht zwei

Stunden hintereinander in der Bibliothek lesen
kann . . ."

„Ich habe seit längerer Zeit starken Durchfall. Aber die
Magen- und Darmspiegelungen waren ohne Ergebnis.
Auch die Blutwerte sind in Ordnung. Der Arzt sagt, das
sei die Schilddrüse."

„Ich habe durch das Jod Rheuma bekommen und Kno-
chenentkalkung am Fuß und in den Fersen – ich bin 30
Jahre alt."

„Immer wenn ich Jogurt aß, bekam ich Herzattacken,
und zwar lebensbedrohlich, fast bis zur Bewusstlosig-
keit. Ich habe den Eindruck, wir werden flächendeckend
verscheißert!"

Auch in den nächsten Tagen rissen die Anrufe nicht ab. Viele
Jodleidende hatten sich bereits über die Auskunft meine Adres-
se besorgt, und schon am nächsten Morgen trafen die ersten
Hilferuf-Briefe ein. Einige waren an die „Selbsthilfegruppe der
Jodgeschädigten" adressiert. Vox populi – treffender und kür-
zer kann man das Problem nicht benennen.

Auch die Redaktion des MDR gab die Anschrift der Selbsthilfegruppe an Betroffene weiter, sodass sich das Postfach
schlagartig füllte.

Man schrieb mir zum Beispiel:

„Mit großem Interesse habe ich die Sendung ‚Brisant‘
am 19.5.98 in der ARD gesehen. Da ich auch immer
wieder feststellen muss, dass ich einiges beim Essen
nicht vertrage, wäre ich Ihnen dankbar, wenn Sie mir
Informationsmaterial, wie z.B. was darf ich essen und
was nicht, zukommen lassen würden. . . . Ich wurde an
der Schilddrüse operiert. Nun muss ich aber immer öfter
feststellen, dass ich erhebliche Beschwerden, wie z.B.
Unruhe, Durchfall, Herzstolpern u.a. bekomme, wenn

ich von gewissen Dingen, z.B. Milchprodukten, Süßig-
keiten, bestimmte Arten von Fleisch o.a. esse..."

"Ich möchte Sie bitten, mir Informationen und evtl.
schriftliches Material zur Jodallergie zukommen zu las-
sen. In der gestrigen Sendung wurden genau die Be-
schwerden genannt, die ich seit 2 Jahren habe und auf
die ich neuerdings mit Herzmitteln behandelt werde. Be-
züglich der Schilddrüse wurde bei mir eine ‚chronische
Entzündung' festgestellt, die nicht behandelbar sei. Von
einer Jodallergie hatte ich noch nie etwas gehört, und
es wäre für mich wie eine Offenbarung, wenn der Grund
meiner Herzrhythmusstörungen darin zu suchen sei."

"Als ich heute die Sendung im Fernsehen sah, glaubte
ich erst, ich höre nicht richtig. Da gibt es plötzlich Leu-
te, denen es genauso geht wie mir! Ich bin mir schon
reichlich blöde vorgekommen, beim Bäcker oder Metz-
ger immer wieder zu fragen: ‚Ist da auch kein Jodsalz
drin?' Vor vier Jahren ging es mir derart dreckig, ich
konnte nichts mehr machen, so haben meine Hände ge-
zittert, vom Treppensteigen ganz zu schweigen. Mein
Hausarzt bekam, nachdem er mein Blut ans Labor ge-
schickt hatte, ein Fax, er solle die Blutuntersuchung
nochmals machen, solche Werte würde es nicht geben.
Das tat er, und da musste ich noch am selben Abend ins
Krankenhaus mit der Bemerkung, es könnte am nächsten
Tag zu spät sein, da mein Blutdruck und Puls die höchs-
ten Werte (über 200) erreicht hätten. Fünf Wochen
musste ich im Krankenhaus bleiben. Was können wir
Betroffenen tun, um zu bewirken, dass nicht überall die-
ses Jodsalz verwendet wird?"

Eine Frau hatte nach einer Radiojodtherapie katastrophal geschwollene Augen, mit einem Gefühl, „als liefen die Augen
aus." In der Klinik wurde das nicht beachtet, der Arzt sagte,

mit Jod hätte das nichts zu tun. Inzwischen hat sich ein starkes Jucken hinter den Ohren eingestellt, und Jucken und Hervorquellen der Augen werden immer schlimmer. Der Augenarzt behauptet, es liege keine Augenkrankheit vor, und der Allergologe verweigert einen Allergietest.

Ich wurde überrollt von einer Leidenslawine, wie ich es nicht für möglich gehalten hatte. Natürlich waren mir alle Konsequenzen der schleichenden Jodvergiftung, wie wir sie nun haben, klar, aber dass schon so viele dramatische Krankheitsverläufe passiert waren, wie ich es nun erfuhr, das schockierte mich zutiefst.

Mich belasteten diese Dinge sehr.

Ich saß am Telefon oder über den Briefen und musste mit den Tränen kämpfen.

Einige Jodgeschädigte haben mir ihre gesamte Leidensgeschichte aufgeschrieben mit der Erlaubnis, sie hier zum Nutzen anderer Jodgeschädigter wiederzugeben.

I. Beispiele der Jodallergie:

1. „Meine Jodallergie hat angefangen bestimmt mit 12 - 13 Jahren. Ich habe mir sehr große Wunden auf dem Kopf gekratzt. In dieser Zeit war ich sehr empfindlich, besonders auf Salz, Meeresfische etc. Ich habe ziemlich oft rote, brennende Flecken im Gesicht gehabt. Dafür benutzte ich fast jeden Tag Tormentiol-Salbe. Diese hat meistens eine Linderung ergeben. Als Kind war ich oft unruhig, hatte starke Kopfschmerzen. Ich konnte mich auf das Gespräch nicht konzentrieren. Als Kind konnte ich schlecht Speisen essen. Ich hatte dabei oft Übelkeit gehabt. Trotzdem habe ich gegessen. Ich habe zu mir gesagt: ‚Ich kann nicht verhungern.‘ Nach dem Essen habe ich manchmal Magenkrämpfe gehabt, plötzliche Durchfälle und Übelkeit.

Mit 19 - 20 Jahren haben bei mir sehr starke Depressionen angefangen. Ich habe sehr starke strahlende Herzschmerzen bekommen und war dabei fast immer sehr schwach. Nachts habe ich starke Träume gehabt und manchmal nicht geschlafen. Mit 25 Jahren habe ich meine Mutter besucht, und da hat bei mir ein Alptraum angefangen. Ich habe gedacht, jemand habe mir Drogen ins Essen getan. Ich habe sehr starke Halluzinationen und Sinnestäuschungen bekommen. Ich habe gewusst, dass ich krank war, aber helfen konnte ich mir nicht. Ich habe Beziehungsideen und Angst vor Lebensmitteln gehabt. Ich habe was anderes geschmeckt als vorher. Im Mund hat es gebrannt wie vom Pfeffer. Die Ärzte haben mir gesagt, dass ich eine halluzinoide, paranoide, schizophrene Psychose habe und müsste dann mit einer Haldol-Depotspritze behandelt werden. Danach war ich wieder in meiner Wohnung und hatte immer Angst, war sehr müde und von Psychopharmaka hatte ich parkinsonähnliche Nebenwirkungen bekommen.

Ich habe mich entschlossen, in eine betreute Wohngemeinschaft umzuziehen und habe einen Monat lang die Psychopharmaka abgesetzt. Danach ging es mir viel besser. In dieser Zeit habe ich immer noch nicht gewusst, dass ich eine Jodallergie habe und was das bedeutet. Ich war bei einer Hautärztin und sie hat alle möglichen Tests gemacht, konnte aber keine Allergie feststellen. Nach einem Jahr habe ich die Schilddrüsenuntersuchung gemacht und bekam Jod als Kontrastmittel. Nach dieser Untersuchung wurde mir sehr schlecht. Noch in der Praxis bin ich sehr unruhig geworden, habe Schwindel und Hitzewallungen bekommen. Nach dieser Untersuchung bekam ich zu Hause dann starke Depressionen, Angst und konnte nicht mehr schlafen, obwohl ich Psychopharmaka genommen habe. Nach mehreren Wochen haben sich diese Beschwerden gebessert. Diese Untersuchung hat gezeigt, dass meine Schilddrüse das Jod nicht richtig aufnimmt, aber trotzdem noch normal arbeitet.

Ich ging zu einem anderen Arzt, der feststellte, dass meine Schilddrüse vergrößert ist und er hat mir zuerst 200 Mikrogramm Jod verschrieben. Die Jodtabletten habe ich nach drei Tagen selber abgesetzt, weil ich so starke psychische Beschwerden bekommen habe. Ich habe vermutet, dass das vom Jod kommt. Die Beschwerden waren Angst, Schlaflosigkeit, Überaktivität, Depression, Hautausschläge. Auf Grund dessen stellte der Arzt eine Jodallergie fest. Trotzdem hat er bei mir zuerst Euthyrox ausprobiert. Davon habe ich dieselben Beschwerden wie mit Jodtabletten bekommen. Danach hat der Arzt L-Thyroxin ausprobiert. Die ersten drei Tage habe ich mich sehr wohl gefühlt. Ich bin ziemlich aktiv geworden, aber bekam Schlafstörungen. Ich habe mich plötzlich so leicht gefühlt, wie damals als ich Kind war.

Aber danach wurde es mit mir schlimmer. Ich habe starke Angst und Schlaflosigkeit bekommen und sehr starke Phantasie. Dazu noch die Hautausschläge auf den Armen, und überall wo ich geschwitzt habe, ist die Haut aufgegangen. Die Hautärztin hat mir Cortison verschrieben. Dann bin ich noch zum Psychiater gegangen und er konnte keine Psychose feststellen. Danach war ich bei einer Heilpraktikerin. Sie hat mir antiallergische Medikamente gegeben, aber auch Tropfen für die Schilddrüse. Diese Tropfen und L-Thyroxin haben bei mir Wahrnehmungsstörungen *ausgelöst. Diese antiallergischen Medikamente haben mir geholfen, dass ich für eine Stunde wieder normal war, aber danach habe ich wieder L-Thyroxin genommen und war wieder wie im Drogenrausch. Mein Freund hat mich überzeugt, in die psychiatrische Klinik zu fahren. Die Ärzte haben sich sehr geärgert über meine Hautausschläge und wollten sogar ein Foto davon machen. Dazu habe ich starke Lichtempfindlichkeit gehabt, verschwommenes Sehen, Angst, Schlaflosigkeit und war wie im Drogenrausch. Danach habe ich starke Psychopharmaka bekommen und wurde nach Hause entlassen. Ich musste damals die schlimmen Nebenwirkungen der Psychopharmaka in Kauf nehmen.*

Ich habe mich entschlossen noch einmal zu der Allergologin zu gehen und habe dann einen richtigen Jodtest gemacht und sie hat bei mir diese Allergie festgestellt. In meinem Allergieausweis steht trotzdem nicht, dass ich so stark auf manche Lebensmittel reagiere. Das werde ich in der Zukunft auch noch korrigieren. Zur Zeit versuche ich, stark jodhaltige Lebensmittel zu vermeiden, aber da bleibt manchmal nicht viel übrig zum Essen. Zum Beispiel reagiere ich auch überempfindlich auf Spinat. Wenn ich satt werde oder wenn mir etwas nicht bekommt, wird mir auch übel. Das ist ein Zeichen, dass ich mit dem Essen aufhören muss, sonst würde ich im Krankenhaus landen mit einer Jodvergiftung. Wenn ich Fisch vom Biobauern verzehre, muss ich damit rechnen, dass ich ein bis zwei Tage nicht schlafen kann.

Ich würde mich sehr freuen, wenn ich jodfreie Lebensmittel kaufen könnte.

In Zeiten, wo ich Schlafstörungen, starken Kopfjuck-

reiz und Depressionen habe, könnte ich mich ja mit diesen jodfreien Lebensmitteln sehr schonen.

Ich kann zum heutigen Zeitpunkt nur aus meiner Sicht die Beschwerden beschreiben, weil die Ärzte nicht in die Öffentlichkeit gehen möchten. Ich möchte auch zur öffentlichen Diskussion mein Beispiel geben.

Ich finde es unmoralisch, mir starke Psychopharmaka zu geben, die parkinsonähnliche Nebenwirkungen auslösen, falls meine Beschwerden durch die Jodallergie ausgelöst werden."

2. „Meine Jodallergie ist seit 1979 bekannt, bei einer Kontrastmittel-Untersuchung habe ich einen Kreislaufkollaps gehabt, der Zustand war sehr bedenklich. Danach musste ich einen Allergietest in der Hautklinik machen lassen, da wurde außer einer leichten Reaktion auf Jod nichts weiter festgestellt. Irgendwann kam dann das Jodsalz auf Empfehlung von Krankenkassen in den Handel, aber dass z. B. Freunde und Bekannte und die Nahrungshersteller immer mehr Produkte auf Jodsalz umstellten, habe ich seinerzeit nicht beachtet. Ich habe über zwei Jahre hinaus dermaßen Probleme, z. B. Herzrasen, keine Luft, trockener Mund, Urindrang und vor allem die Angst, die dann aufkam ‚Jetzt ist Ende', war das Allerschlimmste für mich. Ein Internist sagte mir nach meinem 2. und 3. Besuch, ich sei eine Simulantin."

3. „Auch ich habe Jodsalz verwendet, bis ich im Mai diesen Jahres zufällig die letzten Sätze eines Beitrages im Fernsehen gehört habe (wahrscheinlich „Brisant"). Seit ca. 10 Jahren hatte ich bergauf Schmerzen im linken Arm, Druck hinter dem linken Auge, dicke, aufgeschwemmte Lippen und Nase. Die Lippen

wurden rot und wund und bekamen nach dem Abhei-
len lange Zeit einen braunen Rand (auch bei meinen
Kindern). Vor 5 Jahren bekam ich schlimme Herz-
rhythmusstörungen und war trotz Tabletten fast nicht
mehr arbeitsfähig. Mein Herz wurde untersucht und
für gesund befunden. Die Rennerei zu Ärzten und
zwei Klinikaufenthalte haben insgesamt bestimmt
DM 50.000 gekostet.

Seit ich im Mai das Jodsalz abgesetzt habe, nichts
Gekauftes mehr esse, alles selbst würze, geht es mir
besser.

Esse ich unterwegs mal nur eine Brezel, fängt das
Herz an zu rasen.

An eine Jodallergie glaubt kein Arzt."

Auf einem Allergie-Workshop der Deutschen Gesellschaft
für Allergologie und klinische Immunologie (DGAI) im Oktober 1998 in Hamburg übten Prof. Gerhard Schultze-Werning-
haus und der Präsident der DGAI, Prof. Johannes Ring deutliche Kritik an der allergologischen Versorgung der Bevölkerung: *„Nur zehn Prozent der Allergiker werden qualifiziert untersucht und behandelt."*

Ihre Zahl hat sich in den vergangenen 80 Jahren verzehn-
facht, und fünf Prozent – das sind rund 1,5 Millionen Menschen – litten sehr unter ihrer Allergie. *„50 Prozent aller Allergiker wissen dagegen nicht, dass sie an einer Allergie leiden,"*
sagte Prof. Ring. *„Jährlich sterben rund 5000 Menschen an
Asthma bronchiale. Es besteht dringender Handlungsbedarf."*
Denn viele Todesfälle könnten vermieden werden, wenn rechtzeitig diagnostiziert und adäquat behandelt würde. *„Wir brauchen dringend ein Qualitätskonzept für die allergologische
Versorgung der Bevölkerung."* Die genauen Gründe für die er-
schreckende Zunahme der Allergien ist nicht bekannt, aber *„es
gibt plausible Anhaltspunkte. Dazu gehören Einflüsse des Le-*

bensstils, Umweltbelastungen und Ernährung," erklärte Prof.
Ring, und er forderte, das Fach Allergologie in den Lehrplan
der Medizinerausbildung aufzunehmen.

II. Beispiele einer Hyperthyreose:

1. *„Nach zwei Schilddrüsenoperationen 1940 und 1955
   sollte ich nach Meinung meines seinerzeitigen Arztes
   mit Jod in Zukunft vorsichtig sein. Dies geriet jedoch
   im Laufe der Jahre in Vergessenheit, und kam erst
   jetzt vor ca. 3 Jahren zum Tragen.*

   *Nach einer schweren Grippe bekam ich große Herz-
   probleme, zudem glaubte ich immer, ich hätte eine
   Salzvergiftung und meine Bauchspeicheldrüse spielte
   verrückt. Mein Bauch brannte!*

   *Der Arzt war hilflos, er konnte mit diesen Symptomen
   nichts anfangen.*

   Meine Gesichtshaut veränderte sich.

   *Ich habe rapide abgenommen und wiege heute nur
   noch 80 Pfund. Mein Körper zeigt richtige Mangelerscheinungen.*

   *Wäre dieser Jodunsinn nicht eingetreten, könnte es
   mir trotz meines Alters – ich bin 82 Jahre – heute wesentlich besser gehen. Außerdem möchte ich erwäh-
   nen, dass ich immer müde und trotzdem innerlich unruhig bin."*

2. *„Ich habe erfahren, dass es zu der Fernsehsendung
   Brisant ARD, 19.5.98, Informationsmaterial gibt.
   Wie mir berichtet wurde, soll es sich um sehr wichtige Informationen für Morbus-Basedow-Kranke handeln. Über eine Zusendung von 2 Exemplaren würden wir uns sehr freuen. Denn unsere Hausärzte*

wussten bis heute noch nicht einmal, dass im Brot oder z. B. beim Metzger fast überall Jodsalz verwendet wird. Na wunderbar! Da muss man selbst tätig werden und sich mit der Krankheit beschäftigen und auseinandersetzen. . . . Tausend Dank für die superschnelle Zusendung der Infos. Nachdem ich eifrig gelesen habe kann ich nur sagen: ,Hurra, Hurra, ich lebe noch.' Seit 8 Jahren bin ich krank, mal Unterfunktion, mal alles in Ordnung, und seit 4 Jahren nun Basedow. Immer schön zur Arbeit geeilt, Überstunden, gut geraucht, und weil man es nicht besser kennt, jede Menge Jod in mich hineingeschluckt. Inzwischen bin ich wirklich zu der Überzeugung gekommen, dass ich mit meinem Hausarzt mal ein ernstes Wörtchen reden muss. Der hat nun anscheinend weniger Erfahrung und Kenntnisse wie ich, außer sehr hoch Carbimazol verschreiben kann der nicht viel tun. Na warte, ich bin bereit!!!! Habe noch einen Betroffenen gefunden, bitte senden Sie Info-Material an folgende Adresse. . . .Vielen Dank für Ihre viele Arbeit.

Ich bin schon eifrig dabei, in meinem Wohnkreis gegen dieses überhäufte Jod anzugehen. Inzwischen backt mein Dorfbäcker extra Brot nur für mich."

III. Beispiel einer thyreotoxischen Krise:

1. *„Wir waren zu einer eleganten Geburtstagsfeier im großen Rahmen in einem sehr teuren Restaurant eingeladen gewesen. Es war meine erste große Einladung nach der Geburt unseres zweiten Kindes, und ich genoss sie sehr. Ich aß nach Herzenslust von den Köstlichkeiten des kalten und heißen Buffets und von den Salaten und Süßspeisen. Auf die schlanke Linie brauchte ich glücklicherweise nicht zu achten. Aber*

*auf dem Heimweg schon spürte ich eine allmählich
aufkommende Übelkeit, die ich mir allerdings zunächst mit dem üppigen Festmahl erklärte. ‚Ich habe
wohl etwas zu viel gegessen,' sagte ich zu meinem
Mann. Aber was dann passierte, war nicht damit zu
erklären, dass ich etwas mehr als sonst gegessen
hatte.*

*Zunächst wurde mir unwahrscheinlich schlecht. Es
kamen unerträgliche Bauchkrämpfe hinzu, und ich
musste mich übergeben und hatte Durchfall, beides
im Wechsel, und dann in so kurzen Abständen hintereinander, dass ich innerhalb von zwei Stunden völlig
entkräftet war und ohne Hilfe nicht mehr gehen
konnte. Meine Gesichtsfarbe hatte eine grünliche
Färbung angenommen. Ich bekam Fieber und fing an
zu zittern und hatte schlagartiges Herzrasen, dass
mir schwindelte. Wegen des hohen Flüssigkeitsver-
lustes versuchte mein Mann, mir Tee einzuflößen. Ich
konnte den Kopf nicht mehr heben, und er musste mir
den Tee löffelweise in den Mund träufeln.*

*Mein Mann benachrichtigte den Notarzt, der zwar
recht schnell eintraf, aber der sich meinen elenden
Zustand nicht erklären konnte. Er vermutete eine Salmonellenvergiftung, weil wir vorher essen gewesen
waren. Er gab mir eine Beruhigungsspritze und
meinte, man müsse abwarten. Mein schlechter Ge-
sundheitszustand dauerte eine Woche. An den ersten
Tagen nach diesem Kollaps, wie wir ihn nannten,
konnte ich vor Schwäche nicht den Kopf heben und
auch nicht selbständig essen. Ich musste regelrecht
gefüttert werden. Ich nahm über 10 kg ab. In Gesprächen mit verschiedenen Ärzten konnte uns nicht gesagt werden, was es nun mit diesem Zusammenbruch*

auf sich gehabt hatte. Man sagte: ,So was gibt es schon einmal.'

Eine Salmonellenvergiftung war es nachweislich nicht gewesen, auch war ich unter den Gästen die einzige, die einen so vollständigen Zusammenbruch gehabt hatte. Erst später erfuhr ich von einem Spezialisten, nachdem bei mir „Heiße Knoten" und ein Morbus Basedow diagnostiziert worden waren, dass es sich bei diesem Zusammenbruch um eine thyreotoxische Krise gehandelt haben müsste, denn danach war ich schilddrüsenkrank geworden, was ich vorher nicht gewesen war. Und man sagte mir auch, dass ich damals in akuter Lebensgefahr geschwebt hätte, und ich eigentlich ins Krankenhaus hätte eingeliefert werden müssen."

IV. Beispiele des anaphylaktischen Schockes:

1. *„Bei einer Gallenuntersuchung drohte ich hinter dem Röntgenschirm nach Einnahme des jodhaltigen Kontrastmittels einzuschlafen. Der Radiologe bekam einen Schrecken und sagte, ich sei jodempfindlich und dürfe in den nächsten 5 Jahren keinesfalls Jod bekommen. Auf meine Frage, was denn in so einem Falle mit einem Ohnmächtigen oder mit einem Türken geschehe, zuckte er mit den Schultern.*

   Aus der Operation bin ich mit einer Gallenkolik aufgewacht. Eine Woche später wollte man nochmals eine Röntgenuntersuchung der Leber durchführen. Zu diesem Zwecke wurde ein Kontrastmitteltropf vorbereitet. Ich ließ nach der Stationsschwester rufen, die sich für meine Aufmerksamkeit und die Bewahrung vor dem Gefängnis bedankte.

   1988 erlitt ich bei einer Angiografie eine Hirnembo-

234

lie. Ganz kurz nach der Angiografie war ich für eini-
ge Minuten bei Bewusstsein, konnte allerdings nicht
sprechen. Ich wunderte mich, dass ich in beiden Leis-
tenbeugen Sandsäckchen hatte. Im Krankenhausbe-
richt ist von beiderseitigen Arterienschnitten keine
Rede.

Bei der Angiografie habe ich die rechten Herzkam-
mern noch gesehen. Ich freute mich, offenbar nicht
mehr allergisch zu sein. Im Moment des Kontrastmit-
telschusses in die linken Kammern verlor ich das Be-
wusstsein. Die Untersuchung erfolgte im DHZB, das
über meine Allergie informiert war. Ich wurde an-
schließend auf schnellstem Wege in eine andere Kli-
nik transportiert.

Abgesehen von den wenigen Minuten Bewusstsein
lag ich dann 17 Tage im Koma. Zwischendurch muss
ich aber wieder verschiedentlich kurzzeitig bei Be-
wusstsein gewesen sein. Auch während des Komas
hatte ich ein Empfinden und Erleben – z. B. glaubte
ich, nach Moskau verschleppt zu sein. Nie habe ich
jedoch bemerkt, dass ich dreimal versucht habe, aus
der Klinik abzuhauen. Gott sei Dank immer über die
Treppe und nicht durchs Fenster, die Station lag im
3. OG und war nicht vergittert. Die Ärzte sagten mir
auf Befragen, dass ich bei der Ankunft ein Klumpen
Fleisch gewesen wäre, der aber noch auf elektrische
Reize reagierte. Umso mehr freute man sich, dass ich
nach 2 Monaten senkrecht auf eigenen Füßen die
Klinik verlassen konnte.

Aber mein Sehvermögen war sehr geschädigt, ich bin
seitdem zu 3/4 blind. Ich schätze mein Lesevermögen
auf 8-10% gegenüber früher ein. Die Augachse des
linken Auges wurde nach oben verschoben und diese

Verschiebung ist praktisch konstant und hat sich in 10 Jahren nicht verändert. Nach unten kann ich gar nichts erkennen. Ich weiß nur, dass ein paar schwarze oder braune Farbknödel die Schuhe sein sollen ..."

2. *„Wegen unerklärlicher Herzprobleme sollte bei mir eine Herzkatheteruntersuchung gemacht werden. Ich nahm die Liste mit den für mich unverträglichen Medikamenten mit und gab sie dem behandelnden Arzt. An erster Stelle der unverträglichen Medikamente stand Jod, denn ich habe eine Jodallergie, die auch in meinen Pass eingetragen ist.*

Wie der Arzt später zugab, hat er sich vor der Untersuchung diese Unverträglichkeitsliste nicht angesehen und wusste demzufolge auch nicht, dass ich eine Jodallergie habe.

Ich erlitt während der Herzkatheteruntersuchung einen anaphylaktischen Schock und fiel in ein Koma, das fünf Wochen dauerte. Das Jod hatte eine Embolisation der unteren Extremitäten ausgelöst, sodass ich bis zum Becken blau wurde. Die Ärzte erkannten nicht, dass das Jod der Auslöser dieser Embolie war, und suchten nun die Embolie in meinem Bein, indem sie es in voller Länge spalteten und aufschnitten. Ebenso wurde meine Leiste aufgeschnitten. Zehen wurden amputiert. Ich magerte bis zum Skelett ab und war, wie der andere Arzt, der mich dann übernahm, zu einem stinkendem Fleischklumpen geworden, den man nicht anzufassen wagte. Keiner der Ärzte hielt es für möglich, dass ich überleben könnte. Nach acht Operationen und einem Krankenhausaufenthalt von 12 Monaten konnte ich aber doch – allerdings als schwer kranker Mann – an Krücken die Klinik verlas-

sen. Das gespaltene Bein macht noch große Proble-
me, und ich weiß nicht, ob es nicht doch noch ampu-
tiert werden muss. Die schweren Wunden an den Fü-
ßen, den Beinen und in der Leiste verursachen mir
nach wie vor unerträgliche Schmerzen. Ohne
Schmerzmittel kann ich es gar nicht aushalten.

Das Ergebnis der Herzkatheteruntersuchung ergab
übrigens, dass mein Herz kerngesund ist. Was zu den
unerklärlichen Herzrhythmusstörungen geführt hat,
war das Jod gewesen. Die Erkenntnis ist für mich
bitter: Ohne die Jodierung der Lebensmittel hätte ich
keine Herzrhythmusstörungen bekommen, denen
man auch nicht mit der Herzkatheteruntersuchung
hätte nachspüren wollen, und hätte keinen anaphy-
laktischen Schock bekommen, der mich zu einem
schwerstbehinderten Mann gemacht hat. Ohne Jodie-
rung könnte ich, genau wie vorher, Sport treiben und
verreisen, ein normales Leben führen. Alles vorbei!
Und wofür?"

Der anaphylaktische Schock, der durch Jod ausgelöst wird,
verläuft zu 98% tödlich. Von den 2% Überlebenden bleibt 1%
lebenslang hirngeschädigt, im Volksmund heißt das: Sie ver-
lieren den Verstand. Die anderen 1% behalten irreparable Kör-
perschäden zurück. Ein Schilddrüsenspezialist sagte mir, dass
Herzuntersuchungen mit jodhaltigen Kontrastmitteln bei Patienten mit „Heißen Knoten" zumeist tödlich verlaufen, weil
dann die „Heißen Knoten" „explodieren".

Die Gesundheitsbehörden haben bis jetzt Millionen in die
Jodkampagne gepumpt, der schon viele Gesunde zum Opfer
gefallen sind, und der noch viele Gesunde zum Opfer fallen
werden. Denn die Jodierer forderten außer der Jodierung der
gesamten Lebensmittel auch die Jodierung in der Gemeinschaftsverpflegung. Und wie sich das in den letzten fünf Jahren
ausgewirkt hat, zeigen folgende Beispiele:

1. Jodierung in der Mensa:

Studenten, die völlig gesund ihr Studium begonnen haben, essen sich mit der jodierten Mensanahrung krank. Sie bekommen Kröpfe (= Jodüberschusskröpfe!), Morbus Basedow, „Heiße Knoten", Jodallergie, Jodakne, Herzrhythmusstörungen und Sehstörungen. Ausländische Studenten, z. B. aus Spanien, der Türkei, Afghanistan oder Österreich, die gesund aus ihren Heimatländern gekommen sind, wurden in Deutschland jodkrank. Diese Studenten sind in ihrem Studium stark behindert, denn die verschiedenen Formen der Überfunktion führen zu langen Krankenzeiten. Es gibt verlorene Semester und verschobene Examina. Unverschuldet geraten diese Akademiker in die berufliche Zeitschere und sind durch ihre Jodschädigung im beruflichen Fortkommen benachteiligt.

Interessant ist übrigens, dass sich auch Österreicher bei uns jodkrank essen. Die „Jodler" behaupten ja immer, in anderen Ländern werde schon lange erfolgreich jodiert, wie in Österreich, der Schweiz, Schweden etc. Wie alle Behauptungen der „Jodler" sind auch diese nur halbwahr. In Österreich gibt es tatsächlich das Jodsalz, „aber die Schweinerei mit dem Viehfutter" (gemeint ist die Jodierung des Viehfutters) „machen wir nicht," wurde mir von einem österreichischen Bauern übermittelt. Hier ist also wirklich nur das Salz jodiert, das ans Essen kommt, und alle Fleisch- und Milchprodukte sind nicht, wie bei uns, vorjodiert, und so kommt es in Österreich eben nicht zu der vertrackten Mehrfachjodierung.

Auch in Schweden ist die Angelegenheit anders: Die Schweden widersetzten sich der Zwangsjodierung. Anders als bei uns hat sich dort die Lebensmittelindustrie nicht von Jodeinpeitschern linken lassen und so sind die meisten schwedischen Lebensmittel nur mit normalem Speisesalz zubereitet. Allerdings gibt es Einfuhrwaren für Deutschland, die wegen unseres besonderen Jodticks extra für den deutschen Markt mit Jodsalz versetzt sind.

In Amerika, das von den „Jodlern" immer als Paradebeispiel

für die Jodierung angeführt wird, ist die Verwendung von Jodsalz individuell und freiwillig, und geschieht erst bei der Zubereitung der Mahlzeit. Viehfutter wird nicht jodiert, sodass ein Jodallergiker, der bei uns durch Jod schwerste Herzrhythmusstörungen bekommt, unbeschadet durch die Staaten reisen konnte. Auf dem Tisch standen glücklicherweise immer zwei Salzstreuer: einer mit und einer ohne Jod. Als er sich erkundigte, warum das Jodsalz nicht schon, wie bei uns, in fertige Lebensmittel getan würde, gab man ihm zur Antwort: *„Koscheres Salz ist ohne Jod. Unsere jüdische Bevölkerung könnte ja sonst nichts essen, wenn vorjodiert würde.“*(!)

2. Jodierung im Altenheim:

Obwohl Prof. Hehrmann sagte, dass jodierte Lebensmittel nichts in Altenheimen zu suchen hätten, ist diese wichtige Erkenntnis überhaupt nicht an ihrem Bestimmungsort angekommen. Tatsache ist, dass es kein Altersheim mehr gibt, in dem nicht jodiert würde, und in dem keine zusätzlich und heimlich jodierten Lebensmittel verwendet würden.

Jod ist aber ein „Knochenfresser“, weil es die Schilddrüsenhormonproduktion der meist latent oder akut hyperthyreotischen alten Schilddrüsen anfeuert, und die so entstehenden überschüssigen Schilddrüsenhormone den Knochen das Kalzium entziehen. Dadurch entsteht eine überaus aggressive und irreparable Osteoporose.

Mittlerweile häufen sich die komplizierten Knochenbrüche bei alten Menschen. Brachen sich aber früher alte Menschen nur einen Fuß, oder einen Arm, so rumpelt neuerdings das gesamte Knochengerüst zusammen, wenn ein alter Mensch z. B. mit dem Arm auf eine Sessellehne fällt. Eine alte Dame, der das passierte, zog sich bei diesem Sturz außer einem gebrochenen Arm zusätzlich noch Trümmerbrüche der Schultern, des Beckens und der Beine zu. Die Operation dauerte mehrere

Stunden. Anschließend verbrachte sie 3 Tage auf der Intensivstation.

3. Jodierung in Kantinen:

Auch hier essen sich die Menschen Biss für Biss krank. Ein Beamter der Deutschen Bahn AG beginnt im Sommer 1997 in der von seiner Dienststelle eingerichteten Kantine zu essen. Er ist 35 Jahre alt und kerngesund. Das ändert sich schnell. Plötzlich tritt hohes Fieber auf, extrem hoher Puls und Herzstolpern. An Händen und Füßen beginnt sich die Haut zu schälen, sodass Hände und Füße ganz roh sind. Greifen und Hantieren, Auftreten und Laufen sind völlig unmöglich. Es dauert Wochen, bis sich die Fußsohlen wieder regeneriert haben. Dann quellen seine Augen aus den Augenhöhlen. Diagnose: Jodvergiftung mit anschließendem akuten Basedow. Die Antikörper im Blut sind sehr hoch, weil im Krankenhaus keine sachgerechte, unjodierte Krankenkost zu bekommen ist, wodurch die Jodvergiftung weiter fortgesetzt wird.

Dieser Patient ist übrigens, wie viele neue Jodkranke auch, mit dem durch Jod ausgelösten Basedow der einzige Schilddrüsenkranke in der Familie. Die Behauptung der „Jodler", Schilddrüsenerkrankungen wären vererbbar, lässt sich nach diesen Beobachtungen nicht halten. Zwar gibt es auch Familien mit mehreren Schilddrüsenkranken, aber aus solchen Einzelfällen kann man keine Regelmäßigkeit ableiten. Im Übrigen beruht in vielen Fällen das Phänomen der vermeintlichen Vererbung von Krankheiten bekanntlich auf der „Vererbung" von familientypischen Lebensgewohnheiten, zu denen ja auch die Ernährungsweise zählt.

4. Jodierung in Krankenhäusern:

Eine sachgerechte Ernährung von Kranken gibt es dort nicht mehr. Jodkranke werden durch die jodierte Krankenhauskost noch kränker. Noch nicht Jodkranke haben die Chance, im Krankenhaus durch die jodierten Speisen auch jodkrank zu werden. Jodkranke müssen sich hier von ihren Angehörigen mit nicht jodangereicherten Lebensmitteln versorgen lassen. Ist das nicht möglich, müssen sie entweder hungern, oder schwerste gesundheitliche Schäden – bis hin zum Tode – in Kauf nehmen. Die größte Gefahr besteht bei Jodunverträglichkeit in der thyreotoxischen Krise, deren Todesrate, wie schon erwähnt, bei 10-50% liegt. Die Dunkelziffer ist jedoch, laut Pfannenstiel, sehr hoch, weil die meisten Ärzte diese lebensbedrohliche Krise nicht erkennen und folglich auch nicht richtig behandeln.

Beispiele dafür habe ich ja schon genannt.

Wie schizophren der Jodalltag ist, zeigt folgende Beobachtung: In Krankenhäusern werden an Patienten Formulare verteilt, in die sie u. a. ihre Unverträglichkeiten eintragen sollen. In der Rubrik „Allergie" heißt es: „Allergie, z. B. auf Jod."

Darunter steht der Hinweis: *„Wir kochen nur mit Jodsalz."*

Im Februar 1999 stand in der „Frankfurter Rundschau" ein Artikel über eine Göttinger Studie, die zu dem Ergebnis kam, dass 40% aller alten Menschen depressiv seien: *„Nicht einmal jeder zehnte behandlungsbedürftige Patient wird adäquat behandelt. Depressionen im Alter werden nicht nur viel zu selten erkannt, sondern auch ungenügend behandelt,"* sagte die Privatdozentin Dr. Gisela Stoppe von der Psychiatrischen Universitätsklinik in Göttingen. Die Symptome seien u. a. Schlafstörungen, Reizbarkeit, Gewichtsabnahme und Schwindelanfälle. Die Psychiaterin kritisiert, dass in nahezu allen Fällen den Patienten lediglich Medikamente verschrieben würden, deren Dosierung nicht einmal ausreichend sei. Auffallend sei, dass besonders Bewohner von Altenheimen häufig betroffen sind.

Gar nicht berücksichtig wurde in der Studie der Aspekt, dass diese Zunahme von Depressionen mit den markanten Symptomen auf die Ernährung zurückgehen könnte, die sich in den letzten Jahren durch die offene und verdeckte Jodierung grundlegend verändert hat.

Dafür, dass vor allem Altenheimbewohner von dieser neuen Depressionswelle betroffen sind, gibt es eine einfache Erklärung: Diese Menschen haben keinen Einfluss auf ihre Ernährung, sie müssen essen, was ihnen vorgesetzt wird, und das ist ausschließlich jodiert. Deshalb leiden sie auch unter allen Schwierigkeiten, die die Überjodierung mit sich bringt.

Alte Menschen, die noch ihren Haushalt selbstständig führen können, sind da natürlich besser dran, und viele weichen den jodierten Lebensmitteln bereits intuitiv aus, indem sie die Dinge, die ihnen nicht bekommen, einfach nicht kaufen und nicht essen.

In meiner Selbsthilfegruppe gibt es viele selbstständige alte Menschen bis 89 Jahre, die mich um meine Informationen bitten und die nach meiner „jodfreien" Lebensmittelliste leben. Das Ergebnis ist ungetrübte Lebensqualität und Lebensfreude trotz des Alters. Anfängliche Jodprobleme wie Schlafstörungen, Herzattacken, Schwindelanfälle, Schweißausbrüche oder psychische Probleme, die sich durch die Jodierung schon ergeben hatten, verschwanden nach einiger Zeit mit „jodfreien" Nahrungsmitteln.

Ein Bewohner eines Altenheimes hat bei mir bis jetzt noch nicht um Informationsmaterial gebeten.

Ein intelligenter und aufmerksam beobachtender Psychiater, dem der merkwürdige Anstieg von angeblich psychisch Kranken zu denken gab, erkannte die Zusammenhänge zwischen Depressionen, Aggressionen und Jod. Er verordnete allen seinen Patienten mit psychisch bedingten Störungen eine „jodfreie" Ernährung, und er war von dem Ergebnis eigentlich nicht mehr überrascht.

Über 50% dieser Patienten waren nämlich gar nicht psychisch krank, sondern vertrugen einfach das Jod nicht. Und nicht etwa, weil sie schilddrüsenkrank gewesen wären. Tat-

242

sächlich waren die meisten dieser Patienten mit Jodunverträglichkeit schilddrüsengesund! Nach der „jodfreien" Kost waren alle wieder „so munter wie die Fische im Wasser."

Viele Patienten stellen selber fest, dass sie unter Jodeinfluss aggressiv werden, was sich bei jodsalzfreier Kost wieder verliert. Eine junge Mutter brachte das so auf einen Nenner: „Wenn ich vor einem Streitgespräch Angst habe, untergebuttert zu werden, brauche ich nur ein jodiertes Brötchen zu essen, und dann bin ich es, die unterbuttert!"

Diese Beobachtungen sollten unbedingt ernst genommen werden. Ich führe die zunehmende Gewaltbereitschaft bei Kindern und Jugendlichen (auch die Hooligans!), das Mobbing im Beruf und die Gewalt in Partnerschaften unbedingt auf die Jodvergiftung zurück, der wir alle ausgesetzt sind.

Führt man nur eine Woche lang eine Liste, wann solche Gewaltakte passieren, stellt sich heraus: sie passieren immer dann, wenn vorher eine ausgiebige Nahrungsaufnahme – Einladung, Party, Weinfest, Familienessen etc. – gewesen war. Das ist kein Zufall. Man isst, dabei isst man zwangsweise viel zu viel Jod, und rastet aus.

Jod enthemmt, und wer früher „nur" zum Stuhlbein griff, greift jetzt zum Messer oder Revolver.

Ich sehe deshalb einen deutlichen Zusammenhang zwischen den regelrechten Gewaltexzessen bzw. Amokläufen der letzten Zeit und der Überjodierung. Und diese Menschen, die durch Jod aggressiv werden, sind meist nicht einmal schilddrüsenkrank. Ihre Körpersignale stehen bei Jod einfach auf Rot. Lässt man sie wieder unjodiert essen, hört auch das innere Rasen wieder auf. Mit anderen Worten: Würden die Menschen nicht so mit Jod vollgepumpt, blieben viele Gewalttaten ungetan.

Eine Ordensschwester sagte mir: „Ich vertrage kein Jod, aber in unserem Kloster wird jodiert, die Oberin sagt, das sei gesund. Ich werde davon aber unerklärlich aggressiv, ich könnte so um mich schlagen."

Jod ist auch im Bereich der wachsenden Selbstmordzahlen ein Unglücksbringer. Nicht nur, weil es Depressionen auslöst, die zum Selbstmord führen, sondern Jodgeschädigte, die mit ihrer durch Jod ausgelösten Krankheit nicht mehr weiterleben können, weil das unvermeidbare Jod sie bis zur Verzweiflung peinigt, begehen Selbstmord.

Eine junge Musikerin nahm sich das Leben, weil sie die durch Morbus Basedow hervorquellenden Augen nicht mehr ertragen konnte, und weil ihr kein Arzt half. Meine „jodfreie" Lebensmittelliste, die ihr hätte helfen können, kannte sie nicht.

Eine Mittfünfzigerin mit Hyperthyreose, die dem Jod nicht mehr ausweichen konnte, sprang in ihrer Verzweiflung aus dem Fenster in den Tod.

Wegen der sich in der letzten Zeit häufenden Selbstmordfälle durch Fenstersprung – wem fällt da nicht sofort Rex Gildo ein? – schrieb ich folgenden Artikel:

„Depressionen durch Jod

Statistisch belegt und nicht nur subjektiv von uns wahrgenommen, haben in den letzten Jahren Depressionen, Familientragödien mit tödlichem Ausgang und Selbstmorde durch Sturz aus dem Fenster oder von einer Brücke dramatisch zugenommen.

Zum Teil sind dafür offenkundige sozialpsychologische Veränderungen verantwortlich. Die berufliche Anspannung wird härter. Zugleich wird das soziale Klima kälter, traditionelle Schutzmechanismen (Nachbarschaft, Eingebundensein in Lebensgemeinschaften) werden abgebaut. Leider haben sich aber weder Psychologen noch Mediziner bisher die Frage gestellt, ob diese Entwicklung mit der veränderten Nahrung zusammenhängen könnte, z.B. mit der in Deutschland seit über 4 Jahren greifenden Hochjodierung bereits der Grundnahrungsmittel. Dabei sind die empfindlichsten, tragischsten und grausamsten Irrtümer der Medizingeschichte die, in denen man aus Unkenntnis Krankheiten, die massive organische Ursachen hatten, ‚geistig' erklärte.

Psychologen schätzen, dass acht Millionen Bundesbürger an Depressionen leiden, womit diese seelische Störung mehr Menschen krank macht als z.B. der Alkoholismus. Folgeerscheinung dieser seelischen Störungen sind jährlich 24 000 Selbsttötungen in Deutschland.

Nach Ansicht von Medizinern werden 80 Prozent von diesen acht Millionen Patienten falsch oder gar nicht behandelt, wobei sie unter Behandlung die Verabreichung von Antidepressiva sowie eine Psychotherapie verstehen, um ‚den Patienten zum positiven Denken zu bewegen'. (Symposium der Arbeitsgemeinschaft für Neuropsychopharmakologie, Nürnberg, 1999)

Diese Argumentation krankt daran, dass sie offenkundig schwere Befindlichkeitsstörungen eines Patienten zunächst ins ‚rein Psychische' verkürzt, um dann rein stofflich pharmakologisch auf sie zu reagieren. Eine zumindest mögliche viel einfachere Ursache der schweren Depressionen gerät überhaupt nicht in den Blick, und das, obwohl sie in der medizinischen Fachliteratur offen diskutiert wird: die negative Wirkung des Jodes auf das zentrale und periphere Nervensystem.

In der aktuellen Ausgabe von H.P.T. Ammons Standardwerk wird ausgeführt (Seite 895):

‚Nach Jodisationshemmern (Carbimazol, Thiamazol) und jodhaltigen Präparaten können gelegentlich Kopfschmerzen und Schwindel auftreten. Nach Methylthiouracil werden Parästhesien sowie periphere sensible und motorische Nervenschädigungen gesehen. Sie sind nach Absetzen reversibel. Mit Konfusion einhergehende Psy-

chosen wurden im Zusammenhang mit einer nach Carbi-
mazol entstehenden Hypothyreose beobachtet.' Und:
,Dauerbehandlung mit Jod und Jodiden kann zu psychi-
scher Depression, Nervosität, Schlaflosigkeit und sexu-
eller Impotenz führen'."

Die Hochjodierung sämtlicher Grundnahrungsmittel ist tatsächlich nichts anderes als eine Dauerbehandlung mit Jod. Wie
sich aber der Bürger gegen sie zur Wehr setzen kann, wenn
Jodbefürworter wie Prof. Dr. Wieland Meng aus Greifswald in
der ARD-Sendung „Visite" sagen, der Jodmangel in Deutschland sei noch nicht behoben, und es müsse noch mehr jodiert
werden (Meng dem Sinne nach: *„Es gibt da überhaupt keine*
Probleme, Sie können von dem Zeug soviel reintun, wie Sie
wollen"), das ist zur Zeit die brennende Frage derjenigen, die
in der Zwangsjodierung eine Verletzung der Menschenrechte
erkennen. Der Vater der Idee der „flächendeckenden (im Übrigen aber undifferenzierten) Jodierung" ist pure, rücksichtslose
Bequemlichkeit.

Die sensibelsten Beobachter der komplizierten Wechselwirkungen zwischen Jodzufuhr und seelischer Befindlichkeit waren seit jeher die Homöopathen. Das homöopathische Arznei-
mittelbild des Jodes macht die Zusammenhänge zwischen Jodgaben (jodierte Lebensmittel oder Medikamente), Depressionen, Familientragödien und Selbstmorden offenkundig. In
Stauffers klassischem Werk *„Klinische, homöopathische Arz-*
neimittellehre" heißt es im Kapitel „Jodum" (Seite 358 - 359):

„Hauptsächlich ist das Zentralnervensystem betroffen. Es
kommt zu hochgradiger Erregung, Angst und großer Unruhe.
Muss sich fortgesetzt beschäftigen. Schlaflosigkeit wegen inne-
rer Unruhe und Blutwallungen. Wandelt Tag und Nacht ruhe-
los herum, weiß nicht weshalb. Todesangst, voller Furcht, es
möge etwas schlimm ausgehen. Furcht vor den Menschen, dem
Arzt, will allein sein. Selbstmordgedanken, will zum Fenster
hinaus. Außerdem treten heftige Kopfschmerzen, Ameisenlau-
fen und Zuckungen auf."

In Leesers „*Lehrbuch der Homöopathie*" (Seite 221-222) wird die Wirkung des Jodes auf die Psyche 40 Jahre später so beschrieben:

> „*Die psychische Verfassung des Jod-Patienten ist heftig irritiert. Besonders sticht eine außergewöhnlich gesteigerte Betriebsamkeit und Aktivität hervor ... Das Arbeitstempo ist gehetzt. Bei dieser Hast versteht man, dass der Jod-Patient bei jedem Widerspruch, der sich ihm entgegenstellt, sehr ungeduldig wird ... In seinem Ungestüm kann der Jod-Patient eine Gewalttat oder einen Mord begehen und weiß nachher kaum mehr, warum. Dieser wilde Zerstörungsdrang kann sich auch gegen sich selbst richten, sodass er sich zum Fenster hinausstürzen oder sonst Hand an sich legen will. Diese Art des Suizids entspricht besonders der explosiven Natur des Jod-Patienten.*"

Was Leeser die „explosive Natur" des Jodpatienten nennt, ist bedingt durch eine funktionelle Störung des Hormonhaushaltes. Die Schilddrüse eines Schilddrüsengesunden, aber auf Jod hoch empfindlichen Patienten reagiert hier verblüffenderweise genau so wie die Schilddrüse eines Schilddrüsen-Kranken mit autonomen Bereichen oder einer als Ganzer autoimmunstimulierten Schilddrüse.

Zusätzliche Jodgaben peitschen das Organ zu einem wahren Hexentanz auf, sodass der derart jodgequälte Mensch voller Verzweiflung nur noch aus seiner Haut heraus will, um der scheinbar unausweichlichen Qual ein Ende zu bereiten.

Große Betroffenheit löste die Nachricht von der deutschen Urlauberin aus, die sich Anfang Oktober 1999 zusammen mit ihrer sechsjährigen Enkelin aus dem dritten Stock eines Wiener Hotels in den Tod stürzte. Mit hilfloser Trauer muss einen diese Tragödie erfüllen, wenn man davon ausgeht, dass es ohne Zwangsjodierung möglicherweise weder zu diesem Selbstmord noch zu den ihm vorausgehenden Depressionen gekommen wäre.

Erfahrungen in unserer Selbsthilfegruppe zeigen, dass auch die bisher von Medizinern nicht zu erklärenden „Zappelbeine" (restless legs) durch Jod verursacht werden, ebenso wie die in den letzten Jahren immer häufiger auftretenden Panikattacken, sowie die Aggressivität und Hyperaktivität von Kindern.

Am 28. 6. 1999 stellte Jürgen Fliege in seiner Sendung: „Zeitbombe am Hals: die Schilddrüse" einen Patienten vor, der durch zusätzliche Jodgaben schilddrüsenkrank wurde und schwere Depressionen bekam. Er wurde in die geschlossene Psychiatrie eingeliefert. Dort wäre er wohl heute noch, wenn ein intelligenter Arzt nicht seine Schilddrüsenerkrankung erkannt und sie mit der Überjodierung in Verbindung gebracht hätte.

Ohne Jod ist Franz Jürgen Scharnickel, der nach den Erfahrungen seines Leidensweges die Selbsthilfegruppe „Die Schildbürger" gründete (Kontaktadresse: „Die Schildbürger", Prof.-v.-Capitaine-Str.17, 52459 Inden Pier, Tel.: 02465 - 1729, internet: http://www.jod-krank.de/schildbuerger/index1.html), wieder völlig gesund, und seine Botschaft an die Zuschauer lautete deshalb so kurz wie nachdrücklich: „Wenn Sie schilddrüsenkrank sind – meiden Sie Jod wie die Pest!"

Es ist übrigens falsch, durch Jod ausgelöste psychische Störungen mit Antidepressiva zu behandeln. Viele davon enthalten Lithium, das – laut „Rote Liste" – zu Wechselwirkungen mit Jodverbindungen führt, und die „strumigene Wirkung verstärkt."

Hyperaktivität, bisher von Experten immer noch als unerklärliche Sondererscheinung betrachtet, gehört auch in das Spektrum der durch Jod ausgelösten Schädigungen. Besonders betroffen sind davon Kinder und Jugendliche. Und zwar sind, nach Meinung von Experten, mehr als 20% der Kinder eines Jahrganges nicht gesund. Auf einer Fachtagung der Bertelsmann-Stiftung in Gütersloh sagte der Bielefelder Gesundheitsforscher Prof. Klaus Hurrelmann (laut einer Zeitungsmeldung vom 22. 7. 1999): *„Auf kleinste Anforderungen reagieren sie vielfach mit Rückenschmerzen oder Verdauungsstörungen, Hyperaktivität, Aggressivität oder Depressionen."*

In Leesers Lehrbuch der Homöopathie (Ulm 1961) steht: Zu den Menschen, bei denen das Jod auf die Psyche wirkt, *„gehören auch viele von den Kindern, die in der Schule nicht stillehalten können und ihre ganze Kraft verbrauchen, um ruhig zu sitzen und dabei immer nervöser und unkonzentrierter werden..."*

Das erklärt sich aus der Wirkung des Jodes vor allem auf das Zentralnervensystem. Es führt zu hochgradiger Erregung, Angst und großer Unruhe, und der Mensch muss sich fortgesetzt beschäftigen. Die gegenwärtige unkontrollierte Hochjodierung züchtet nun geradezu Probleme mit Jod, die wir vorher nicht kannten. Für Kinder, deren kleiner Körper überhaupt nicht zu viel von diesem nur in Spuren (!) unbedenklichen Stoff haben dürfen, ist die zum Teil toxische Jodmenge, vor allem in den Milchprodukten – von denen Kinder ja am meisten verzehren – außerordentlich schädlich.

Nach einem Artikel der „Zeitschrift für Ernährungswissenschaft" (Band 36, Heft 3, 1997: *„Der Jodgehalt der bayerischen Konsummilch"*) ist laut DGE bei Kindern zwischen 4 und 6 Jahren neben der normalen Ernährung eine tägliche zusätzliche Jodzufuhr von 120 µg wünschenswert. In dem gleichen Aufsatz veröffentlichen die Verfasser aber eine Übersicht, nach der der Jodgehalt der Milch jahreszeitlich verschieden auf bis zu 298 µg pro Liter ansteigen kann. Allein über die Milch würde also bei Annahme dieses Maximalwertes fast das Dreifache der gewünschten zusätzlichen Tagesaufnahme erreicht. Dabei wird mit keinem Wort erwähnt, in welch hohem Maß eine zusätzliche Jodzufuhr bereits durch hochjodierte Lebensmittel außerhalb der Milch erfolgt, sondern einfach gefolgert:

„Die Ergebnisse der Untersuchung bestätigen die Bedeutung von Milch- und Milchprodukten für die Jodversorgung."

Hinzu kommt, dass sich die Jodbefürworter nicht scheuen, Eltern aufzufordern, ihren Kindern mit Leistungsschwäche und Konzentrationsstörungen zusätzlich Jod (= Jodtabletten) zu geben, da diese Symptome auf Jodmangel zurückzuführen seien. Das ist so fern von jeglicher medizinischen Fürsorgepflicht, dass man es nicht fassen kann!

Ein Großvater rief mich an, um mir zu berichten, wie es mit seinem hyperaktiven Enkelkind gegangen ist. Das Kind war eine Nervenprobe für die ganze Familie gewesen, und Mediziner und Psychologen sagten, das sei anlagebedingt, es müsse therapiert werden.

Den Großeltern waren aber Parallelen zwischen den hyperthyreotischen Symptomen der Großmutter und der Hyperaktivität des Enkels aufgefallen, und sie überlegten, ob nicht die Diät ohne künstliche Jodzusätze, die der Oma so geholfen hatte, nicht auch dem Enkelsohn helfen würde. Und sie half! Schon nach ein paar Wochen wurde das Kind deutlich ruhiger, die Lehrerin berichtete erfreut, wie er sich plötzlich problemlos in die Klassengemeinschaft eingeordnet hätte, und seine schulischen Leistungen sausten regelrecht aufwärts. Denn der Junge ist hochintelligent und war bisher nur von den toxischen Jodmengen in der Nahrung systematisch krank, sprich hyperaktiv, gemacht worden.

Ich fasse meine Erfahrungen folgendermaßen zusammen: Jod schädigt in der gegenwärtigen Überjodierung nicht nur die Schilddrüse, sondern es ist zudem ein Herzgift, eine Nervendroge, ein Knochenfresser und ein Auslöser für Gewalt. In der Homöopathie wird es als „heroisches" Mittel bezeichnet. In der Hand von verantwortungsvollen Ärzten ist es das bestimmt. Aber nur dann. Wenn es den Menschen in unkontrollierbaren Mengen aufgezwungen wird, dann ist es nicht mehr heroisch, sondern nur noch furchtbar.

XXXI

Fünf Jahre ist meine Selbsthilfegruppe der Jodallergiker inzwischen alt, und der Zustrom von Anfragen jodgeschädigter Menschen steigt weiter an. Was nicht verwundert, denn mittlerweile haben alle Bundesbürger einen so hohen Jodspiegel, dass bei vielen nur noch ein kleiner Jodschub nötig ist, um eine schwere Erkrankung auszulösen.

Bei allen Überlegungen und Rechenexempeln der Jodierungsbefürworter taucht niemals ein Gedanke auf, der sich zwingend aus dem Umstand herleitet, dass Jod ja eine biologische Halbwertszeit von ca. 80-120 Tagen aufweist. (Quelle: http://www.uni-bayreuth.de/ZT4/strahlenschutz/radioaktive_stoffe/stichworte/stichwoj.html). „Biologische Halbwertszeit" ist diejenige Zeit, in der ein biologisches System, beispielsweise ein Mensch oder Tier, auf natürlichem Wege die Hälfte der aufgenommenen Menge eines bestimmten Stoffes (hier: Jod bzw. in unserer Quelle Jod_{131}) wieder ausscheidet. Unter Vernachlässigung der einzelnen Schritte des komplexen Jodstoffwechsels, der bis heute noch nicht hinreichend erforscht ist, kann man jedoch anhand einer einfachen Kumulationsrechnung zeigen, dass sich selbst bei einer Tagesaufnahme von lediglich 100 µg Jod bereits innerhalb eines Vierteljahres ein Jod-Depot von zwischen 5 und 10 Milligramm aufbauen dürfte. So ist anschaulich nachvollziehbar, wie auf einem solchen Hintergrund mitunter eine einzige mehrfach jodierte Mahlzeit ausreichend sein kann, das „Jod-Fass" zum Überlaufen zu bringen und irreparable Schäden zu verursachen.

In einer radiologischen Abteilung traf beispielsweise eine Betroffene auf lauter ältere Frauen, die in der letzten Zeit zunehmend über Unruhe, Schlaflosigkeit, Herzrasen, nächtliche Schweißausbrüche und Druckgefühl im Hals klagten. Nun waren sie in die Radiologie zum Schilddrüsenszintigramm geschickt worden, obwohl sie doch so fleißig das „gesunde Jodsalz" gegessen hatten!

Eine erzählte, ihr Hausarzt hätte ihr gesagt, sie solle das Jodsalz weglassen.

Diesen Rat konnten sich die anderen Frauen nun gar nicht erklären. „Was stimmt denn nun eigentlich," fragte eine andere ungehalten. „Werden wir denn total zum Narren gehalten?"

Die Dame aus meiner Selbsthilfegruppe informierte alle anderen über die wirklichen Jodprobleme und darüber, wo das Jod versteckt überall drin ist, und wo es nicht drauf steht.

Die Reaktion war eine allgemeine Empörung darüber, wie bei uns die Menschen verschaukelt werden. Ich hoffe, dass diese Empörung auch anhält, damit sie sich bis zu den verantwortlichen Ärzten fortsetzt.

Ich habe, nicht erst durch die erfolgreiche „Brisant"-Sendung, gute Mitarbeiter gewonnen.

Einer unserer tatkräftigsten Mitstreiter ist ein kompetenter Ernährungswissenschaftler, der außerdem Toxikologe ist. Ärzte und Apotheker stehen uns zunehmend mit Rat und Tat zur Seite.

Und es finden immer mehr Ernährungsberaterinnen zu uns, denen „die ganze Sache mit dem vielen Jod schon immer nicht geheuer gewesen war."

Verschiedene Selbsthilfegruppen tauschen mit uns Erfahrungen aus und informieren auch – mit unserem Material – über die Jodproblematik.

Der Biochemische Verein Groß-Berlin e.V. mit seinem Vorsitzenden Jürgen Toreck (Greifswalder Str. 4, Zi. 315, 10405 Berlin) steht uns in unserem Protest gegen die Jodierung zur Seite.

Und unsere Grundinformationen samt Lebensmittelliste und

einer stetig wachsenden Anzahl an Fachartikeln und Beiträgen sind im Internet abrufbar unter:

http://www.jod-krank.de/

Ich bin längst nicht mehr allein mit meinem Mann, und viele andere Betroffene schreiben an Firmen, an Zeitungen und an das Gesundheitsministerium, und es laufen verschiedene Initiativen ohne mich, sodass ich heute deutlich entlastet bin.

Ich bin auch darauf angewiesen, entlastet zu werden, denn unsere Familiensituation hat sich dramatisch verschärft. Mein Mann erkrankte als Nichtraucher sehr schwer an Lungenkrebs.

Die Krebserkrankung meines Mannes war der Anlass für mich, mich mit allen aktuellen Krebstherapien und Krebsauslösern zu beschäftigen, was mich ziemlich schnell auf die Fährte des kanzerogenen Jods brachte.

Denn mein Mann, der keine Schilddrüsenprobleme hatte, konnte immer jodierte Produkte essen, und tat dies auch ohne Einschränkung.

Und dann, nach einer hartnäckigen Erkältung mit heftigem Husten, war schlagartig der Lungenkrebs aufgetreten. Die Diagnose war hoffnungslos: inoperables Bronchialkarzinom mit ausgedehnter Metastasierung im Knochen- und Lymphsystem. Die Chemotherapie sollte nur palliativen Charakter haben.

Wir haben uns mit dieser Todesprophezeiung nicht abgefunden.

Zu den Umstellungen, die wir vornahmen, gehörte auch eine Kost ohne künstliche Jodzusätze für meinen Mann, was ja bei meiner bereits eingeübten nicht jodangereicherten Ernährung keine Schwierigkeiten machte. Selbstverständlich bekommen auch unsere Kinder keine jodierten Lebensmittel mehr, denn da ich nun genau weiß, wie schädlich zu viel Jod ist, werde ich mich hüten, sie damit zu vergiften.

Unsere Lebensbedingungen haben sich in einem Maße verschärft, wie ich es mir früher nie hätte vorstellen können. Aber wir sind die fröhliche und zuversichtliche Familie geblieben, denn wir haben erfahren, wie viel man selber tun kann, um scheinbar ausweglose Situationen zu meistern.

Und so ausweglos ist unsere Lage gar nicht mehr: Mein Mann hat die Zeitspanne, die ihm die Ärzte noch vorausgesagt hatten, um drei Jahre überlebt, was zeigt, dass wir auf dem richtigen Weg sind, den Krebs zu überwältigen.

Meine Ernährungslage – und mit ihr die aller Betroffenen, die meine Informationen haben – hat sich stabilisiert.

Ein Mitglied aus der Nähe von Bremerhaven schickte mir polnische H-Milch. Er fährt mehrmals im Jahr die fast 700 km nach Polen hinein, um dort nicht künstlich hochjodierte Milch- und Fleischprodukte einzukaufen. Auch für mich. Ich bekam dann die lange entbehrte Milch in einer großen Kiste zugeschickt.

Der Paketzusteller, ein Franzose, der schon informiert war, rief nun schon vom Wagen aus: „Ihre Milch ist da, Madame!" Mittlerweile konnte ich auch französische Milch, Milchprodukte und Eier testen – und ich vertrage sie wunderbar. Nun fahren wir regelmäßig nach Luxemburg, wo wir in dem französischen Einkaufszentrum „Auchan" diese herrlichen Sachen bekommen.

Auf dem Wochenmarkt ist eine reizende junge Frau, die die köstlichsten Käsespezialitäten führt, auch echten italienischen Parmesan („Grano Padano") und echten sizilianischen „Provolone" – beide Sorten Gott sei Dank nicht aus künstlich hochjodierter Milch hergestellt und außerdem delikat. Weil sie auch Eier verkauft, bat ich sie darum, ihren Eierlieferanten zu fragen, ob auch er jodiertes Hühnerfutter verfüttert.

Nun stand ich vor Ostern an ihrem Stand, und sie begrüßte mich strahlend mit der Mitteilung: „Das Futter ist ohne Jod!" und sie schwenkte dabei zur Bestätigung den Zettel mit der Futterdeklaration.

Neben mir stand eine ältere Arztgattin, die früher zusammen mit ihrem Mann unser Gast gewesen war, und wir hatten sie für Freunde gehalten. Seitdem ich aber um mein tägliches, unjodiertes Brot kämpfe, grüßt sie mich nicht mehr. Auch diesmal sah sie verächtlich über mich hinweg. Als aber das Reizwort „Jod" fiel, und ich darüber jubelte, wieder unjodierte Eier essen zu können, bekam ihr Gesicht einen zutiefst verärgerten Ausdruck.

Es gibt offensichtlich – immer noch oder bereits wieder? – Menschen, die anderen Menschen Lebensrechte absprechen, wie mir diese Arztfrau offensichtlich das Recht bestritt, mich gesund und menschenwürdig ernähren zu können.

Leider hatte ich zu früh gejubelt. Zwar ist in der offiziellen Futterdeklaration Jod nicht aufgeführt, aber innerhalb der Deklaration gibt es den Posten der fix und fertigen „Mineralstoffvormischung". Deren Bestandteile müssen nicht einzeln aufgeführt werden, und wen wundert es noch, dass sich genau in diesen anonymen Mineralstoffvormischungen das gesuchte Jod findet?

Förster und Jäger, die ich auf das Problem aufmerksam machte, dass jodierte Salzlecken für das Wild uns die letzte Fleischquelle zerstören würden, sind mittlerweile ebenfalls aktive Bundesgenossen der Menschlichkeit geworden.

Es werden nämlich tatsächlich seit bald 2 Jahren mit hohem Werbeaufwand jodierte Wildsalzlecken in den Forstämtern angeboten. Natürlich sind sie teurer als die althergebrachten weißen Salzlecken.

Die jodierten Lecksteine sind nun braun, was den Förstern als Vorzug, weil sie sozusagen Tarnfarbe haben, dargestellt wird.

Aber das Wild ist schlauer als die Jodindustrie dachte: es nimmt diese braunen Lecksteine nämlich nicht an. Offensichtlich schmeckt die feine Wildzunge das metallische Jod heraus, und verzichtet lieber aufs Salz.

Auf einer Versammlung der Jagdpächter im Trierer Landkreis hielt der Vorsitzende Jäger eine flammende Rede über unser Problem, und dass uns nur noch Wildbret als heimische Fleischquelle geblieben sei. Er appellierte an alle anwesenden Jäger, uns nicht im Stich zu lassen und grundsätzlich nur weiße Lecksteine für das Wild aufzustellen.

In der Februar-Ausgabe 1999 von „Jagd und Jäger", dem offiziellen Mitteilungsblatt des Landesjagdverbandes von Rheinland-Pfalz, erschien folgender Artikel:

„Jod in Salzlecksteinen – Gefahr für Menschen.

Von der Deutschen Selbsthilfegruppe der Jodallergiker, Morbus-Basedow- und Hyperthyreose-Kranken erreichte uns ein Brief, der uns auf eine besondere Problematik aufmerksam machte. In den rotbraunen Salzlecksteinen, die seit einiger Zeit angeboten werden, ist u. a. auch Jod enthalten. Da eine Vielzahl von Lebensmitteln mit Jod angereichert sind und Jod auch über das Viehfutter ins Fleisch gelangt, ist für schilddrüsenkranke Menschen Wildbret die einzige Möglichkeit, Fleisch zu essen. Die damit eingetretene teilweise Hochjodierung führt dazu, dass Menschen neu erkranken; bei anderen werden die Symptome der bereits bestehenden Schilddrüsenerkrankung verschlimmert oder es treten Allergien auf.

Wir denken, der Bitte der Selbsthilfegruppe, auf die rotbraunen Salzlecksteine zu verzichten, ist leicht nachzukommen. Unser Wild ernährt sich seit Jahrtausenden instinktiv richtig und hat noch nie unter Jodmangel gelitten.

Verwenden Sie bitte nur die weißen Salzlecksteine in Ihren Revieren und erhalten Sie damit uns allen das Wildbret als ein absolut naturbelassenes Lebensmittel.

Für den Vorstand der Kreisgruppe Trier-Saarburg, Ursula Eiden, Schriftführerin."

Unsere Recherchen über Salz im Einzelnen und Besonderen brachten noch einige andere interessante Details ans Licht. Auf der Packung des Bad Reichenhaller Salzes stand noch vor 7 Jahren, dass Wissenschaftler bestätigten, dass ab dem 40. Lebensjahr Jodsalz keinen Nutzen mehr hätte. Vielleicht gibt es noch den einen oder anderen Nostalgiker, der so eine „vorsintflutliche" Bad Reichenhaller Salzstreu-Packung in Gebrauch hat? Der hat es dann weiß auf blau.

Pferdelecksteine sind übrigens grundsätzlich ohne Jod. Als ehemalige Reiterin weiß ich auch warum: weil man keine hysterischen Pferde gebrauchen kann. Auch ohne Jod sind Pferde schon sehr nervös und schreckhaft, das liegt in ihrer Natur. Mit Jod würden sie aber geradezu überschnappen. Und das tut sich der exklusive Reitsport beim besten Willen nicht an. Was man durchaus verstehen kann, wenn man schon einmal auf einem „durchgehenden" Pferd gesessen hat.

Ich kann gar nicht sagen, wie dankbar ich für dieses außerordentliche Zeichen der Solidarität bin, und alle unsere Mitglieder ebenfalls.

Nachdem auch andere Menschen sich unseres Problemes annehmen, ist es, als würde sich der Würgegriff der totalen Lebensmittelsperre für uns endlich lockern. Und das lindert auch die menschlichen Enttäuschungen, die wir mit unserer Ghettoisierung hinnehmen müssen.

Einen anderen Fortschritt in Sachen Jod gab es von einer ganz unerwarteten Seite. Schon öfter war ich von Allergikern auf die in Mode gekommenen Salzleuchten angesprochen worden, und es gab Meldungen, dass Jodallergiker starke allergische Reaktionen hatten, wenn sie sich in der Nähe dieser Steinsalzleuchten aufgehalten hatten.

Ich sammelte diese Informationen und versprach, mich darum zu kümmern. Denn die Angelegenheit ist wichtig, da Steinsalz hoch jodhaltig ist. Es ist *„Meersalz aus dem Urmeer"*, und der *„Jodanteil im Königs-Steinsalz ist seit Millionen Jahren vorhanden, die Wirksamkeit bleibt auf Dauer er-*

halten." (Information der Arbeitsgemeinschaft für Verarbeitung u. Vertrieb von Demetererzeugnissen und des Bundesverbandes Naturkost- und Naturwarenhersteller, Otto-Nagler-Str. 16, 97074 Würzburg)

Aber zunächst kam Weihnachten und der Geburtstag meines Mannes. Die Kinder packten die Geschenke aus und verteilten sie dekorativ im Zimmer.

Ich achtete nicht darauf, zumal plötzlich meine Augen anfingen zu brennen und zu schmerzen, als hätte ich Sandkörner hineinbekommen. Dann bekam ich brennende und juckende Hautstellen im Gesicht und schlagartiges Herzrasen. Ich war zunehmend unruhig geworden und meine Familie beobachtete mich besorgt. Sie kannten ja alle zu Genüge die Jodsymptome, die auf einmal ganz massiv aufgetreten waren.

„Was habe ich heute alles gegessen?" überlegte ich. „Irgendwo muss Jod drin gewesen sein, und zwar nicht zu knapp."

Aber mir wurde auch die Atemluft knapp, sodass ich es nicht mehr im Wohnzimmer aushalten konnte, was nun wirklich nicht am Essen liegen konnte. Ich sah mich ratlos in der vertrauten Umgebung um und entdeckte die Salzleuchte auf dem Tisch.

„Wie kommt denn diese Leuchte auf den Tisch?", fragte ich entsetzt.

„Das ist doch das Geburtstagsgeschenk für Papa," antworteten meine Kinder.

„Um Gottes Willen!", rief ich entsetzt, „das ist doch eine hoch jodhaltige Salzleuchte! Die muss sofort aus dem Haus!"

Ich fasste sie gar nicht an. Meine Haut war regelrecht explodiert, und ich verließ fluchtartig das Zimmer, während meine Familie die Salzleuchte hinausbrachte und auch das Tischtuch und alles, was mit ihr in Berührung gekommen war, wegräumte.

Wir lüfteten gründlich, und nach einiger Zeit ließen die allergischen Symptome der Haut und das Herzrasen nach. Aber mich befiel eine lähmende Müdigkeit, die mich dazu zwang, mich sofort hinzulegen. Ich war völlig apathisch und kaum ansprechbar. Dieser Zustand legte sich erst nach mehreren Stunden.

Zuerst waren wir sehr aufgebracht über dieses Geschenk, das für mich zum Danaergeschenk geworden war. Aber dann sah ich die Sache anders. Nachdem die Allergiereaktionen abgeklungen waren und der Kreislaufabfall überwunden war, notierte ich mir meine Symptome und verglich sie mit den Symptomen anderer Jodallergiker.

Es gab keinen Zweifel daran, dass die jodhaltigen Steinsalzleuchten diese regelrechten Jodschocks ausgelöst hatten, bei den anderen und bei mir.

Noch in derselben Nacht schrieb ich den Artikel:

„Warnung vor Salzkristall-Leuchten.

Die aktuelle Modewelle, sich Salzkristall-Leuchten in die Wohnräume zu stellen, wirkt sich für einen bestimmten Personenkreis verhängnisvoll aus. Die auf dem Markt befindlichen Salzleuchten bestehen nämlich aus Steinsalzkristallen, die einen extrem hohen Jodanteil aufweisen, der sogar noch um ein Vielfaches über dem Jodanteil von Meersalz liegt. Deshalb ist für alle diejenigen, die Jod aus gesundheitlichen Gründen meiden . müssen, die Benutzung dieser Salzleuchten gesundheitsschädigend.

Besonders betroffen sind Menschen mit Jodallergie, Jodakne, Jodasthma und Autonomien der Schilddrüse, mit Morbus Basedow, Überfunktion und durch Jod ausgelösten Herzrhythmusstörungen.

Da Jodide die Nitrosaminbildung im Körper bis um das Sechsfache erhöhen können, ist die Anwendung derartiger jodhaltiger Salzleuchten außerdem auch für Krebspatienten kontraindiziert.

Die Steinsalzleuchten müssen nicht erhitzt werden, um die in ihnen befindlichen Jodide freizusetzen. Bereits Temperatur und Feuchtigkeit eines normalen Raumklimas reichen aus, um die Jodide aus den Salzkristallen in der Raumluft wirksam werden zu lassen. Dann kommt es zu plötzlicher Unruhe, Bindehautreizungen (Gefühl, als hätte man Sandkörner im Auge), Asthma-Anfällen, schmerzhaften roten Hautstellen, Herzrasen und Schlafstörungen.

Für empfindliche Personen kann dieser „Jod-Kick' in ihrer unmittelbaren Umgebung der Auslöser einer Allergie oder anderen Jodunverträglichkeit sein. Erst die vollständige Entfernung der Jodquelle aus der Wohnung führt allmählich zum Abklingen der Beschwerden.“

Mit dieser Pressemeldung löste ich ungeahnte Reaktionen aus.

Das Interesse von Journalisten an dieser Meldung war überraschend groß. Ein Redakteur sagte: „Wissen Sie, dass Sie mit Ihrem Artikel über die Salzleuchten heute Tagesgespräch in der bundesdeutschen Presse sind?“

„Nein,“ antwortete ich wahrheitsgemäß, „aber es freut mich im Interesse der Jodallergiker, dass ich sie offensichtlich wirkungsvoll warnen konnte.“

Mein Artikel – allerdings ohne den Hinweis auf die kanzerogene Wirkung des Jods! – wurde bundesweit in vielen Tageszeitungen veröffentlicht, was mir eine Fülle von Anfragen und Dankesbezeugungen einbrachte. Denn was einige Jodallergiker aus meiner Gruppe und ich mit den Salzleuchten erlebt hatten, das war vielen anderen Menschen ebenso ergangen. Aber die hatten nicht gewusst, woher ihre Beschwerden kamen, bis sie meinen Artikel lasen. Nachdem sie ihre Salzleuchten entfernt hatten, waren die Krankheitssymptome wieder verschwunden.

Eine junge Frau war dadurch, dass sie bereits seit der Adventszeit eine Salzleuchte in der Wohnung hatte, schwer krank geworden. Sie hatte plötzlich Schluckbeschwerden bekommen, und der Arzt stellte eine vergrößerte Schilddrüse und vergrößerte Lymphdrüsen am Hals fest. Sie bekam Jodtabletten verordnet – denn die meisten Ärzte denken nur auf der Schiene: Schilddrüse und Jodtabletten –, wodurch sich ihre Schmerzen und Schilddrüsenbeschwerden weiter verschlimmerten.

Der Arzt, der die Verschlimmerung ebenfalls feststellen musste, riet ihr daraufhin, sich einer Radiojodbehandlung zu unterziehen.

Sie hatte sich schon für einen Termin vormerken lassen, als sie den Artikel über die Salzleuchten in der Zeitung las. „Ich schrie auf, als ich das las", sagte sie mir am Telefon. Sie entfernte die Salzleuchte sofort, und innerhalb von 5-6 Tagen klangen alle ihre Beschwerden, die sie beinahe in die Radiojodtherapie getrieben hätten, wieder ab.

Von einer anderen Leserin dieses Artikels bekam ich die folgende Zuschrift:

„Da ich einen Knoten an der Schilddrüse habe, darf ich die Lampe laut meiner Ärztin nicht hinstellen. Ich habe keine Jodallergie, und darf auch an die See fahren. Nur wegen der Schilddrüse kann ich nun die DM 130,00-Lampe in den Keller verbannen. Ich finde es eine Schande, dass so etwas verkauft wird, obwohl es für manche Menschen schädlich ist. Viele meiner Bekannten haben so eine Lampe, und sie wissen nun nicht, was sie machen sollen. Da ich unter sehr vielen Allergien leide und es mir immer . . . sehr gut bekommt, wenn wir an die See fahren, dachte ich, dass mir die Lampe zu Hause etwas hilft."

Es riefen mich aber auch Händler an, welche die Salzleuchten verkaufen. Zwei von ihnen waren sehr besorgt und wollten eine Warnung für ihre Kunden an die Salzleuchten anbringen lassen, etwa derart: *„Für Jodallergiker nicht geeignet."*

Der dritte war sehr aufgebracht und behauptete, er hätte alle auf dem Markt befindlichen Salzkristall-Leuchten untersuchen lassen, und es wäre keine Spur von Jod gefunden worden.

„Sie werden Schwierigkeiten bekommen, wenn Sie etwas behaupten, was nicht stimmt," drohte er mir.

Ich habe ihn gebeten, mir die Untersuchungsprotokolle der angeblich jodfreien Steinsalzleuchten zuzufaxen, damit ich mich informieren könne.

Das war vor 16 Monaten, und ich habe von diesem Salzleuchtenvertreter nichts mehr gehört, auch nichts mehr gesehen, schon gar nicht ein Fax mit dem Laborbefund, dass Salzleuchten ohne Jod seien.

Das gibt es nämlich gar nicht. Selbst dasjenige Salz, das für Jodallergiker noch genießbar ist, enthält Spuren von Jod. Ein absolut jodfreies Salz gibt es also überhaupt nicht, wie es der betreffende Händler behauptet hatte, um mich ins Bockshorn zu jagen.

Jedoch beauftragte ein Salzleuchten-Vertreiber den Vorsitzenden des Steinheilkunde e. V., Stuttgart, Herrn Michael Gienger, bereits im Februar 1999, über die mögliche allergene Wirkung von Salzkristall-Leuchten ein Gutachten abzugeben. In diesem Gutachten, mit dem der Hersteller für die Unbedenklichkeit seines Produktes wirbt, wird unter anderem ausgeführt:

„Die leider viel zu verfrüht über die dpa in vielen Zeitungen veröffentlichte Formel ‚Salzkristall-Lampen sind nichts für Allergiker' ist daher falsch. In Einzelfällen können allergische Reaktionen durch Salzkristall-Lampen hervorgerufen werden, in anderen Fällen werden sie gelindert. Dies gilt es von Fall zu Fall individuell abzuklären! Eine generelle Gefahr für Jod-Allergiker besteht jedoch nicht."

Herr Gienger referiert in seinem Gutachten eine Analyse, welche die Firma Zauberstein „in einem staatlich anerkannten Labor" habe durchführen lassen. Die Untersuchung weist verschiedene Mineralstoffe im Gramm-Bereich pro Kilogramm nach. „Weitere Stoffe", so gibt Gienger an, „seien nicht nachweisbar gewesen, auch nicht das umstrittene Jodid". Die letzte Feststellung „erhärtet" er durch eine eigene Untersuchung, derzufolge „eine Ausgasung von Jod bei Erhitzung bis 150° C ... selbst mit Hilfe der hoch sensiblen Jod-Stärke-Reaktion nicht feststellbar" gewesen sei.

An dieser Darstellung fällt uns zweierlei auf:

a) Allergene Reaktionen werden bei entsprechender Allergiebereitschaft durch Kontakt im Millionstel-Gramm-Bereich (μg) ausgelöst. Selbst als extrem hoch eingeschätzte Joddosen, wie sie etwa in Röntgenkontrastmitteln vorkommen, bewegen sich im Tausendstel-Gramm-Bereich (mg). Es erscheint uns gelinde gesagt sehr merkwürdig, Joddosen in diesem Bereich nicht durch Spektralanalyse, sondern durch eine „Jod-Stärke-Reaktion" nachzuweisen, wie man sie im Chemieunterricht der Schule vorführen kann.

b) Hersteller der Bioszene werben damit, dass Steinsalz jodreich sei, wie es auch in jedem Handbuch der Mineralstoffkunde steht. Etwa aus einem Prospekt der Firma „Erntesegen":

„In allen erhältlichen Meersalzen ist der natürliche Jodanteil sozusagen Null. Die Sonne, bzw. die erforderlichen Wasch- und Reinigungsprozesse eleminieren die evtl. vorhandenen geringen Jodanteile. ... Der Jodanteil im Königssteinsalz ist seit Millionen Jahren vorhanden, die Wirksamkeit bleibt auf Dauer erhalten ..."

Nichtsdestoweniger wird seit Giengers Gutachten für Salzleuchten häufig so geworben: *„Leben mit echten Salzkristallen ... Frei von Jodid!"*

Ich werde immer wieder zu meiner Selbsthilfegruppe befragt, und ob ich vielleicht zur Pfannenstielschen „Schilddrüsen-Liga" gehöre. Denn P. Pfannenstiel erklärte wiederholt, er spräche im Namen aller Schildrüsenselbsthilfegruppen. Ich habe mir das übrigens energisch verbeten. Und ich bin froh, dass ich mich keiner der gängigen Selbsthilfegruppen angeschlossen habe, nachdem im ZDF-Wirtschaftsmagazin „WISO" eine Sendung darüber lief, dass „Selbsthilfegruppen von Patienten direkt von Pharmaherstellern gesponsort und finanziert" würden. Dies gilt zum Beispiel auch für die „Schilddrüsen-Liga", wie der Sprecher des Dachverbandes, der Deutschen Arbeitsgemeinschaft Selbsthilfegruppen, Andreas Greiwe, bestätigte: „Wir wissen, dass es schwarze Schafe gibt."

Aber kaum war es uns gelungen, unsere Ernährung zu stabilisieren, da tauchte eine neue Jod-Bedrohung für uns auf: die Forderung von Kinderärzten im August 1999 nach einer generellen Trinkwasser-Jodierung.

Von einer Dresdnerin weiß ich, dass man das zu Zeiten des DDR-Unrechtsstaates auch einmal in Dresden unternommen hatte. Damals waren die Menschen reihenweise umgekippt und bevölkerten die Intensivstationen aller Krankenhäuser, die von diesem Massenzusammenbruch infolge Jodwasser völlig überfordert waren. Um kein unliebsames Aufsehen im westlichen Ausland zu erregen, und weil die Sache zu eskalieren drohte, stellte man damals die Trinkwasser-Jodierung recht schnell wieder ein. Klammheimlich, versteht sich.

Als wir nun von dieser neuen Gefahr erfuhren, ging ein Aufschrei der Empörung und der Verzweiflung durch die Selbsthilfegruppe.

„Das werden die doch nicht tun. Das ist ja grauenhaft!"

„Kein Jodallergiker überlebt das – das ist glatt geplanter Mord!"

„Ich könnte mich nicht einmal waschen, ich wäre von Kopf bis Fuß verätzt!"

„Um Gottes Willen, das Wasser muss man uns doch we-

nigstens lassen. Das ist ja vorsätzliche Körperverletzung!"

„In welches Land könnte ich auswandern. Kennen Sie sich da aus?"

„Hilft uns denn keiner? Dürfen diese Ärzte sich alles erlauben?"

„Wenn ich von denen über die Wupper geschickt werde, gehe ich aber nicht alleine, das dürfen Sie mir glauben!"

„Ich klage dagegen, so weit sind wir ja wohl doch noch nicht, dass man uns einfach mit Jod umbringen darf!"

„Wer steckt eigentlich hinter dieser ganzen Jodsache? Wenn ich den erwische, dem passt dann aber keine Krempe mehr!"

So gingen die Anrufe tagelang, oft bis in die Nächte hinein.

Im Auftrag der Selbsthilfegruppe formulierte ich daraufhin folgende Stellungnahme:

„Betrifft: Pressekonferenz des Berufsverbandes der Ärzte für Kinderheilkunde und Jugendmedizin Deutschland e.V., Berlin, den 30.8.1999

Forderung des Präsidenten Dr. Klaus Gritz nach einer generellen Jodierung des Trinkwassers und Änderung der dem bisher entgegenstehenden gesetzlichen Bestimmungen.

Stellungnahme der Deutschen Selbsthilfegruppe der Jodallergiker, Morbus-Basedow- und Hyperthyreose-Kranken:

Die Forderung des Bundesverbandes der Kinderärzte – der sich sicher bald andere ärztliche Berufsverbände anschließen werden – ist in ihrer Unmenschlichkeit und

Unsachgemäßheit kaum zu übertreffen. Die Ernährungssituation von Jodallergikern sowie akut Schilddrüsenkranken ist ohnehin schon verzweifelt, eine Trinkwasserjodierung hätte nahezu euthanasistische Züge, denn sie birgt für die genannten Patienten in der Summation der Jodanteile ihrer Ernährung, denen sie nicht mehr ausweichen können, ein hohes, möglicherweise tödliches Risiko.

Der Schilddrüsenspezialist Prof. Dr. Jürgen Hengstmann, am Berliner Urban Krankenhaus tätig, sagte bereits in der Brisant-Sendung ‚Krank durch Jod' vom 19. Mai 1998, dass 10 bis 15 Prozent der deutschen Bevölkerung unter der Hochjodierung leiden werden. Der Wittener Krebsspezialist Prof. Dr. Kurt Zänker schrieb kürzlich in einer Boulevardzeitung, die Bevölkerung sei mittlerweile so gut über Jod aufgeklärt, dass sich jeder, der es wünsche, genug Jod zuführen könne. Eine schrittweise Zurücknahme der Lebensmitteljodierung sei deshalb denkbar.

Knallharte Jodbefürworter haben sich angewöhnt, die Leiden der Menschen, die kein Jod vertragen, als ‚Massenenttarnung in den Anfängen kollektiver Jodversorgung' (Peter Pfannenstiel) zu bezeichnen. Sie verschweigen dabei, dass es sich um kein Anfangsproblem handelt. Wenn man die Betreffenden nicht an der Fortpflanzung hindert, wird es – ich möchte den Jodbefürworter hören, der das zu bestreiten wagt – immer wieder 800 000 bis eine Million Menschen in Deutschland geben, bei denen eine latente oder gar nicht vorhandene Autoimmunerkrankung der Schilddrüse durch die erhöhte Jodzufuhr ausgelöst oder in ein akutes Stadium überführt wird.

Über die Menschlichkeit der oben ausgesprochenen

Forderung und über die Sprache, in der sie von den
„Scharfmachern' der Interessenkoalitionen und Berufs-
verbände begründet wird, mag sich jeder Leser unter
diesen wissenschaftlichen Voraussetzungen sein eigenes
Bild machen.

Trier, den 1. September 1999: Die deutsche Selbsthilfe-
gruppe der Jodallergiker, Morbus-Basedow- und Hyper-
thyreose-Kranken, i. A. "

Ein Mitglied, ein junger Mann, der durch die Jodierung bereits so schwere gesundheitliche Schäden erlitten hat, dass er
Frührentner ist (übrigens kein Einzelfall unter den Jodgeschädigten!), schrieb mir verzweifelt:

„Hallo!

Ich habe den Brief mit der neuen Information der mögli-
chen bevorstehenden Jodierung des Trinkwassers zur
Kenntnis genommen. Ich habe heute einen Überwei-
sungsauftrag von 30,- DM gemacht und möchte einen
kleinen Beitrag leisten, da ich absolut gegen die Jodie-
rung von Lebensmitteln bin und erst recht extrem bin
ich gegen die Jodierung von Trinkwasser oder Grund-
wasser. Sollte etwa bekannt werden, dass Trinkwasser
jodiert wird, so bitte ich Sie, mich zu informieren. Ich
bin zu Protesten und mehr bereit, weil das für mich
ernste Konsequenzen hätte.

Notfalls müsste ich das Wasser aus dem Wald holen.

Also, wenn das Trinkwasser jodiert wird, dann infor-
miert mich unbedingt. Es grüßt Euch D. H. "

Später wurde die ganze Sache abgeblasen. Prof. Dr. Wieland
Meng (Greifswald), Mitglied des „Arbeitskreises Jodmangel",
schrieb an eines unserer Mitglieder:

„Eine Jodierung des Trinkwassers ist in Deutschland ab-
surd. Kein ernst zu nehmender Wissenschaftler würde das an-

streben. Der Hauptgrund, dass man das nicht tut, ist nicht die Gefahr einer Überjodierung, sondern dieses System wäre völlig unökonomisch."

Ich werde auch immer wieder gefragt, was man tun kann, um die Jodschädigung abzuwenden.

Man darf sich nicht verführen lassen, Vorteile zu akzeptieren, die mit großen Nachteilen für andere erkauft werden. Mit anderen Worten: Man soll Gesundheitsmaßnahmen, die einem selber nützen, anderen aber schaden, unbedingt ablehnen, auch wenn man im Moment selber davon zu profitieren scheint.

Wenn sich ein großer Teil unserer Bevölkerung von Anfang an energisch auf diesen Standpunkt der Menschlichkeit gestellt hätte, hätten wir erst gar kein Jodproblem bekommen.

Anhang

A.

Die wichtigsten
in diesem Buch vorkommenden
Grundbegriffe und Stichwörter

Was die Schilddrüse ist, und wie sie arbeitet, lässt sich für den Laien verhältnismäßig einfach erklären, wenn man sich auf die grundlegenden Zusammenhänge beschränkt.

Die Schilddrüse stellt einen der wichtigsten Botenstoffe des Körpers her: das **Schilddrüsenhormon**. Genauer handelt es sich um zwei Hormone, **Trijodthyronin** und **Thyroxin**, in der medizinischen Literatur als T_3 und T_4 abgekürzt. Wie kleine Briefträger eilen diese Boten zu zentralen Organen und sagen ihnen, wie sie richtig arbeiten sollen. Auf diese Weise steuern sie die geistigen Funktionen des Menschen, greifen tief in sein seelisches Befinden ein, beeinflussen unsere sexuellen Bedürfnisse, sind aber auch dafür verantwortlich, dass wir richtig sehen und dass unsere Haare im Normalfall nicht ausfallen, sondern weiter wachsen.

Sehr anschaulich sagt der Mainzer Schilddrüsenspezialist Peter Pfannenstiel:

„T_3 und T_4 fungieren als ‚Gaspedal‘ bei der Regulierung des Körperstoffwechsels. Sie regulieren den Grundumsatz, d. h. die Geschwindigkeit, mit der die Körperzellen im Ruhezustand aus Nahrung Energie herstellen und verbrauchen. Die Schilddrüsenhormone steuern auch das Wachstum, die Knochenbildung, die geistige Entwicklung und die seelische Verfassung.“
(Doctor's Letter 2/1993)

1. Hyperthyreose und Hypothyreose, „Heiße" und „Kalte Knoten"

Im Winter sieht (und hört) man viele Autofahrer, die, kaum dass sie ihren Wagen vom Eis freigekratzt haben, den Motor mehrfach im Leerlauf aufjaulen lassen, damit er „rund" läuft, was im übrigen unsinnig ist und dem Motor schadet. Einem auf diese Weise „hochgejagten" Motor gleichen die Schilddrüse und der Grundumsatz des **Überfunktionskranken** (in medizinischer Fachsprache: **Hyperthyreotiker**, die Erkrankung: **Hyperthyreose**; von griechisch „hyper" = über, „thyreos" = der Schild).

Bei anderen Autofahrern nimmt der Motor überhaupt schwer Gas an, läuft nicht rund mit zu niedriger Leerlaufdrehzahl und geht oft von allein aus. Einem solchen Motor gleicht die Schilddrüse des **Unterfunktionskranken** (in medizinischer Fachsprache: **Hypothyreotiker**, die Erkrankung: **Hypothyreose**; griechisch „hypo" = unter).

Zwei der drei möglichen Krankheiten oder besser Krankheitsgruppen von Schilddrüsenerkrankungen äußern sich in einer dieser beiden **Funktionsstörungen**.

Um das zu verstehen, müssen wir kurz genauer darauf eingehen, wie die Schilddrüse arbeitet:

Damit die Schilddrüse weiß, wie viel von den genannten Botenstoffen sie herstellen soll, braucht sie selber einen „Befehlsgeber", der ihr sagt: Höre mit der Hormonproduktion auf oder kurbele sie an. Dieser Befehlsgeber ist wie bei vielen anderen Körperfunktionen die **Hirnanhangdrüse**. Sie misst wie mit einem Fühler den Hormonspiegel und hält ihn normalerweise genau auf dem Stand, der gebraucht wird. Weil das so ist, kann man paradoxerweise die Hormonproduktion dadurch verringern oder sogar ganz unterdrücken, dass man künstlich Schilddrüsenhormone zuführt (Schilddrüsensuppression). Man tut das häufig zu Untersuchungszwecken, um zu testen, ob die

273

Schilddrüse den Befehlen der Hirnanhangdrüse überhaupt noch gehorcht und wenn ja, in welchem Maße, aber auch zu Therapiezwecken, um die Schilddrüse vorübergehend zu entlasten.

Wenn die Schilddrüse den Befehlen der Hirnanhangdrüse gehorcht, tritt folgender Regelkreis in Kraft: Die Hirnanhangdrüse stellt fest, dass genug Schilddrüsenhormone im Blutkreislauf vorhanden sind und meldet der Schilddrüse: Stopp, keine weiteren Hormone herstellen! Die Schilddrüse gehorcht diesem Befehl und drosselt ihre eigene Hormonproduktion.

Das Regulierungshormon, mit dem die Hirnanhangdrüse Menge und Zusammensetzung der Schilddrüsenhormone steuert, heißt in der Fachsprache **Thyreotropin**, bzw. in englischer Sprache Thyreoidea stimulating hormon, also „das Hormon, das die Schilddrüse stimuliert", abgekürzt **TSH**. Der Zusammenhang ist etwas kompliziert, weil die Hirnanhangdrüse ihrerseits durch das Zwischenhirn angeregt wird, das TSH abzugeben. Das Hormon, das diesen Vorgang anregt, heißt: Thyreotropin releasing hormon, also „das Hormon, welches das Thyreotropin freisetzt", abgekürzt **TRH**. Ob die Stimulierung der Hirnanhangdrüse durch dieses „Freisetzungshormon" klappt, kann man heute ebenfalls messen (Test: TSH nach TRH). Wir beschränken uns hier auf das TSH.

Über das Maß, in welchem dieses Regulierungshormon im Blut eines Schilddrüsengesunden enthalten ist, gibt es Erfahrungswerte. Es sind normalerweise 0,3 - 0,4 Millionstel Gramm pro Deziliter Serum (μg/dl).

Finden sich im Blut weniger als 0,2 Milli-Einheiten des Steuerungshormons, produziert die Schilddrüse, so schließt man daraus, so viel Hormone, dass die Hirnanhangdrüse auf keinen Fall mehr die weitere Hormonproduktion anregen will. Der Betreffende leidet an einer Hyperthyreose.

Während der TSH-Wert unter Normalniveau fällt, steigen bei der Überfunktion gewöhnlich die T_3- und T_4-Werte, und zwar auf über 0,9 - 1,8 Milliardstel-Gramm pro Milliliter (ng/

ml) (= Normalwert T_3) und über 5,1 - 12,4 Millionstel Gramm pro Deziliter Serum (µg/dl) (= Normalwert T_4).

Finden sich im Blut über 3,5 Milli-Einheiten des Steuerungshormons (TSH), versucht die Hirnanhangdrüse offensichtlich, die Hormonproduktion anzuregen. Der Betreffende hat eine Hypothyreose. T_3 und T_4 sinken dann gewöhnlich unter die angegebenen Normalwerte, wobei dem Hypothyreotiker vor allem Thyroxin (T_4) fehlt. Es muss, falls nötig, lebenslang künstlich zugeführt werden. Alles Wichtige zu den Schilddrüsenhormonen im Einzelnen, ihrer Bestimmung in der Diagnose und ihrem Einsatz in der Therapie bei Gynter Mödder, Erkrankungen der Schilddrüse, Seite 29 - 38.

Viele Ärzte halten diese **Normalwerte** für verbindlich. Klagt ein Patient über Beschwerden, und die Blutuntersuchung liegt in der Nähe dieser Normalwerte, so wird ihm gesagt, er sei ja gar nicht schilddüsenkrank, seine Hormonwerte seien bestenfalls „grenzwertig".

Wir wissen heute, dass das falsch ist. Es gibt offensichtlich nicht wenige Menschen, bei denen die „Hormonuhr" anders, z. B. viel empfindlicher eingestellt ist. Die Normalwerte sagen dann über das Krankheitsbild gar nichts aus. Auf dem 15. Wiesbadener Schilddrüsengespräch vom März 1997 wies der Stuttgarter Endokrinologe Rainer Hehrmann darauf hin, „*dass der inter-individuelle Normbereich einer einzelnen Person sehr viel enger sei und deshalb Werte, die in dem formalen Normbereich eines Labors liegen, für ein Individuum zu hoch oder zu niedrig sein können*" (Diskussion des Referates Hehrmann, ebd. Seite 30). Der betreffende Patient ist möglicherweise nicht „grenzwertig", sondern „objektiv" krank.

In einer gewissen Bandbreite individuell ist auch das Verhältnis der beiden Hormone T_3 und T_4 zueinander. Die künstlich in Tablettenform hergestellten Schilddrüsenhormone nehmen darauf Rücksicht, und das dürfte der Grund sein, aus dem heraus verschiedene Patienten bestimmte Schilddrüsenpräparate gut, andere gar nicht vertragen. So gibt es Patienten, die sich bei *Euthyrox* wohl fühlen, nicht aber bei *L-Thyroxin*, und umgekehrt. Bestehen Sie Ihrem Arzt gegenüber auf einem Medikamentenwechsel, wenn Sie das Gefühl haben, dass Ihnen Ihr Schilddrüsenhormonpräparat nicht bekommt!

Die sogenannten **„Heißen Knoten"** sind die relativ häufigere von zwei, in ihren Ursachen sehr verschiedenen überfunktionellen Schilddrüsenerkrankungen.

Das Wort Knoten bedeutet hier nicht, bzw. nicht in der Regel eine Gewebsverdichtung. Die entscheidende äußerliche Veränderung der Schilddrüsenknoten besteht in einer verstärkten Durchblutung. Diese verstärkte Durchblutung macht man sich bei einer häufigen Untersuchungsmethode der Schilddrüse zu Nutze: dem **Szintigramm** (lateinisch „scintilla" = Funken, griechisch „graphein" = schreiben). Man spritzt dem Patienten intravenös gering radioaktives Technetium (Alle wichtigen Informationen zum Einsatz von Technetium und Jod_{131} in der Diagnostik bei Mödder, *„Erkrankungen der Schilddrüse"*, Seite 56 - 58). Die „Heißen Knoten" saugen dieses Jod gierig auf und sind dadurch in einem bildgebenden Verfahren mit einer entsprechenden Kamera deutlich aufzunehmen. Ein Computer setzt diese Aufnahmen, auf denen sich die autonomen Bereiche deutlich abzeichnen, farbig um.

Abbildungen solcher Szintigramme und dem Laien verständliche Erläuterungen finden sich in Peter Pfannenstiels Buch *„Nichts Gutes im Schilde"*, Farbtafel 1 - 4, sowie in Gynter Mödders *„Erkrankungen der Schilddrüse"*, Seite 60 - 62. Die „Knoten" sind eigentlich **Bereiche in der Schilddrüse**, die sich der oben beschriebenen Steuerung durch die Hirnanhangdrüse entzogen haben und unkontrolliert Hormone produzieren. Man spricht deshalb auch von **autonomen Bereichen** oder autonomem Gewebe (**autonomes Adenom**), das heißt Bereichen, die nur noch ihren eigenen Gesetzen (von griechisch auto = selbst, nomos = Gesetz) gehorchen. Es kann sich dabei um einen einzigen (**unifokale Autonomie**) oder um mehrere, verschieden große Bereiche (**multifokale Autonomie**) handeln.

Die Schilddrüse kann auch von vielen kleinen „Knoten" regelrecht „durchschossen" sein (**disseminierte Autonomie**).

Die **Ursache** der Autonomie kann verschiedenartiger Natur sein. Häufig, aber nicht grundsätzlich, ist sie das Resultat eines Erschöpfungszustandes einer Schilddrüse, die sich bemüht, genügend Schilddrüsenhormone herzustellen, obwohl sie an einem ihrer dazu benötigten Grundstoffe, vor allem Jod, Mangel leidet.

Dieser „Jodmangel" ist jedoch keineswegs notwendig die Folge einer zu geringen Zufuhr des Grundstoffes. Plausibler sind die Theorien, die den Mangel aus einer **Jodverwertungsstörung** hervorgehen lassen, bei der die Schilddrüse trotz eines ausreichenden Angebotes dieses nicht nutzen kann. Anders wäre es nicht zu erklären, dass Autonomien heute häufiger geworden sind als früher und auch bei genetisch „guten Jodverwertern" auftreten, die als erste in einer Generationenfolge von Schilddrüsengesunden krank werden. (Dazu unten unter dem Stichwort „Jodmangel".)

Auf den Erschöpfungszustand reagieren anfangs einige, dann immer mehr Teile der Schilddrüse zunächst dadurch, dass sie sich der Steuerung der Hirnanhangdrüse entziehen und wild und ungesteuert Schilddrüsenhormone produzieren. Dies ist aber nur ein Übergangsprozess. Auch die auf diese Weise entstandenen „Heißen Knoten" erschöpfen sich und stellen am Ende die Hormonproduktion ganz ein. Aus den „Heißen" werden **„Kalte Knoten"**, aus der Überfunktion allmählich eine Unterfunktion.

Dies ist eine häufige, keineswegs jedoch die einzig mögliche Entstehungsursache einer Hypothyreose. Oft ist sie entzündungsbedingt. (Dazu unten unter dem Stichwort Morbus „Hashimoto".) Auch Patienten, deren autonomes Gewebe durch eine Radiojodtherapie (dazu unten) zerstört oder durch eine Operation entfernt wird, fallen häufig aus der Über- in die Unterfunktion.

Das erste Anzeichen einer sich entwickelnden autonomen

Schilddrüsenerkrankung kann eine sichtbare oder durch Abtasten feststellbare **Vergrößerung der Schilddrüse** sein. (Dazu unten unter dem Stichwort „Kropf".) Die in ihrer Jodverwertung gestörte und dadurch jodunterversorgte Schilddrüse versucht durch eine Vergrößerung ihrer Oberfläche „leistungsfähiger" zu werden. Wer an einer solchen Vergrößerung leidet, kann bereits Anzeichen einer Hyperthyreose zeigen, wie sie weiter unten beschrieben werden. Auch kann, besonders bei Erwachsenen, die vergrößerte Schilddrüse auf den Kehlkopf drücken („Kloß-im-Hals-Gefühl") oder die Atmung behindern.

In diesem, und nur in diesem Stadium kann der Entwicklung einer Autonomie durch künstliche Jodgaben entgegengewirkt werden. Meist gibt man dann zugleich, um die Schilddrüse noch mehr zu entlasten, zusätzliche Hormongaben. Bei der Dosierung denken sehr viele Ärzte nicht daran, angesichts der gegenwärtigen Jodierung fast aller Nahrungsmittel die Jodgaben auf die bereits durch die Nahrung erhöhte Jodzufuhr abzustellen. Da ebenso wie eine Erschöpfung auch ein Überangebot des Grundstoffes Jod eine Autonomie auslösen kann, kommt es dann zu einer Überfunktion.

Man spricht in diesem Fall von einer „jodinduzierten" Hyperthyreose (Vergl. Peter Pfannenstiel: *„Nichts Gutes im Schilde"*, Seite 116). Nach unseren Erfahrungen sind die häufig verordneten 200 µg Jod zu viel. Vernünftige Befürworter einer allgemeinen Jodprophylaxe plädieren deshalb zunehmend dafür, zusätzliche Jodgaben nicht nach dem „Gießkannenprinzip" vorzunehmen. Ein Artikel der „Medical Tribune" (Jg. 34, Nr. 16, 19. November 1999, Seite 2) zitiert den Essener Endokrinologen Klaus Mann: *„Die früher dringend empfohlene medikamentöse Jodprophylaxe darf heute individualisiert werden. ... Bei euthyreoten Kindern ohne Struma reicht es durchaus, wenn sie Fisch und jodsalzhaltiges Brot essen und wenn im Haushalt jodiertes Speisesalz verwendet wird."*

Wenn die beschriebene Behandlung nicht zu einer raschen Besserung führt, sollte man sie deshalb ohne Zögern beenden.

Der Verdacht, dass sich über die Vergrößerung hinaus bereits eine Autonomie gebildet hat, ist gegeben. Außerdem muss man sich darüber klar sein, dass die Jod-/Hormon-Behandlung nur die Symptome kuriert. Die Ursache der Störung kann sie nicht dauerhaft beheben. (Dazu unten unter dem Stichwort „Jodmangel".)

Führt man Patienten mit „Heißen Knoten", wie dies heute durch die Jodanreicherung fast aller Nahrungsmittel geschieht, Jod zu, ist das, als wenn man Benzin ins Feuer gösse. Ihre Schilddrüse „rast" los, die Kranken werden von einer inneren Unruhe befallen, die sie nicht mehr beherrschen können, und fühlen sich zugleich lähmend ermüdet. Sie fallen, weil die Schilddrüse gewissermaßen alle Körperkräfte überspannt und aufzehrt, von einer Erkältungskrankheit in die andere. Sie können ihrem Beruf nicht mehr nachgehen, regen sich, ohne das steuern zu können, über jede Kleinigkeit auf, wenn andere ganz ruhig bleiben, bekommen unbestimmte Ängste, die sich bis zur Panik steigern können, und zwar ohne besonderen Anlass, oder weil sie fürchten müssen, mit einer Situation nicht zurechtzukommen, die für andere völlig normal ist (Autofahren), finden Sex plötzlich belastend, haben Haarausfall und unerklärliche Sehstörungen. Die Lebensmöglichkeiten sind eingeschränkt, an die Einnahme nicht selbst zubereiteter Mahlzeiten in Gaststätten ist nicht zu denken, die Urlaubsmöglichkeiten sind stark reduziert. Bisher nicht schilddrüsenauffällige, aber sensible Kinder reagieren mit unspezifischer Übernervosität, die sich viele Eltern und Kinderärzte nicht erklären können.

Anders das Erscheinungsbild einer Unterfunktion: Der bereits zitierte Essener Endokrinologe Klaus Mann: *„Mit einer Unterfunktion ist nicht zu spaßen! Patienten sind nicht nur müde, unkonzentriert und frieren häufig, sie nehmen auch zu, werden depressiv, und die Blutfettwerte steigen an. Irgendwann nimmt der Herzmuskel Schaden und pumpt schwächer. Erhöhte Jodzufuhr kann solche Entwicklungen nicht verhin-*

dern, sie unter Umständen sogar beschleunigen.“ (Markus Weber: Artikel *„Kranke Schilddrüse – Das hilft bei Unterfunktion.“* – „Goldenes Blatt“, Nr. 38, 1999, Seite 28)

Für eine akute Überfunktion gibt es verschiedene Behandlungsmöglichkeiten medikamentöser Art sowie, definitiv, die Operation, die Radiojodtherapie und (bei unifokalen Autonomien) die „Instillationsmethode“. (Zu Letzterer vergl. den im Literaturverzeichnis angegebenen Aufsatz von E. Martino). Wie man bei diesen Therapien vorgeht und welche Vor- und Nachteile sie haben, ist auf den Seiten 28 ff. dieses Buches dargestellt.

2. Morbus Basedow

Gegenüber den sogenannten „Heißen Knoten" stellt Morbus
Basedow eine Überfunktionserkrankung mit anderen Ursachen
und sehr viel weitergehenden Auswirkungen dar.

Unmittelbare Ursache der Erkrankung ist eine fehlgeleitete
Autoimmunreaktion. Infolge dieser Reaktion beginnt die
Schilddrüse, Antikörper herzustellen. Diese blockieren die
„Empfangsantennen" (Rezeptoren), mit denen die Schilddrüse
die TSH-Signale der Hirnanhangdrüse empfängt. Auf diese
Weise ihrem Steuerungsorgan entzogen, verwandelt sich die
ganze Schilddrüse in einen einzigen „Heißen Knoten", wobei
zugleich die Antikörper ein letztlich zur Auflösung führendes
Zerstörungswerk nicht nur an der Schilddrüse, sondern auch an
anderen Körperorganen beginnen. Die stark erhöhte Hormon-
ausschüttung greift außerdem den Körper in gleicher Weise,
aber verstärkter Intensität an wie bei einer Überfunktion:
Hyperdynamisierung des Kreislaufs, erhöhte Herzfrequenz,
Tachykardien, Herzrhythmusstörungen. (Siehe dazu Hehrmann, „Schilddrüsenerkrankungen", Seite 110-111; und besonders G. Kahaly / R. Erbel, wie im Literaturverzeichnis). Gegenüber etwa einem Kropf ist deshalb Morbus Basedow wie
alle Immunthyreopathien eine unter Umständen lebensgefährliche Akut-Erkrankung.

Die **seelischen Auswirkungen** einer Basedow-Erkrankung
sind erheblich, und abgeschwächt schon dann beobachtbar,
wenn die Krankheit noch nicht in ein akutes Stadium getreten
ist. Das zentrale Nervensystem ist hochgradig erregt, Depression und Aggression wechseln in größerer Intensität, unbestimmte Ängste steigern sich. Für andere keinesfalls problematische Situationen können den Patienten regelrecht „ansau-
gen", ihn gewissermaßen in einen Film hineinreißen, in dem er
vermeintlich bedrohliche Folgen dessen, was ihm objektiv geschieht, mit höchster körperlicher Intensität erlebt. Der Patient
ist im Extremfall selbstmordgefährdet. Seine Wirklichkeits-

wahrnehmung ist potentiellen Gefährdungen gegenüber übersensibel verengt, seine Toleranzgrenze gegenüber Kritik empfindlich herabgesetzt. **Basedow-Patienten bedürfen, auch im Seelischen, der Schonkost.** Ein großer Halt ist für sie ein liebevoll zu ihnen stehender Ehepartner, der Gefährdungen „abfedert". Leider sind damit viele Menschen überfordert. Der Kranke wird zusätzlich dadurch bestraft, dass er „Bindungen" verliert: Die Scheidungsrate von Ehen mit einem basedowkranken Partner ist extrem hoch.

Entdeckt und an Hand von Fallbeispielen dargestellt wurde die Krankheit bereits im vergangenen Jahrhundert durch den Merseburger Arzt Karl von Basedow, der auch bereits ihr bekanntestes, aber nicht bei allen Patienten auftretendes äußerliches Anzeichen, das Hervorquellen der Augen (**Exophthalmus**) in einem Aufsatz beschrieben hat. (Siehe Literaturverzeichnis unter „K. Basedow" und „R. S. Bahn", die verschiedenen Schweregrade der Augenreaktion bei Pfannenstiel/Saller, Seite 163).

Die Verwandlung der gesamten Schilddrüse in einen „Heißen Knoten" ist eindrucksvoll am Szintigramm abzulesen (Aufnahmen bei Gynter Mödder, *„Erkrankungen der Schilddrüse"*, Abb. 21 und Peter Pfannenstiel, *„Nichts Gutes im Schilde"*, Abb. 22), eine sich anbahnende Erkrankung frühzeitig durch Veränderung der TSH-Werte (dazu H. Engler u. a. im Literaturverzeichnis) und Bestimmung der Antikörper im Serum nachweisbar. Die Untersuchung erfasst normalerweise drei Antikörper: Die einen greifen die Speicherzellen der Schilddrüse an (Microsomale Antikörper, abgekürzt **MAK**), die anderen blockieren wie bereits beschrieben die TSH-Rezeptoren der Schilddrüse (TSH-Rezeptor Antikörper, abgekürzt **TRAK**), die dritten wirken auf die Eiweiße, aus denen in der Schilddrüse die Hormone T_3 und T_4 gebildet werden (Thyreoglobulin-Antikörper, abgekürzt **TAK**). (Näheres bei Gynter Mödder, *„Erkrankungen der Schilddrüse"*, Seite 39 - 42, sowie Peter Pfannenstiel, *„Nichts Gutes im Schilde"*, Seite 71, 77 -

78, die „Normalwerte" (= unter 100 Einheiten/ml [TAK], unter 60 Einheiten/ml [MAK] und unter 9 Einheiten/l (negativ), bzw. über 14 Einheiten/l (positiv) [TRAK]) bei Pfannenstiel, Seite 71.)

Während die Auswirkungen und messbaren Parameter des Morbus Basedow gut erforscht sind, ist die Ursache nach wie vor unbekannt, Stress- und Erbfaktoren werden diskutiert. (Dazu B. Winsa/H.-O. Bergström, wie im Literaturverzeichnis, Peter Pfannenstiel, *„Nichts Gutes im Schilde"*, Seite 158, 160-161). *„Sie erhöhen das Erkrankungsrisiko, können aber die Entstehung der Krankheit nicht erklären."* Dabei haben erfahrene Ärzte immer schon gewusst, dass zusätzliche Jodgaben Morbus Basedow auslösen können.

Ein leichter Morbus Basedow kann durch strikte jodvermeidende Diät duchaus im Zaume gehalten werden. Dabei bedürfen allerdings die Antikörper einer steten Kontrolle. Steigen Sie über ein gewisses Maß, ist eine ärztliche Behandlung unumgänglich. Behandelt wird Morbus Basedow mit Jodisationshemmern, darunter seit den fünfziger Jahren bereits „Carbimazol", heute bevorzugt mit „Thiamazol".

(Näheres bei Gynter Mödder, *„Erkrankungen der Schilddrüse"*, Seite 134-137, und Peter Pfannenstiel, *„Nichts Gutes im Schilde"*, Seite 179-180; zu den Behandlungsmöglichkeiten während einer **Schwangerschaft**: Pfannenstiel/Saller, Seite 155-156; Szintigramm und Radiojodtherapie verbieten sich während einer Schwangerschaft: ebd. Seite 156-157. Zu den Risiken und Nebenwirkungen einer Behandlung mit Jodisationshemmern ausführlich: H.P.T. Ammon, wie im Literaturverzeichnis, Seite 894-902; Dosisempfehlungen bei Pfannenstiel/Saller, Seite 153-154.)

Eine Basedow-Erkrankung kann durch eine solche Behandlung zum Stillstand kommen. Die meisten Fachleute lassen aber keinen Zweifel daran, dass eine länger dauernde Behandlung mit Thyreostatika auf Grund ihrer Nebenwirkungen problematisch ist. Am deutlichsten formuliert hat das Gynter Mödder:

„Es sei hier klar gesagt: Thyreostatika sind Gift, aber im Falle einer Hyperthyreose bleibt einem nichts anderes übrig, als diese Gifte einzunehmen." *(„Erkrankungen der Schilddrüse"*, Seite 137)

Eindeutig zu bevorzugen ist deshalb eine Operation, bei der notfalls die gesamte Schilddrüse entfernt wird. Über die dabei abzuwägenden Risiken berichtet unser Buch ab Seite 28.

Gegenüber einer Radiojodtherapie sind Endokrinologen in der Regel zurückhaltend (R. Hehrmann, *„Schilddrüsenerkrankungen"*, Seite 81), Nuklearmediziner empfehlen sie (G. Mödder, *„Erkrankungen der Schilddrüse"*, Seite 91; Peter Pfannenstiel, *„Nichts Gutes im Schilde"*, Seite 182-183, Pfannenstiel/Saller, Seite 158-159). Nach den Erfahrungen uns bekannter Patienten ist die Radiojodtherapie einer Basedow-Erkrankung ein Leidensweg. Über eine neue, einfache und wirkungsvolle chirurgische Beseitigung des Fettgewebes, welches den typischen Augenvortritt verursacht, berichtet unser Buch auf Seite 183.

Eine **neue geradezu sensationelle technische Neuentwicklung** könnte für Morbus-Basedow- und Morbus-Hashimoto-Patienten sowie für alle anderen im selben Umkreis angesiedelten Autoimmunerkrankungen zu einer großen Hoffnung werden: die **Plasmaapherese**. Seit kurzer Zeit ist es möglich, die Antigene, die eine bestimmte Autoimmunreaktion hervorrufen, aus dem Blut „herauszufischen", und **es hat sich verblüffenderweise gezeigt, dass die Lymphozyten, wenn man dies eine Zeit lang tut, die Produktion der Antigene einstellen oder zumindest drosseln**.

Von größter Bedeutung ist dies, wenn es darauf ankommt, eine körpereigene Abstoß-Reaktion zu vermeiden, z. B. bei einer Nierentransplantation. Der „therapeutische Plasmaaustausch" hat aber auch bei einer ganzen Anzahl von Autoimmunerkrankungen zu bedeutenden Ergebnissen geführt:

bei Hämophilie-Patienten, Lupus-erythematosus-Kranken, aber auch bei Multipler Sklerose, Polyneuropathie und Myasthenie wurden, wie das „Deutsche Ärzteblatt" (Jg. 96, Heft 51/52, 27. Dez. 1999, Seite 41-42) berichtet, beachtliche Erfolge erzielt. Es liegt gewissermaßen „in der Luft", dass dieses Verfahren auch bei thyreoidalen Autoimmunerkrankungen Erfolg haben könnte.

Bei allen kontroversen Diskussionen um die jeweils angezeigte Behandlung ist wissenschaftlich unbestritten:

„Die hohe Rückfallquote der einmal Erkrankten wird... auf besonders jodhaltige Nahrungsmittel zurückgeführt. Patienten mit Schilddrüsenüberfunktion dürfen vor allem kein jodiertes Speisesalz verwenden." (K. Langbein u. a., *„Bittere Pillen"*, Seite 829)

„Bei einer ausgeprägten Schilddrüsenüberfunktion sind jodhaltige Nahrungsmittel tabu." (Peter Pfannenstiel, *„Nichts Gutes im Schilde"*, Seite 173)

„Die zusätzlichen stimulierenden Impulse durch künstliche Jod-Substitution können aus einem erträglichen Status quo erst einen kritischen casus belli machen." (Der große Bio-Salz-Report, [Siehe Literaturverzeichnis] Seite 18)

3. Morbus Hashimoto

Morbus Hashimoto ist die zweite bekannte, durch eine Auto-immunreaktion bedingte Thyreopathie (Schilddrüsenerkran-kung), entdeckt und im Jahr 1912 erstmalig beschrieben von dem japanischen Arzt H. Hashimoto, zum Zeitpunkt der Ent-deckung Assistenzarzt an der Universitätsklinik in Kiushiu. Die in deutscher Sprache veröffentlichte Arbeit ist im Reprint in dem von der Firma Henning herausgegebenen Band *„Schilddrüse – Pionierarbeiten aus eineinhalb Jahrhunder-ten"* (siehe im Literaturverzeichnis ab Seite 321 unter Hashi-moto) zugänglich.

Dr. Hashimoto entdeckte in der Schilddrüse von Patienten, die außer einer zunächst nur leichten Schilddrüsenvergröße-rung keinerlei Krankheitsanzeichen aufwiesen und nicht aus schilddrüsenkranken Familien stammten, auffallend reich ent-wickelte und vergrößerte Lymphfollikel. Aufnahmen von ein-gefärbten Schnitten, die seinem Aufsatz beigefügt sind, lassen deutlich die Infiltration des Gewebes durch Rundzellen erken-nen. Hashimoto schloss eine epitheliale Neubildung (**Lym-phom**) aus, da sich nirgends Metastasen dieses Gewebes zeig-ten, und vermutete eine Entzündung, obwohl deren objektive und subjektive Symptome völlig ausblieben. Er glaubte an eine *„eigentümliche Art chronischer Entzündung, die bis jetzt mei-nes Wissens noch nicht bekannt gemacht worden ist"*, und diese Vermutung ging in die richtige Richtung.

Hashimoto beobachtete auch, dass sich das lymphatische Ge-webe der betroffenen Patienten im späteren Krankheitsverlauf strumatös vergrößerte, und dabei das parenchymatische Gewe-be, das heißt die eigentliche Schilddrüsensubstanz, völlig ver-drängte. Die Schilddrüse der Hashimoto-Kranken löste sich förmlich selbst auf. Aus einer anfänglichen Überfunktion fal-len sie in eine vollständige Unterfunktion. Peter Pfannenstiel, *„Nichts Gutes im Schilde"*, Seite 214:

„Die Schilddrüsenzellen werden von der Immunabwehr auf

*Grund bestimmter Merkmale nicht mehr als körpereigen tole-
riert, sondern als körperfremd (und daher feindlich) zerstört."*

Bei einer Hashimoto-Thyreoiditis (Schilddrüsenentzündung)
sind die Mikrosomalen Antikörper (MAK) und die Thyreoglobulin-Antikörper (TAK) erhöht. Pfannenstiel (a. a. O.) beschreibt anschaulich die Nähe und den Unterschied zwischen
Morbus Basedow und Morbus Hashimoto:

*„Nur in der Wirkung ihrer Autoantikörper unterscheiden sie
sich: Bei dieser kurbeln die fehlorientierten Antikörper die
Hormonproduktion an, bei jener zerstören sie die Produktions-
stätten."*

Auch bei einer Hashimoto-Thyreoiditis gilt: Vorsicht bei
jodreicher Nahrung! Die Anzahl der Hashimoto Thyreopathien
hat sich in den letzten Jahren unter der Jodierung drastisch erhöht. Nicht umsonst wurde die Krankheit im traditionell hoch
jodversorgten Japan zuerst beobachtet und explodiert seit län-
gerem in Amerika. Peter Pfannenstiel weiß das und gibt den
Grund dafür, dass das in Deutschland bisher nicht so war, so
an: *„Es ist zu vermuten, dass der allerwärts herrschende Jodmangel vor der Hashimoto Entzündung (und auch vor der Ba-
sedowschen Krankheit) einen gewissen Schutz bietet"* (a. a. O.,
Seite 215). Für ihn ist Hashimoto nun einmal eine Erbkrank-
heit und deshalb gilt wie bei Morbus Basedow: *„ ... besser die
Diagnose frühzeitig aus dem Verborgenen ans Licht ziehen als
sie in Gestalt der manifesten Krankheit auf dem Tablett späthin
serviert bekommen"* (a. a. O., Seite 218). Aber wie viele Patienten hätten unter ihren gewohnten Lebensbedingungen lebenslang keine Hashimoto-Thyreoiditis bekommen? Und wie
viele werden sie unter einer Hochjodierung noch bekommen,
wenn man Hashimoto-Patienten nicht daran hindern will, Kinder zu haben?

4. Morbus Addison

Keine Schilddrüsenerkrankung, sondern eine Nebennierenin-
suffizienz, die zu einer stark verminderten Ausschüttung aller
Nebennierenrindenhormone führt. Als Ursache wird in 50%
der Fälle eine gegen die NNR-Zellen gerichtete Autoimmunreaktion vermutet, welche eine weitgehende Zerstörung dieser
Zellen zur Folge hat. (Siehe „Pschyrembel", Seite 16) Wie bei
Morbus Hashimoto wird also das hormonherstellende Organ
zerstört. Unter 1000 Kontaktaufnahmen mit der Selbsthilfegruppe gab es einen Fall, in dem vom behandelnden Arzt
selbst eine Beeinflussung dieser Autoiummunreaktion durch
Jod vermutet wurde.

5.   Jod-Akne

Vielleicht leiden Sie unter einer schmerzhaften Akne, die langsam entsteht und auf keines der üblichen Aknepräparate reagiert und tiefe Narben hinterlässt? Dann gehören Sie möglicherweise zu der wachsenden Zahl der Betroffenen, die eine
Jod-Akne haben. Mittlerweile betrifft jede fünfte an die Deutsche Selbsthilfegruppe der Jodallergiker, Morbus-Basedow-
und Hyperthyreose-Kranken gerichtete Anfrage diese Hauter-
scheinung.

Erscheinungsformen und Beschwerden einer Jodakne sind in
unserem Buch ausführlich dargestellt (Seite 12 ff.). Dort nicht
erwähnt ist die *Dermatitis herpetiformis Duhring.* Ursache dieser Erkrankung sind körpereigene Antigene, die wie beim
Morbus Basedow und der Hashimoto-Thyreoiditis infolge einer fehlgeleiteten Autoimmunreaktion gebildet werden. Die
Krankheit wurde von dem amerikanischen Dermatologen
Louis A. Duhring (1845 - 1913) zuerst beschrieben und kann
durch Jod ausgelöst werden. Die Diagnose ist heute ohne Jodexposition möglich durch Nachweis von IgA (Immunglobulin-
A) bindenden Antigenen in der Haut des Patienten. (Siehe Literaturverzeichnis, H. F. Merk). Von dem erschreckenden Er-
scheinungsbild vermittelt ein Patientenfoto im entsprechenden
Artikel des „Pschyrembel" (258. Auflage, Seite 333) einen
Eindruck.

6. Jodallergie

Es ist ein weit verbreiteter Irrtum, eine Jodallergie nur mit einer Schilddrüsenerkrankung in Zusammenhang zu bringen, denn nicht jeder, der kein Jod verträgt, ist auch schilddrüsenkrank. Im Gegenteil sind die meisten Jodallergiker – auch solche in höherem Alter – schilddrüsengesund.

Die bekannteste und vergleichsweise harmlosere Form der Jodallergie betrifft die Haut.

Es zeigen sich rote Hautflecken, deren Umfang sich auf bis über 5-Mark-Stück-Größe und darüber hinaus ausdehnen kann. Diese Hautflecken sind meist leicht geschwollen und jucken sehr stark. Der nahezu unbezwingbare Juckreiz führt dazu, dass sich Betroffene unbewusst, nachts im Schlaf, oft blutig kratzen.

Diese Form der Jodallergie tritt vornehmlich im Kopfbereich auf: auf der Kopfhaut, hinter den Ohren, um die Augen, aber auch an Armen, Beinen und auf dem Rücken.

Nach Coombs und Gell (Übersicht im „Pschyrembel", 258. Auflage, Seite 43), die vier Typen der immunologischen Überempfindlichkeitsreaktion unterscheiden, ist die Jodallergie dem Typ I, dem Soforttyp bzw. Frühtyp (**humorale Allergie**) zuzuordnen, da sie in Sekunden bis Minuten (meist 30 Minuten) nach der inneren oder äußeren Jodaufnahme eintritt.

Sehr viel gravierendere, weil z. T. irreparable Erscheinungen der Jodallergie sind: **Herzschmerzen, Herzrasen, Herzrhythmusstörungen, hoher Puls, Atemnot, Ohnmachtsanfälle, Nierenkoliken, Magen-Darm-Störungen, Muskelrheuma, Stiche in der Schilddrüse, zitternde Hände, Sehstörungen mit verminderter Sehfähigkeit, Schweißausbrüche, übersteigerte Nervosität, Schlafstörungen, Angstzustände bis zu schwersten Depressionen (bei denen es auch zu Halluzinationen kommen kann), die Betroffene unabhängig vonei-**

nander als „Jodrausch" bezeichnen. Es kann zudem zu einem allergischen Asthma kommen.

Die schwerste Form einer durch Jod verursachten allergieartigen Reaktion ist der **anaphylaktische Schock**. (Dazu im Buch Seite 234 ff.) Hier liegt die Todesrate bei 98%. Der anaphylaktische Schock wird bei Jodallergikern durch jodhaltige Röntgenkontrastmittel ausgelöst, wie sie z. B. bei Gallenuntersuchungen oder Herzkatheteruntersuchungen verwendet werden. Es kommt infolge heftiger allergischer Reaktionen zu einer massiven Embolisation (Verschluss von Blutgefäßen) mit meist tödlichem Ausgang. Die Diagnose des anaphylaktischen Schocks ist schwierig, vielfach sind die behandelnden Ärzte nicht in der Lage, sie zu stellen, weswegen die Dunkelziffer der Todesfälle aufgrund anaphylaktischen Schocks nach z. B. Herzkatheteruntersuchungen hoch ist.

Eine Jodallergie ist nicht erblich, sondern sie wird erworben, entweder durch jodhaltige Medikamente, oder durch Überjodierung der Lebensmittel, wie wir sie zur Zeit in der Bundesrepublik haben. Auffallend ist, dass nicht grundsätzlich Allergiker, die auf andere Stoffe allergisch reagieren, eine Jodallergie bekommen. Jeden Nichtallergiker kann als „Solo-Allergie" die Jodallergie befallen. Tatsächlich machen diese Fälle die Mehrzahl der Jodallergiker aus.

Wie bei jeder anderen Allergie gilt auch bei der Jodallergie: Nur der Verzicht auf den allergieauslösenden Stoff führt zum Abklingen der Beschwerden. Äußerlich bedeutet das, keine jodhaltigen Desinfektionsmittel zu benutzen. Im *„Pharma-Einkaufsführer"* der Zeitschrift „plus" (Heft 3/98) wird nachdrücklich auf die allergene Gefahr von Jod hingewiesen: *„Das Jod kann allergische Hautreizungen verursachen. Jodallergiker dürfen diese Desinfektionsmittel auf keinen Fall anwenden."* Gemeint sind: Polyvidon-Jod Lösung, Polyvidon-Jod Wundauflage, Polyvidon-Jod Salbe/Gel. Über weitere jodhaltige Medikamente informiert eine Medikamentenliste der Firma Merck / Darmstadt („Merck"-Blatt für Patienten: Jodhaltige Präparate / Mittel, Darmstadt, o. J.).

Jodhaltig sind aber auch Algenprodukte, wie sie in verschiedenen Kosmetika Verwendung finden. Jodallergiker müssen diese genauso meiden wie Calciumpräparate, die aus Muschelkalk hergestellt sind.

Literatur:

Hermann P. T. Ammon (Hrsg.), wie im Literaturverzeichnis, Seite 624, 855, 892 ff., 1332 - 1333,

O. Leeser, wie im Literaturverzeichnis, Seite 216 ff.,

Pschyrembel, wie im Literaturverzeichnis, 256. Aufl.,

Stichwort „Jodismus" (in der 258. Aufl. getilgt).

7. Depressionen durch Jod

Ein Psychiater sagte uns, dass über 50 Prozent seiner Patienten gar nicht psychisch, sondern schilddrüsenkrank seien. Nach jodfreier Diät seien sie „munter wie die Fische im Wasser" gewesen.

Zum Thema „Depressionen durch Jod" siehe ausführlich weiter vorne im Buch auf den Seiten 244 ff.

Literatur:
Hermann P. T. Ammon, wie im Literaturverzeichnis, Seite 895.,
K. Stauffer, wie im Literaturverzeichnis, Seite 358 - 359.,
O. Leeser, wie im Literaturverzeichnis: *„Toxikologie des Jodes"*, Seite 221 - 222.

8.   „Deutschland ist ein Jodmangelgebiet"

Der Erfinder dieser Formulierung hat aus der Sicht der Jodbefürworter einen Preis verdient. Dass sie aus nationalsozialistischer Zeit stammt, ist im Buch ausgeführt. Die Formulierung
ist griffig und geradezu unheimlich eingängig. Jedermann führt
sie im Munde, und selbst wer vom Jod näherhin gar nichts
weiß, argumentiert damit. Der Sachverhalt erscheint anschaulich wie ein Film: Zuerst sind die Böden schön jodhaltig, und
dann kommt die böse Eiszeit und schwemmt alles ins Meer.

Dabei glaubt man es kaum: **Gerade die geophysikalische
Jodmangel-Theorie ist ein Flop, das schwächste Argument
der Jodbefürworter überhaupt**, von dem man sich aber (vor-
erst!) noch nicht lösen will, weil es sich als so glänzend wirkungsvoll erwiesen hat.

Zunächst: Nach der Klassifikation der Weltgesundheitsorganisation ist Deutschland ein **leichtes bis mittleres Jodmangelgebiet**. Auf diese Weise vollständig zitiert, klingt die These so
harmlos, dass sie keinen aufgeregt und niemals durchschlagend
gewirkt hätte. Also hat man die Aussage auf den griffigen Nenner verkürzt.

Wahre Amokläufer waren auch damit nicht zufrieden. Hun-
derttausende von Jahren, so sagen sie, waren die Menschen
aufgrund von Jodmangel nahezu Kretins (Schwachsinnige).
Dann entdeckten die Neandertaler vor 30 000 Jahren jodreiche-
re Nahrung. Sie starben gar nicht aus, sondern entwickelten
sich zum Homo sapiens. Gott sei Dank hat diese schwachsinnige Variante der Jodmangelthese mehr Gelächter ausgelöst als
Nachahmer gefunden. DNA-Untersuchungen haben bestätigt,
dass gemeinsame Nachkommen von Neandertalern und heutigen Menschen höchst unwahrscheinlich sind. Die wirklichen
Vorfahren des Homo sapiens sind vermutlich zwei Millionen
Jahre älter als die Neandertaler.

Zweitens: Die Jodmangelthese kann als wissenschaftliche
Hypothese das Hauptproblem nicht erklären: Wieso haben

Menschen und Tiere auch nach der Eiszeit tausende von Jahren in Deutschland durchaus gesund leben können, während in unserem Jahrhundert und angeblich jetzt von Jahr zu Jahr zunehmend ohne Nord-Süd-Unterschied Schilddrüsenerkrankungen auftreten, die mit einer Vergrößerung der Schilddrüse beginnen?

Inwieweit korrekturbedürftige und korrekturfähige, aber ethnotypische Ernährungsgewohnheiten und Faktoren moderner Lebensgestaltung dabei eine Rolle spielen, wurde angesichts der Überzeugungskraft der Jodmangelthese überhaupt nicht diskutiert.

Niemand ernährt sich heute aber noch regionalbezogen: Wir essen Kiwis aus Neuseeland, Tomaten aus Spanien, Kartoffeln aus Marokko, Reis aus Asien und Weizen aus Amerika. Die Zeitschrift „bio" im bereits erwähnten „Bio Salz-Report":

„Ein erheblicher Teil unseres Speisezettels (erst recht die Rohstoffe für die Lebensmittelindustrie) sind nicht auf jodarmer Scholle gewachsen, sondern wurzelten in ferner jodreicher Krume."

Hinzu kommt: Über ganz Deutschland verteilt von der Ostseeküste bis nach Bayern gibt es zahlreiche jodhaltige Quellen, z. B. in Aachen, Bad Kissingen, Selters an der Lahn, Bad Wildungen, Bad Camberg, Bad Vilbel, Freiburg, Gerolstein, Warburg, Lahnstein, Dreis, Bad Heilbronn, Bad Endorf, Bad Tönnisstein, Nürtingen, Bad Wiessee, Bad Birnbach, Bad Griesbach. Ein Beispiel: Ein Liter Bad Birnbacher Wasser enthält 0,6 Tausendstel Gramm Jod. Der dem Menschen zuträgliche Jodgehalt wird aber in Millionstel Gramm gerechnet (Spurenelement!). 0,6 Tausendstel Gramm sind 600 Millionstel Gramm Jod pro Liter, und das ist bereits das bis zu Sechsfache dessen, was Sie an Jod selbst nach Ansicht von Jodbefürwortern täglich zu sich nehmen sollten. Wie das? Es sage keiner, die Eiszeit habe natürlich nur die oberen Bodenschichten ausgeschwemmt. Er würde sich bei jemandem, der sich der gewaltigen Erdbewegungen, die insgesamt 4 Eiszeiten in Europa verursacht haben, bewusst ist, glatt lächerlich machen.

Warum persistieren aber die sogenannten Jodmangelerkrankungen trotz der beschriebenen Streuung der Nahrungsprovenienz und obwohl das mit dem Jodmangel der Böden so weit nicht her zu sein scheint?

Eine Studie des **Bundesumweltamtes** (Jahresbericht des Bundesumweltamtes für 1994, Seite 197) teilt einige in diesem Zusammenhang höchst bemerkenswerte Beobachtungen mit:

„Gebiete mit hoher Strumahäufigkeit, wie die ehemaligen DDR-Bezirke Suhl, Chemnitz und Gera, zeigen deutlich höhere Bodenjodgehalte als die strumaarmen Bezirke Neubrandenburg, Potsdam und Frankfurt/Oder."

Fazit: Es gibt keine eindeutige Korrelation zwischen Boden-Jod-Gehalt und physiologisch wirksamem Jodmangel. Wie kann das sein? Die Autoren der Studie führen überzeugende Gründe dafür an, dass nicht wie immer wieder behauptet der Jodmangel, sondern eher eine **Jodverwertungsstörung** die Ursache der Kropferkrankungen ist. Ein Grund für die erhöhte Zahl der Kröpfe ist der durch Überdüngung überhöhte Nitratgehalt der Böden und infolgedessen der Nahrungsmittel:

„Der Mechanismus beruht auf einer Konkurrenz zwischen Jod und Nitrat zugunsten der Nitrataufnahme, sodass daraus ein Jodmangel resultiert."

Zweitens bindet, wie die Verfasser der Studie auf Grund experimenteller Untersuchungen berichten, die im Trinkwasser enthaltene Huminsäure Jod und Jodid im Magen-Darmkanal: Damit kann weniger Jod aus dem Darm resorbiert werden. Das Bundesgesundheitsministerium bestätigt die Richtigkeit dieser Ergebnisse, kontert aber:

„Das aktuelle Konzept zur Jodmangelprophylaxe mit jodiertem Speisesalz dient somit auch zur Kompensation des Mehrbedarfs an Jod infolge dieser Belastungen. Theoretisch könnte man diesen Effekt zwar auch durch die weitgehende Reduktion

der Nitrat- und anderer Belastungen herbeiführen, jedoch sind
das Nitrat, wie auch andere strumigene Substanzen, natürliche
Bestandteile unserer Nahrung . . ." (Aktenzeichen 423 - 7650 -
05 / 3; 18. August 1998)

Kein Wort davon, dass es durch gemeinsame Anstrengungen
z. B. im Raum München in den letzten Jahren gelungen ist, die
Nitratbelastung um die Hälfte zu vermindern. Kein Wort davon, dass, wenn man eine solche Jodverwertungsstörung zugibt, daraus folgt, dass eine generelle Jodsubstitution dann nur
eine Symptomkur sein kann.

Im Effekt hat das dazu geführt, dass die wissenschaftliche
Diskussion widersprüchlich geworden ist: Man will nicht mehr
bestreiten, dass der eigentliche Grund der Schilddrüsenbelas-
tung eher in einer Jodverwertungsstörung liegt (die auch durch
vielfältige Enzymdefekte verursacht sein kann; dazu Mödder,
Seite 72), man will ebenfalls nicht bestreiten, dass das Maß, in
dem es der Schilddrüse gelingt, das in der Nahrung enthaltene
Jod in sich aufzunehmen, entscheidender ist als der Jodgehalt
der Nahrung selbst, mag sich aber zugleich nicht von der geo-
physikalischen Jodmangelgebiet-These trennen.

Was passiert, wenn an sich gut jodassimilierende Pflanzenar-
ten (von der Möhre bis zur Rotweinrebe) selbst durch weiter
steigende Nitratgehalte in ihrer Jodaufnahme behindert werden
sollten und der Anteil an in der Nahrung verfügbarem organisch gebundenen Jod dadurch weiter zurückgehen würde?

Drittens und Letztens: Die geophysikalische Jodmangelthese
ist nur eine von mehreren wissenschaftlichen Theorien zur
Kropfentstehung.

Der Münchner Endokrinologe Professor Hellmut Haubold
wies in zahlreichen Arbeiten, zuletzt in einer großen Monogra-
phie aus dem Jahr 1955, überzeugend und bisher unwiderlegt
nach, dass Kropfbildung und eine daraus sich später ergebende
Schilddrüsenüberfunktion nur dann entsteht, wenn sich eine zu
geringe Jodzufuhr mit einem Mangel an bestimmten Vitaminen, vor allem Vitamin A (auch in der Vorstufe als Beta-Caro-

tin) und Vitamin D, verbindet, und dass die Aufnahme von zu viel Jod die Kropfbildung sogar begünstigen kann. (Dazu jetzt: R. Fuchs, *„Functional Food"*, Seite 87 - 88, zitiert oben Seite 119)

Nie zuvor hatte man in derart gründlicher Weise sozialgeschichtliche Faktoren in der Ursachenforschung zur Kropfentstehung herangezogen. Und diese Beobachtungen ließen nur den Schluss zu, dass durch den Jodmangel allein die Kropfentstehung nicht zu erklären war.

„Die Gesamtheit der bisherigen Befunde lässt eindeutig darauf schließen, dass die sozial schlechter gestellten Schichten, gleichgültig, ob sie in Zentraleuropa, in Indien, auf dem Balkan, in Spanien, in der Sowjetunion oder in den USA (Maine) wohnen, wesentlich eher zur Verkropfung neigen, als die im gleichen Gebiet wohnenden Personenkreise mit qualitativ besserer und quantitativ ausreichender Ernährungsweise." (Haubold, a. a. O., Seite 30)

Warum war es nach beiden Weltkriegen, warum war es gerade in ärmeren und kinderreicheren Bevölkerungsschichten immer wieder zu einer geradezu explosionsartigen Vermehrung von Kröpfen gekommen? Warum traten während der Notjahre auffällige Veränderungen im Strumatyp auf? In Zeiten der Normalernährung herrschten euthyreotische oder hypothyreotische Strumaformen vor, in Notzeiten fiel die Zunahme von Hyperthyreosen auf.

Haubold: *„Auch die merkwürdigen Kropfepedemien in Kasernen, Waisenhäusern, Gefängnissen usw. sprachen für eine ernährungsbedingte Ursache der Massenverkropfung, da im allgemeinen nur diejenigen Personen eine Struma bekamen, die – ohne zusätzliche Ernährungsmöglichkeit – ausschließlich auf die jeweils vorhandene Massenküche angewiesen waren."* (Seite 23)

„Die einfachste Lösung wäre gewesen, wenn durch Jodzufuhr regelmäßig und ohne Veränderung des Schilddrüsenzu-

*standes beim Erwachsenen ein Kropfrückgang zu erzielen ge-
wesen wäre. Dies war leider nicht der Fall.* " (Seite 24)

Durch solche Beobachtungen wurde Haubold angeregt, die
Rolle des Jodes bei der Kropfentstehung anders zu bewerten,
als dies bisher geschehen war:

*„Das Jod hat für die normale Arbeitsleistung der Schilddrü-
senzellen und ihre Gesunderhaltung wahrscheinlich ebenso
wenig Bedeutung, wie etwa das Nahrungsfett bzw. die Fettsäu-
ren und das Glyzerin für die Zellen der Dünndarmzotten. Wohl
nehmen diese Zellen Lipoidtröpfchen und Fettbestandteile auf,
um sie dann dem Lymphsystem oder dem Pfortaderkreis zuzu-
leiten. Die Lebensfähigkeit der Dünndarmzellen und ihre Gesundheit hängt jedoch von dieser Arbeitsleistung wahrscheinlich ebenso wenig ab wie die Lebensfähigkeit der Schilddrüsenzellen von ihrem eigenen Vermögen, Jod aus dem Kreislauf
aufzufangen, zu speichern und zu Schilddrüsenhormonen zu
verarbeiten.* " (Seite 24)

Bevor er seine eigene These zur Kropfentstehung entwickelte, musste sich Haubold mit den Vertretern der Jodmangelthese auseinandersetzen. Am profiliertesten und energischsten
wurde diese These damals wie heute von Schweizer Wissenschaftlern vertreten und durch eine generelle Jodprophylaxe in
die Praxis umgesetzt. Die entsprechenden Partien von Hau-
bolds Buch (Seite 67 ff.) enthalten – im Grundsatz nach wie
vor gültig – die ausführlichste Auseinandersetzung mit den
Schweizer Jodbefürwortern, die bis jetzt veröffentlicht wurde.

Wir können diese Auseinandersetzung hier nicht im Einzelnen dokumentieren. Jedoch lassen sich zwei Hauptergebnisse
festhalten:

Erstens wurde ganz ähnlich wie in der von uns auf Seite 296
zitierten Studie des Bundesumweltamtes ein Widerspruch festgestellt, der sich mit der Jodmangelthese einfach nicht erklären
lässt:

„Es konnte an verschiedenen Orten nachgewiesen werden,

dass es in jodarmen Gegenden keine Kröpfe gibt. In Gegenden, in denen sich dagegen gar kein Jod in den Gewässern zeigt, gibt es kropffreie und kropfgezeichnete Orte."

Zweitens: Um 1950 waren nach siebenundzwanzigjähriger Jodprophylaxe in der Schweiz keineswegs alle Kröpfe zurückgegangen. **Die Zahl der notwendigen Kropfoperationen hatte in der Zeit der Prophylaxe nicht abgenommen, sondern war um 30% gestiegen.**

Haubold: *„Nach all dem scheint das Jod beim Erwachsenen nur insofern für die Kropfgenese wichtig zu sein, als ausreichende Mengen von Jod vorhanden sein müssen, um die für den Stoffwechsel notwendigen Thyroxinmengen zu bilden. Den* **aktivierenden Motor für die inkretbildende Tätigkeit des Schilddrüsenendothels bildet das Jod nicht.**" (Seite 84)

Auf die Spur des gesuchten „aktivierenden Motors" kam Haubold nicht durch eigene Forschungen, sondern durch Beobachtungen des in Indien arbeitenden Schotten McCarrison. In langjährigen Tierexperimenten fand dieser heraus, dass eine Kropfbildung nur dann dauerhaft wirksam verhindert werden konnte, wenn drei Ernährungsbestandteile ausbalanciert vorhanden waren: Das Angebot an Jod, Pro-Vitamin A und Fett.

Diese Erkenntnisse veranlassten Haubold, eine Fülle von Beobachtungen zur Wechselwirkung zwischen Jodzufuhr, Jodverwertung, Angebot an anderen Spurenelementen und Vitaminen zusammenzutragen und diese Ergebnisse mit bekannten Daten über regional unterschiedliche Ernährungsgewohnheiten zu vergleichen. Dabei wurde deutlich:

Die reine Jodmangel-Erklärung des Kropfes ist in der gleichen Weise theoretisch einseitig wie die Bekämpfung des Kropfes durch vermehrte Jodzufuhr praktisch ungenügend.

„Vitamin A-freie Ernährung hemmt das Jod-Bindungs- und Verarbeitungsvermögen der Schilddrüse. Vitamin D-freie Ernährung führt schon nach wenigen Monaten zu empfindlichen

Jodverlusten der extrathyreoidalen Organe. Hieraus lässt sich die Hypothese ableiten, dass eine ordnungsgemäße Versorgung des menschlichen Organismus und seiner Schilddrüse mit verarbeitungsfähigem Jod nur dann erfolgreich verläuft, wenn gleichzeitig ausreichende Mengen der beiden Wirkstoffe Vitamin A und D vorhanden sind. Es lässt sich außerdem vermuten, dass wegen der Stellung verschiedener Vitamine des B-Komplexes als Co-Fermente im Enzymsystem und wegen der enzymartigen Wirkung bestimmter Eiweißfaktoren gleichzeitig die Zufuhr hochwertiger Eiweiß- und B-Vitaminträger notwendig ist. " (Seite 206)

Diese Ergebnisse hat Haubold praktisch in einer **differenzierten Beratung zur Nahrungszusammensetzung und -ergänzung** bei verschiedenen Bedarfsgruppen, z. B. bei Schwangeren umgesetzt (Seite 293 ff.). Künstliche Jodzusätze werden in dieser Beratung nicht an einer Stelle empfohlen.

Leider hat sich nicht dieser vernünftige und am Ende allein wirkungsvolle Weg, sondern die bequeme, letztlich aber wirkungslose und allein an den Symptomen herumkurierende „Jodsalzprophylaxe" durchgesetzt.

Eine weitere, Aufmerksamkeit verdienende kritische Studie zur Jodmangeltheorie erschien ausgerechnet in der Zeit der nationalsozialistischen Jodprophylaxe. In der „Münchener medizinischen Wochenschrift" vom 9. Februar 1940 veröffentlichte der Münchner Privatdozent Theobald Lang eine Studie *„Ueber die Bodenaufschluss- und Radioaktivitätsthese des endemischen Kropfes"*, deren Ergebnisse leider nie aufgegriffen wurden.

Lang berief sich auf Beobachtungen, die der gängigen „*Jodmangel durch Eiszeit*"-Theorie widersprachen. So hatte man bei Untersuchungen in Tirol (Imst) festgestellt, dass entgegen dem, was zu erwarten war, der tatsächliche Jodmangel talwärts zunahm.

„Die Bevölkerung der im Tal gelegenen Dörfer ist stärker

kropfbehaftet als die der höher gelegenen Dörfer, die der höchstgelegenen ist fast kropffrei."

Es kann kein Zweifel daran bestehen, dass solche Beobachtungen der Jodmangelthese ebenso widersprechen wie die auf Seite 296 von uns zitierten Ergebnisse des Bundesumweltamtes.

Aber auch mit der Vererbungstheorie, einem vielfachen Lieblingskind der Nazizeit, räumt Lang auf und erklärt mutig: *„ ... dass es unwahrscheinlich ist, dass bei der Entstehung von Kropf, Kretinismus und Schwachsinn in einem Jodmangelgebiet eine oder mehrere spezifische Erbanlagen als Hauptursache anzusehen sind. Es wurde damit auf Grund systematischer genealogischer Untersuchungen nur die alte, von jeher bestehende Auffassung bestätigt, dass der endemische Kropf und die mit ihm zusammenhängenden pathologischen Erscheinungen durch eine noch unbekannte, in der Umwelt vorhandene Noxe bedingt sind."*

Diese Ergebnisse Langs wurden später durch die Studie von Haubold bestätigt. (Ders. wie oben, Seite 62 - 64) Es ist also abgesehen von der verletzenden Formulierung völlig einseitig, von „Stammbäumen" zu reden, „die voller Kröpfe hängen".

Lang begann daraufhin – zunächst als Arbeitshypothese – den Zusammenhang zwischen der Boden-Luft-Radioaktivität und dem Auftreten des Kropfes zu untersuchen. Eine Fülle von Beobachtungen, die in seinem Aufsatz dokumentiert sind, fasste er schließlich so zusammen:

„Ich glaube jetzt, ohne mich einer Unvorsichtigkeit schuldig zu machen, aussagen zu können, dass sich wohl überall eine Parallelität zwischen Radioaktivität des Bodens und der Luft und Endemiestärke findet." (Seite 154)

Es gibt schließlich begründete Hinweise dafür, dass eine durch Fehlernährung (z. B. „Fastfood") verursachte Minderdurchblutung der feinen Kapillargefäße in der Schilddrüse deren normale Jodaufnahme behindert. Die Adressen von Naturheilkundlern, die durch Ernährungsumstellung diese Minder-

302

durchblutung beseitigen und damit erfolgreich Kropfbildung und daraus folgende Hyperthyreosen behandeln, sind bei der Deutschen Selbsthilfegruppe der Jodallergiker, Morbus-Basedow- und Hyperthyreose-Kranken (Adresse siehe am Ende des Buches unter „Selbsthilfegruppen") erhältlich.

9. „Nichts ist überflüssiger als ein Kropf"

Diese Formulierung ist eine Verkürzung des altbayerischen Bauernspruches: *„Was ist flüssiger als Wasser? Der Kropf – er ist überflüssig!"*, den H. Haubold auf der Titelseite seines 1955 erschienenen Buches zitiert hat. Die griffige Verkürzung dieses Spruches wird dem Mainzer Radiologen Peter Pfannenstiel zugeschrieben. Die Wirkung jedes Wissens steigert sich, wenn man es so eingängig formulieren kann. Jedoch ist es gerade auch Pfannenstiel, der in dieser Frage vor Übertreibungen gewarnt hat.

„Wenn durch Schilddrüsenhormon-Parameter eine normale Funktion der Schilddrüse dokumentiert werden kann, ist davon auszugehen, dass es sich um eine durch Jodmangel bedingte Anpassungshyperplasie der Schilddrüse handelt, d. h. um eine nicht maligne und nicht entzündliche Erkrankung der Schilddrüse." (*„Neue und vergessene Aspekte der Therapie von Jodmangelstrumen"*, Seite 9)

„Mythos ist, dass jede Schilddrüsenvergrößerung Folge eines Jodmangels in der Nahrung ist." (ders., ebd.)

„Die generelle Mangelversorgung allein macht indes noch keine Kröpfe. Bei gleicher Ausgangslage entwickelt nur ein Gutteil der Bevölkerung einen Kropf. ... Die Beteiligung von Erbfaktoren auf verschiedenen Ebenen des Kropfgeschehens erklärt die großen individuellen Unterschiede: Bei gleicher Jodration entwickelt der eine einen großen, der andere einen kleinen und der dritte überhaupt keinen Kropf." (Ders., *„Nichts Gutes im Schilde"*, Seite 104)

„Doch sollte man die Kröpfe alter Menschen, wie diese selbst, nicht unnötig belasten oder belästigen. Wenn sie also keine Beschwerden verursachen, die Anlass zur Beschwerde geben, empfiehlt es sich, Behandlungsverzicht zu üben." (ders., ebd., Seite 130)

Pfannenstiels Kapitel *„Der Jodmangelkropf"* (*„Nicht Gutes* *im Schilde"*, Seite 99 - 130) ist die ausführlichste und für den Laien eingängigste Verteidigung der Jodmangelthese, die bisher erschienen ist. Auch wer die Voraussetzungen seiner These oder die Konsequenzen, die er aus ihr zieht, nicht teilt, kann von ihm etwas lernen. So verschweigt seine graphische Darstellung des Jodkreislaufes in der Natur und der Jodbedarfsdeckung des Menschen (*„Nichts Gutes im Schilde"*, Seite 101) nicht, dass der Jodgehalt des Bodens (± 2000 µg/kg = 2000 Millionstel Gramm pro Kilogramm) und des Gesteins (± 300 µg/kg) noch deutlich über dem des Meerwassers (± 38 µg/kg) liegt.

10. Die Jodierung des Viehfutters und des Mineraldüngers

Seit 1995 ist die Mehrzahl der deutschen Hersteller der Mineralstoffgemische, die an Milchkühe verfüttert werden, dazu übergegangen, diesen Gemischen Jod zuzusetzen, zunächst 40 mg, dann 100 mg Jod pro Kilogramm Mineralstoffgemisch. Diese Änderung erfolgte, ohne die Bauern ausdrücklich zu informieren. Viele Erzeuger wissen heute noch nicht, dass sie überhaupt Jod verfüttern. Erfolgt eine Nachfrage, erklären die betreffenden Handelsvertreter: „Sie wissen doch, dass Jod gut ist." Solange 10 mg Jod zugesetzt wurden, war die Erhöhung des Jodgehaltes der Milch und des Rindfleisches für Basedow-Kranke nicht auffällig. Seit der Erhöhung auf 100 mg sind alle Milchprodukte (bis zu Jogurt, Quark, Speiseeis) für diesen Patientenkreis tabu. Der Verzehr „normaler" Fleischprodukte (etwa in Gaststätten) ist unmöglich, die Teilnahme an einer Gemeinschaftsverpflegung folglich ausgeschlossen, wenn nicht gefährliche Beschwerden in Kauf genommen werden wollen. Eine erhebliche Einschränkung der Lebensmöglichkeiten der Jodrisikogruppe ist somit gegeben. Gott sei Dank gibt es im Handel irische Butter und gelegentlich argentinisches Rindfleisch.

Nach der gültigen Fassung der **Futtermittelverordnung** vom 28. 1. 1997 beträgt der maximal erlaubte Jodgehalt 10 mg pro kg **Alleinfutter**. Ein solcher Grenzwert ist geradezu phantastisch hoch. Er schützt weder die Gesundheit der Tiere noch die der Verbraucher. Nichtsdestoweniger wurde dieser Grenzwert in der EU-Richtlinie 1999/20/EG vom 22. März 1999 europaweit zugelassen. Die EU-Richtlinie schreibt allerdings vor, dass die gemeinschaftliche Zulassung eines Zusatzstoffes nur gewährt wird, *„sofern dieser auf Grund der Bedingungen, unter denen er verwendet wird, keine Beeinträchtigung der menschlichen oder tierischen Gesundheit oder Belastung der Umwelt zur Folge hat und für den Verbraucher keine Nach-*

teile durch Veränderung der Beschaffenheit der tierischen Erzeugnisse mit sich bringt."

Man kann unter diesen Umständen verstehen, warum die Jodbefürworter die Futtermitteljodierung nicht gern öffentlich diskutiert sehen.

Dem Würzmittel „Jodsalz" werden gegenwärtig in Deutschland durchschnittlich 20 mg Jod pro kg Salz zugesetzt. Den Tieren wird also im Alleinfutter ein Jodgehalt zugemutet, der genau halb so hoch ist wie der des Jodsalzes. Aber Jodsalz ist kein Alleinfutter.

Nach Aussage von Jodbefürwortern reichen 10 Gramm Jodsalz täglich, um sich ausreichend mit Jod zu versorgen. Mit 10 Gramm Jodsalz würde der Mensch seine Jodversorgung um 200 µg (Millionstel Gramm) Jod am Tag steigern. Damit wäre er angeblich optimal mit Jod versorgt. Bei einer höheren Dosis würde es, wie selbst Jodbefürworter zugeben, für einen Teil der Bevölkerung brenzlig. Wenn ein Tier am Tag aber nur 1 kg Alleinfutter mit 10 mg/kg fräße, dann hätte es sich bereits das Hundertfache des dem Menschen zugedachten Optimums zugeführt.

Professor Gerhard Flachowsky vom Institut für Tierernährung der **Bundesforschungsanstalt für Landwirtschaft** gibt in einem Artikel der Zeitschrift „Verbraucherdienst" (3/98, Seite 390) denn auch zu, dass der gesetzlich erlaubte Jodzusatz ein Vielfaches dessen bedeutet, was die Tiere von sich aus brauchen.

Die Jodbefürworter scheuen sich nicht, Produzenten und Verbraucher in diesem Punkt regelrecht zu täuschen. In einer Stellungnahme des „Arbeitskreises Jodmangel" vom 28. August des Jahres 1998, die nicht unterzeichnet ist, wahrscheinlich aber von dem emeritierten Bonner Ernährungswissenschaftler Dieter Hötzel verfasst wurde (Anlass war eine Anfrage unsererseits bei der staatlichen Molkerei Weihenstephan), heißt es:

„Der Jodzusatz dient primär der Aufrechterhaltung von Gesundheit und Leistungsfähigkeit des Tieres und ist durch die Futtermittelverordnung geregelt. Allerdings führt eine ausreichende Jodaufnahme mit dem Futter neben dem gesundheitlichen Nutzen für das Tier zu einem Anstieg des Jodgehaltes in der Milch, der auch der menschlichen Ernährung zugute kommt."

In der wissenschaftlichen Literatur sieht das schon anders aus. Noch einmal Peter Pfannenstiel: *„Anders war es in der ehemaligen DDR. Dort wurde in den 80er Jahren eine erfolgreiche generelle Jodprophylaxe eingeführt. Seit 1985 wurden 84% des Haushaltssalzes mit Jod angereichert. Die Jodversorgung verbesserte sich zusätzlich, nachdem die Nutztiere systematisch mit durch Jod angereicherten Mineralstoffmischungen gefüttert wurden. Damit stieg der Jodgehalt in der Milch, Milchprodukten und im Fleisch ..."* („topmedizin", 12/1995, Seite 2)

Fatalerweise müssen die Jodbefürworter in diesem Zusammenhang implizit zugeben, was sie bei Menschen stets bestreiten. Geradezu monoman wird wiederholt, selbst wenn man sich einmal mehr Jod zuführe als benötigt, könne das nicht schaden, denn das überflüssige Jod werde sofort wieder ausgeschieden.

Nichts da! Das Jod wird nicht ausgeschieden, sondern auch in anderen Organen als der Schilddrüse und im Muskelgewebe **gespeichert**, beim Menschen nicht anders als beim Tier, und genau dies macht man sich ja bei der Tierfutterjodierung auch absichtlich zunutze. (Siehe Großklaus, wie im Literaturverzeichnis, Abschnitt 3.)

Dass dies so ist, wirft ein höchst fragwürdiges Licht auf die Methode, mit der allgemein festgestellt wird, ob ein Mensch ausreichend mit Jod versorgt ist oder nicht, und auf die sich die Behauptung gründet, praktisch alle Deutschen seien jodunterversorgt. Man misst die Jodausscheidung im Harn. (Die Ergebnisse in Übersicht bei: K. Bauch, wie im Literaturverzeichnis, Seite 30 - 33) Diese Methode ist völlig zu Recht von M. O. Bruker und I. Gutjahr (wie im Literaturverzeichnis, Seite 90 ff.) kritisiert worden.

Selbstversuche von Allergikern unserer Gruppe haben gezeigt: Selbst Fleisch von ganz jungen Kälbern oder Lämmern, die nur Muttermilch erhalten und noch keinen Zugang zu einer Salzlecke gehabt haben, ist für Allergiker unverträglich. Der Organismus des Tierkindes wird aus dem Jod-Depot des Muttertieres versorgt. Bereits das Fleisch von Jungrindern führt nach kurzer Reaktionszeit zu üblen Hautausschlägen. Dabei genügt selbst die geringe Jodzufuhr durch eine Salzlecke bei ansonsten in extensiver Weidewirtschaft gehaltenem Vieh (z. B. Angus), um die allergischen Reaktionen auszulösen.

Wir denken, der Verbraucher ist selbst in der Lage, sich ein Urteil zu bilden. Gott sei Dank sind die Interessenverbände so dumm und so schlecht koordiniert, dass sie nicht merken, wie sich ihre Verlautbarungen widersprechen. Lesen Sie als ein Beispiel von vielen den Artikel *„Jodmangel noch nicht behoben"* in der „FAZ" vom 16. 12. 1998 (siehe http://www.jodkrank.de/).

Der Jodgehalt einiger Deutscher Futterzusatzmischungen (für Milchvieh) in Tausendstel Gramm (= mg) pro kg Mischung:

Josera	100 mg
Bargophor	100 mg
Raiffeisen „Vita plus"	48 mg
Schaette „Ursonne"	10 mg

Der Jodgehalt einer Alleinfuttermischung (Putenstarter) als Beispiel:

Raiffeisen 327699	1,2 mg

Jod wird den Futtermitteln dabei in folgender Form zugesetzt:

Calciumjodat / Hexahydrat	$Ca(JO_3)_2 \cdot 6H_2O$
Calciumjodat wasserfrei	$Ca(JO_3)$
Kaliumjodid	KJ
Natriumjodid	NaJ
Kobalt-(II)-acetat / Tetrahydrat	$Co(CH_3Coo)_2$
Basisches Kobalt-(II)-carbonat, Monohydrat	$2CoCO_3$ $3CO(OH)_2H_2O$
Kobalt-(II)-chlorid, Hexahydrat	$CoCl_26H_2O$

Jod in Düngemitteln:

In letzter Zeit häufen sich die Berichte von „Nur-Jodallergikern", die nach dem Genuss insbesondere von deutschen Feldfrüchten (z. B. Möhren, Kartoffeln, Salat, Kräutern, Spargel und Erdbeeren) über starke allergische Reaktionen klagen. Unsere Vermutung, dass neben dem Wirtschaftsdünger aus jodierten Viehbeständen auch andere Düngemittel undeklarierte Jodzusätze enthalten könnten, wurde mittlerweile indirekt dadurch bestätigt, dass uns sachkundige Anwender auf die begrüßenswerten Vorzüge jodhaltigen Düngers bei der Stabilisierung von Wachstumsprozessen hingewiesen haben. Wir werden uns diesbezüglich um weitere Aufklärung bemühen.

Das von den Jodbefürwortern teils gepriesene, teils offen bedauerte **Freiwilligkeitsprinzip** ist damit praktisch umgangen: auf Seiten der Erzeuger, da diese einfach keine unjodierten Mineralstoffgemische mehr erhalten, auf Seiten der Verbraucher, die, ohne es zu wissen, ein künstlich in seinem Jodgehalt erhöhtes Nahrungsmittel erhalten.

11. Die Mehrfachjodierung

Jodbefürworter argumentieren immer wieder, durch den Gebrauch von Jodsalz könnte man sich niemals so hohe Joddosen zuführen, dass selbst bei jodempfindlichen Personen oder angezeigter Jodvermeidung Probleme auftreten könnten. Der Verbraucher sei ja schon dadurch geschützt, dass sich niemand das Essen versalzen wolle.

Wie viele Argumente der Jodbefürworter schrammt auch dieses Argument haarscharf an einer bewussten Irreführung vorbei. Es stimmt: Solange in Deutschland ausschließlich das „Jodsalz" jodiert war, löste dieses selbst bei Allergikern kaum die Erscheinungen aus, die heute regelrecht explodieren. Schuld daran ist eine „Summation" der organisch nicht gebundenen, metallisch schmeckenden „Jodverbindungen", die heute für Jodempfindliche toxisch wirken, und morgen jedermann in seiner Gesundheit beeinträchtigen können.

Gegenwärtig ist es kaum mehr möglich, es sei denn mit hohem Aufwand und enormen Kosten, dem Jod in verschiedenen Lebensmitteln bewusst zu entgehen.

Schauen wir uns den Tagesernährungsplan eines „Normalverbrauchers" an:

Frühstück:		
	eine Scheibe Brot	(jodiert),
	ein Brötchen	(jodiert),
	ein Ei	(jodiert),
	Yogurt	(jodiert),
	Butter	(jodiert),
	Kaffeesahne	(jodiert),
	Käse	(jodiert),
	Wurst	(jodiert).

Mittagessen:	Fertigsuppe	(jodiert),
	Schweineschnitzel	(mit Jodsalz gesalzen),
	Pommes frites	(mit Jodsalz gesalzen).

Abendessen:	Brot	(jodiert),
	Butter	(jodiert),
	Käse	(jodiert),
	Wurst	(jodiert).

Auch der „Müsli-Esser" entgeht dem nicht, wenn er sein Müsli mit Milch zubereitet.

Was kaum jemand weiß: Die meisten der hier genannten Produkte sind im Laufe ihrer Erzeugung, auch wenn wir sie nur einmal als „jodiert" kennzeichnen, **mehrfach** mit Jod angereichert worden!

Beispiel: Fleischwurst. Erste Jodierung durch jodiertes Viehfutter, zweite Jodierung durch jodiertes Nitritpökelsalz, wobei die Zusammenführung von Nitrit und Jod im Nitritpökelsalz ein Unding ist, denn wir wissen seit Jahren, dass Jod die Umwandlung der ohnehin nicht ganz unproblematischen Nitritsalze in Nitrosamine auslöst. (Siehe Literaturverzeichnis unter Lathia).

Beispiel: Salat und Gemüse. Erste Jodierung durch Mineraldünger beim Gemüsebauern, zweite Jodierung durch Verwendung von Butter oder Sahne bei der Zubereitung, dritte Jodierung durch Zufügung von Jodsalz!

Fazit: Von einer freiwilligen Entscheidung des Verbrauchers, ob und in welchem Maß er Jod verwenden will, wie sie die Jodbefürworter immer wieder beschwören, kann hier keinesfalls die Rede sein. Die Praxis entspricht der von Jodgegnern berufenen „Zwangsmedikation".

12. Rechtliche und ethische Gesichtspunkte der Jodprophylaxe

Dass eine künstlich jodangereicherte Nahrung **für die Jodrisikogruppe** gefährlich und deshalb unbedingt zu vermeiden ist, ist wissenschaftlich unumstritten. Auch Jodbefürworter empfehlen bei gegebener Indikation ihren Patienten, sich nach Möglichkeit jodarm zu ernähren. (Siehe Seite 281 ff.)

Ebenso unumstritten ist, dass die allgemeine Jodprophylaxe unter Risikoinkaufnahme erfolgt. Allgemein zugegeben wird dabei vor allem das Risiko, dass die künstlich erhöhte Jodzufuhr autoimmune Schilddrüsenkrankheiten auslöst oder in ein akutes Stadium überführt. Mit einer erhöhten Inzidenz autoimmun bedingter Thyreopathien in den Anfängen „kollektiver Jodversorgung" ist zu rechnen.

Es gibt also Einzelpersonen, und zwar in einer Anzahl, welche die vor Beginn der Jodprophylaxe getroffenen Annahmen in erschreckendem Maße übertrifft, die durch die Jodprophylaxe ärztlich nachweislich eine akute Gefährdung oder Schädigung ihrer Gesundheit erleiden.

Die Befürworter der Jodprophylaxe reagieren darauf mit drei argumentativen Strategien: Sie minimalisieren, bestreiten oder übergehen die Schädigung. Ein Sachbearbeiter des BMG in einem Schreiben vom 10. 11. 1999 (Az. 414-440) unter Berufung auf den „Arbeitskreis Jodmangel":

„Von wissenschaftlicher Seite ... wurde deutlich gemacht, dass es keine Risikogruppen in der Bevölkerung gibt, die auf Grund des Verzehrs von Lebensmitteln, die unter Verwendung von jodiertem Speisesalz hergestellt wurden, gesundheitliche Beeinträchtigungen befürchten müssen."

Oder sie behaupten, der Nutzen für die Hauptzielgruppe sei so entschieden, dass die Schädigung der Risikogruppe abwägend in Kauf genommen werden müsse.

Der Essener Endokrinologe Klaus Mann:

„Der mögliche geringe Nachteil der allgemein von der WHO empfohlenen Jodversorgung bei Patienten mit Immunthyreopathie kann jedoch nicht als Argument gegen eine generelle Jodprophylaxe angeführt werden, wenn hierdurch eine wichtige Volkserkrankung wie die endemische Struma weitgehend beseitigt werden könnte." (Ders. in: Großklaus / Somgyi (Hrsg.), *„Die Notwendigkeit der Jodsalzprophylaxe"*, Seite 53)

Oder sie funktionalisieren die Schädigung: Die Risikogruppe solle froh sein, dass durch die Jodprophylaxe ihre Krankheit sozusagen zwangsweise zum Ausbruch gebracht werde. Sie werde damit „enttarnt" und früher als sonst zu erwarten einer Behandlung zugänglich gemacht. (Im Anschluss zumeist an: Peter Pfannenstiel: *„Nichts Gutes im Schilde"*, Seite 152; sinngemäße Wiederholung dieses Argumentes: z. B. in einer Stellungnahme des Bundesinstitutes für gesundheitlichen Verbraucherschutz und Veterinärmedizin zur Petition Nr. 5-13-15-2125-042676, Seite 4).

Da es aber jedermann überlassen bleiben sollte, ob er eine solche „Enttarnung" wünscht oder nicht vielmehr möglicherweise lebenslang objektiv beschwerdefrei und subjektiv gesund bleiben will, nimmt die Jodprophylaxe Züge einer rechtlich willkürlichen **Gesundheitsselektion** an.

Die Jodbefürworter **umgehen** durch das Bestreben, Jod möglichst früh in den Ernährungskreislauf einzuschleusen, **praktisch das Freiwilligkeitsprinzip**, und schaffen so Unausweichlichkeiten für die Jodrisikogruppe. Die Freiwilligkeit ist nur noch die des Lebensmittelerzeugers, Jod zuzusetzen. **Der Verbraucher hat praktisch nicht mehr die Möglichkeit, für oder gegen die Jodzufuhr zu optieren.**

Nun hat der Gesetzgeber in Deutschland bei der Verabschiedung unseres Grundgesetzes aus Einsicht in historische Fehler und mit guten Gründen die Rechte von Minderheiten unter besonderen rechtlichen Schutz gestellt. Die Jodbefürworter wissen dies recht genau.

Auf einer Tagung des „Bundesinstitutes für gesundheitlichen Verbraucherschutz und Veterinärmedizin" (Rolf Großklaus u. a.: *„Notwendigkeit der Jodsalzprophylaxe"*, München 1994, Seite 29) betonte der Chemnitzer Endokrinologe Karl Bauch:

*„**Unter Berücksichtigung des Freiwilligkeitsprinzips** ist durch Aufklärung der Bevölkerung die Verwendung von Jodsalz im Privathaushalt, in Gaststätten und Großküchen, Bäckereien, Fleischereien und in der Lebensmittelindustrie zu fördern."*

In einem Schreiben an eines unserer Mitglieder führte der Direktor des „Bundesinstitutes für gesundheitlichen Verbraucherschutz und Veterinärmedizin", Prof. Rolf Großklaus, aus, der Begriff **Zwangsjodierung** sei historisch durch unkontrollierte Maßnahmen bei der Kropfprophylaxe im 3. Reich entstanden und heute in der Bundesrepublik Deutschland dank der gesetzlichen Vorschriften über jodiertes Speisesalz keinesfalls mehr gerechtfertigt, zumal jodiertes Speisesalz **auf freiwilliger Basis** unter Beachtung der jeweiligen Deklarationspflicht verwendet werden dürfe. Auf der oben genannten Tagung des Bundesinstitutes betonte derselbe (*„Die Notwendigkeit der Jodsalzprophylaxe"*, Seite 37):

*„Nach dem Grundgesetz verbietet sich in der Bundesrepublik Deutschland eine generelle bzw. obligate Jodsalzprophylaxe, sodass die Erfolge bislang ausblieben. Um so mehr müssen gemeinsame Anstrengungen unternommen werden, um auch der Jodsalzprophylaxe **auf freiwilliger Basis** zum Durchbruch zu verhelfen."*

Derselbe Verfasser regt aber im gleichen Zusammenhang an, das Grundgesetz zur Verteidigung der Jodsalzprophylaxe heranzuziehen: *„Das im Artikel 2 des Grundgesetzes verbriefte Recht auf körperliche Unversehrtheit ist deshalb auch ein Abwehrrecht ..."* Auch diese Argumentation macht sich leider das Bundesgesundheitsministerium zu eigen. In einem Schreiben vom 10. 11. 1999 (Az. 414 - 0440) führt ein Sachbearbeiter aus:

*„Ich weise vielmehr darauf hin, dass der im Grundgesetz ver-
ankerte Anspruch auf Unversehrtheit von Leben und Gesundheit selbstverständlich nicht nur für Sie und andere Schilddrüsenkranke gilt."*

Abgesehen von ihrer rechtlichen Bedenklichkeit ist diese Argumentation nur von rhetorischem Wert, denn sie unterschlägt,
dass dem, der es braucht, zusätzliches Jod auch medikamentös
zugeführt werden könnte.

**Um des bequemeren Instrumentes willen kann aber nicht
das Recht (auf Gesundheit) eines anderen verletzt werden!**

Zugespitzt: Selbst wenn die Jodmangeltheorie als Begründung einer generellen Jodprophylaxe wissenschaftlich unumstritten wäre, und selbst wenn von einer generellen Jodprophylaxe mehr als die angenommenen 30% der Bevölkerung profitieren würden, so müssten es die Persönlichkeitsrechte jedes
Einzelnen dennoch erlauben, sich für oder gegen die Einnahme
von Jod zu entscheiden.

Es zeugt zudem von einem erstaunlichen Rechtsempfinden,
wenn auf der gleichen oben genannten Tagung offen beklagt
werden kann, dass auf der Basis von Freiwilligkeit allein eine
„erfolgreiche" Jodprophylaxe (wie sie in der DDR bestanden
habe) nicht zu erreichen sei.

Die Jodbefürworter waren sich von Anfang an darüber klar,
dass die bei einer freiwilligen Jodprophylaxe zu erzielenden Ergebnisse sie möglicherweise nicht befriedigen würden. Die Jodprophylaxe würde nicht ausreichend und nicht schnell genug in
die Tiefe dringen. Der Rostocker Mediziner R. Hampel auf dem
bereits erwähnten Schilddrüsenkongress des Jahres 1996:

*„Die Strumaprophylaxe mit jodiertem Kochsalz auf der Ba-
sis der Freiwilligkeit ist **nicht effizient genug**. . . . Nur eine generelle gesetzlich festgelegte Anwendung von jodiertem Speisesalz in der Lebensmittelherstellung, in der Gemeinschaftsverpflegung und der Einsatz jodierter Mineralstoffgemische in
der Tierernährung könnte das Problem lösen."*

Und an anderer Stelle:

„In Ostdeutschland wurde seit 1986 das gesamte Tierfutter mit jodiertem Speisesalz versetzt. ... Leider ist diese Maßnahme seit der Wiedervereinigung nur noch auf freiwilliger Basis möglich." (R. Hampel in: P. Pfannenstiel / L.-A. Hotze [Hrsg.] wie im Literaturverzeichnis, 1996, Seite 18 und 24)

Mit der von ihm gewohnten Deutlichkeit schreibt der schon mehrfach erwähnte Mainzer Nuklearmediziner Peter Pfannenstiel: ***„Das Freiwilligkeitsprinzip steht einer besser steuerbaren generellen Jodprophylaxe weiterhin im Weg."*** („Topmedizin", 12/1995)

Wer so argumentiert, verkennt: In einer Demokratie ist das einzig legitime Instrument der „Steuerung" eine rückhaltlos wahrheitsorientierte Aufklärung. Er begibt sich zudem in die gefährliche Nähe einer Tradition, welche die Väter des Grundgesetzes zu überwinden und ein für alle Mal auszuschließen bemüht waren. (Vergl. im Literaturverzeichnis den Auszug aus dem Artikel von H. J. Wespi-Eggenberger.)

Insbesondere durch die Viehfutterjodierung ist das Freiwilligkeitsprinzip praktisch außer Kraft gesetzt und der Minderheitenschutz des Grundgesetzes nicht mehr gewährleistet.

Während in jeder kommerziellen Werbung mit Flüsterstimme oder Textunterlegung auf die „Risiken und Nebenwirkungen" hingewiesen wird, unterbleibt ein solcher Hinweis in den Äußerungen sowohl der Behörden wie der beteiligten Werbeagenturen im Fall der Jodprophylaxe häufig. Dadurch wird gegenüber der Jodrisikogruppe nicht nur ein Klima der Unduldsamkeit erzeugt (Was wollen Sie denn? Jod ist doch gesund!), sondern auch durch **Informationsvorenthalt** die Schädigung Einzelner in Kauf genommen. Würde eine differenzierte Darstellung des Sachverhaltes die „freiwillige" Jodprophylaxe gefährden? Praktisch wird die hier beschworene Freiwilligkeit mit den Mitteln der modernen sozialen Steuerungstechnologien unterlaufen.

Leider wird in letzter Zeit auf diese Strategie noch „eins draufgesetzt": Wie früher schon der Deutsche Ärztetag beginnen Jodbefürworter, **den Gesetzgeber zu bedrängen, eine Jodierung positiv vorzuschreiben oder durch Verordnung einzuführen** (siehe im Literaturverzeichnis unter K. Gritz und M. Grußendorf). Da die Rechtslage klar ist, kann man das nur als „Stimmungsmache" werten.

13.   Schlusswort

Auf der Basis humaner und ethischer Tradition auch der europäischen Medizin, die immer bemüht war, den menschlichen Grundrechten voll tiefer Achtung zu begegnen, müssen wir begreifen, dass Entwicklungen, wie sie symptomatisch anhand der Jodproblematik erlebt und verstanden werden können, eine Abkehr von den Grundlagen individuell medizinischer Kunst einläuten. Deshalb ist die Ärzteschaft mit ihrer Reputation heute mehr denn je dazu aufgerufen, ihre Stimme in die Waagschale zu werfen, um dem Selbstbestimmungsrecht des Einzelnen wiederum den ihm zustehenden Rang einzuräumen und die Verpflichtung zur Fürsorge für den bereits Kranken notfalls höher zu bewerten als die Verpflichtung zur Vorsorge für den noch Gesunden. Dies gilt zumal dann, wenn es einen „dritten" Weg gibt, beide Ziele zu vereinbaren – die Ausübung individueller ärztlicher Betreuung. Dies wird jedoch bezüglich des Jodes erst dann wieder möglich sein, wenn eine Sache umgehend besiegelt und – notfalls über entsprechende Gesetzgebung – in die Tat umgesetzt wird:

Das Ende der unseligen heutigen Form der flächendeckenden, nicht mehr individuell ergreifbaren und somit faktisch allen aufgezwungenen Jodprophylaxe!

B.

Literaturverzeichnis

1. Bücher und Aufsatzsammlungen

– N. Asford / C. Miller: Chemical exposures – Low levels and high stakes, [2]New York 1998

– Hermann P. T. Ammon (Hrsg.): Arzneimittelneben- und Wechselwirkungen, [3]Stuttgart 1991

– M. O. Bruker: Unsere Nahrung – unser Schicksal, [27]Lahnstein 1996

– M. O. Bruker / I. Gutjahr: Störungen der Schilddrüse – Was man über die Schilddrüse wissen sollte – Störungen, Ursachen, Heilbehandlung, Warnung vor jodiertem Salz, Lahnstein 1996
(dazu: D. Braunschweig-Pauli, Ist Jod wirklich für jeden gut? – Anmerkungen zu einem ziemlich aggressiven, aber nützlichen Buch, in: „Fränkischer Sonntag", Jg. 51, Nr. 43, 1996)

– Bundesministerium für Gesundheit und Umweltschutz (Ö) (Hrsg.): Handbuch der natürlichen Heilmittel Österreichs, Innsbruck 1987

– J. Carper: Wundermedizin Nahrung (= Food, your miracle medicin, dt.), [5]Düsseldorf 1997

– V. Corazza u.a. (Hrsg.): Kursbuch Gesundheit, [16]Köln 1999

– Doktor Med (Pseudonym): Patient Nebensache – Aus dem Tagebuch eines Kassenarztes, [5]München 1998

– R. Fuchs: Functional Food – Medikamente in Lebensmitteln, Chancen und Risiken, Berlin 1999

– R. Großklaus / A. Somogyi (Hrsg.): Notwendigkeit der Jodsalzprophylaxe, München 1994 (= bga Schriften 3/94)

– H. Haubold: Der Kropf, eine Mangelerkrankung. Schriftenreihe über Mangelkrankheiten, Heft 4, Stuttgart 1955

- R. Hehrmann: Schilddrüsenerkrankungen, [2]Stuttgart 1995

- Henning GmbH (Hrsg.): Schilddrüse – Pionierarbeiten aus eineinhalb Jahrhunderten, Berlin 1987

- M. Herbst: Haut, Allergie und Umwelt, Berlin 1998

- P. Hopfenzitz: GU Kompass Mineralstoffe, [2]München 1996

- H. Kasper: Ernährungsmedizin und Diätetik, [8]München 1996

- K. Kötschau: Zum Aufbau einer Biologischen Medizin, I. Teil, Biologisches Denken – Homöopathie, Leipzig 1935

- K. Langbein u.a. (Hrsg.): Bittere Pillen – Nutzen und Risiken der Arzneimittel, [72]Berlin 1999

- O. Leeser: Lehrbuch der Homöopathie, Ulm 1961

- M. Lohmann: Lexikon der Normalwerte. o. J. (Midena)

- Merck KGaA (Hrsg.): Die Schilddrüse – Ausgewählte Referate der Jahre 1992 - 1995, o. J.

- G. Mödder: Erkrankungen der Schilddrüse – Ein Ratgeber für Patienten, Berlin 1998

- M. Overdick - Gulden: Unbehindert und schön wie Apoll – Reflexionen zum Thema Behinderung, Kevelaer 1997

- P. Pfannenstiel / B. Saller: Schilddrüsenkrankheiten – Diagnose und Therapie, [2]Berlin 1993

- P. Pfannenstiel / W. Schwarz: Nichts Gutes im Schilde – Krankheiten der Schilddrüse, [5]Stuttgart 1994

- P. Pfannenstiel / L.-A. Hotze (Hrsg.): Neue und vergessene Aspekte der Therapie von Jodmangelstrumen, Frankfurt 1996 *(= Verhandlungsbericht des 14. Wiesbadener Schilddrüsengesprächs, Februar 1996)*

- P. Pfannenstiel / L.-A. Hotze (Hrsg.): Schilddrüsenkranke in der Frühphase des Lebens, Frankfurt 1997 *(= Verhandlungsbericht des 15. Wiesbadener Schilddrüsengesprächs, März 1997)*

- U. Pollmer u. a.: Prost Mahlzeit – Krank durch gesunde Ernährung, [10]Köln 1996

- H. Remke: Krankheitsprävention durch Ernährung – Ein Leitfaden für Ärzte, Pharmazeuten, Biologen, Ernährungswissenschaftler und Studierende, Stuttgart 1998

- K. Stauffer: Klinische homöopathische Arzneimittellehre, Regensburg 1926

- A. Vogel: Der kleine Doktor, [68]Teufen, o. J.

2. Wissenschaftliche Aufsätze

- K. Bauch: Folgen des Jodmangels aus internistischer Sicht, in: R. Großklaus / A. Somogyi (Hrsg.), a.a.O., S. 28 - 35

- K. von Basedow: Exophthalmus durch Hyperthrophie des Zellgewebes
in der Augenhöhle, in: Wochenschrift für die gesammte Heilkunde, 13,
1840, S. 197 - 204, sowie 14, 1840, S. 220 - 228 (Reprint in: Schilddrüse
– Pionierarbeiten aus eineinhalb Jahrhunderten, Berlin 1987, S. 39 - 55)

- R. S. Bahn / A. E. Heufelder: Pathogenesis of Grave's ophthalmopathy,
in: New english Journal of medicine, 3329 (1993), S. 1468 - 1475. Deutsche Zusammenfassung in: Die Schilddrüse – Ausgewählte Referate
(s. o.), S. 196 - 197

- H. Engler / J. J. Staub u. a.: Ist eine isolierte TSH-Erhöhung behandlungs-
bedürftig?, in: Schweizerische Medizinische Wochenschrift 122 (1992)
3, S. 66 - 69, referiert in: Die Schilddrüse – Ausgewählte Referate (s. o.),
S. 14 - 15)

- G. Flachowsky: Einflussmöglichkeiten der Tierernährung auf Inhaltsstoffe und Qualität von Lebensmitteln tierischer Herkunft, in: Verbraucherdienst, Heft 3, 1998, S. 388 - 392

- R. Großklaus: Grundlage und Notwendigkeit der Jodsalzprophylaxe aus
der Sicht des Bundesgesundheitsamtes, in: R. Großklaus / A. Somogyi
(s. o.) S. 36 - 45

- P. Hauser u. a.: Attention deficit-hyperactvity disorder in people with ge-
neralized resistance to thyroid hormone, in: New english Journal of medicine, 328, 1993, 14, S. 997 - 1101, referiert in: Die Schilddrüse – Ausgewählte Referate (s. o.), S. 310 - 311

- G. Kahaly / R. Erbel: Kardiovaskuläre Symptome der Hyperthyreose,
in: Medizinische Welt, 42, 1991, 12, S. 1018 - 1026, referiert in: Die
Schilddrüse – Ausgewählte Referate (s. o.), S. 116 - 117

- B. Keseling: Beitrag zum Krankheitsbilde des Jodbasedow in Nord-
deutschland, seine Ursachen und seine Vermeidung, in: Münchener medizinische Wochenschrift, Nr. 49 vom 9. Dezember 1938, S. 1912 - 1914

- Th. Lang: Ueber die Bodenaufschluss- und Radioaktivitätshypothese des
endemischen Kropfes, in: Münchener medizinische Wochenschrift, Nr. 6
vom 9. Februar 1940, S. 150 - 155

- D. Lathia / D. Kloep: Einfluss von Nahrungsmittelinhalts- und Zusatz-
stoffen auf die Nitrosaminbildung unter physiologischen Bedingungen –
ein kurzer Überblick, in: Ernährung 11, 2, 1987, S. 98 - 99

- K. Mann: Jodinduzierte Hyperthyreose unter Berücksichtigung des Morbus Basedow, in: R. Großklaus / A. Somogyi (s. o.), S. 50 - 54

- E. Martino / F. Pacini u.a.: Percutaneus ethanol injection: what is its role in the management of nodular lesions of endocrine glands?, in: European Journal of endocrinology, 32, 1995, S. 300 - 301. In deutscher Sprache referiert in: Die Schilddrüse – Ausgewählte Aufsätze (s. o.), S. 166 - 167

- H. F. Merk: Jodallergien bzw. jodinduzierte Hautveränderungen im Zusammenhang mit jodiertem Salz?, in: R. Großklaus / A. Somogyi (Hrsg.), Notwendigkeit der Jodsalzprophylaxe. (s. o.), S. 55
(Gibt zu, dass allergische und dermatöse Reaktionen durch Jod ausgelöst werden können, bestreitet jedoch, dass die dazu nötigen Jodgehalte im Rahmen der Jodprophylaxe gegeben sind.
–> Wichtiger Hinweis! <– :
Die Diagnose von Dermatitis herpetiformis Duhring ist ohne Jodexposition durch Nachweis von IgA (Immunglobulin-A) bindenden Antigenen in der Haut des Patienten möglich.)

- G. Pahlke: Jodmangel in Deutschland, in: Bundesgesundheitsblatt, 12, 1990, S. 545 - 546

- C. R. Pickardt: Jodinduzierte Hyperthyreose unter Berücksichtigung der Autonomie der Schilddrüse, in: R. Großklaus / A. Somogyi (s. o.), S. 46 - 49

- G. Preiß u.a.: Der Jodgehalt der bayerischen Konsummilch, in: Zeitschrift für Ernährungswissenschaft, 36, 1997, S. 221 - 224
(Bei einer Untersuchung der Sammelmilch aus 28 bayerischen Molkereien wurden 1996 abhängig von Jahreszeit und Standort Minimalwerte von 26µg und Spitzenwerte [bei Stallhaltung im Winter] von knapp 300µg pro Liter Milch festgestellt. Jahresmittelwert: 115µg/l.)

- H. J. Wespi-Eggenberger (Universitäts-Frauenklinik Zürich): Jodprophylaxe des Kropfes; ihre Grundlagen und ihre Erfolge, in: Münchener medizinische Wochenschrift 91, 1944, S. 199 - 205
(Fordert noch in der Nazizeit eine Fortsetzung und Intensivierung der 1922 in der Schweiz begonnenen Kropfprophylaxe und ihre Einführung in Deutschland. Die weiteren Arbeiten Wespi-Eggenbergers im Literaturverzeichnis des Buches von H. Haubold.)

- B. Winsa / H. - O. Bergström u. a.: Stressfull life events and Grave's disease, in: Lancet 338, 1991, 8781, S. 1475 - 1479, referiert in: Die Schilddrüse – Ausgewählte Referate (s. o.), S. 118 - 119

3. Beiträge in Zeitungen und Zeitschriften

- Arbeitskreis Jodmangel (Hrsg.): Presseinformation „Deutschland kann eingegangene Verpflichtung nicht einhalten":
  Jodmangel kann bis zum Jahr 2000 nicht beseitigt werden – Weitere Maßnahmen zur Optimierung der Jodversorgung notwendig.

- Arbeitskreis Jodmangel (Hrsg.): Presseinformation „Ernährungstipps zum Schulanfang":
  Brain Food für Schulkinder – Leichter lernen durch richtige Ernährung – Kluge Köpfe nehmen Jodsalz.

- R. Börnsen: „Meine Frau musste sterben, weil der Hausarzt sich irrte."
  In: Auf einen Blick, Nr. 9, 1999, S. 10
  (Eine Patientin mit klinisch festgestellter Hyperthyreose berichtet ihrem Hausarzt von Herzschmerzen, hohem Fieber, Übelkeit. Dieser vermutet eine leichte Grippe. Zwei Stunden später stirbt die Patientin, dem Hausarzt zufolge an einem Herzinfarkt. Bei einer Obduktion wird als tatsächliche Todesursache eine thyreotoxische Krise festgestellt.)

- [Bundesumweltamt]: Jahresbericht des Bundesumweltamtes für 1994, S. 197
  (Stellt die „Jodmangeltheorie" als Ursache des endemischen Kropfes in Frage und berichtet über Untersuchungen, die eine Jodverwertungsstörung als Ursache wahrscheinlich machen.)

- [H. G. Bohnet]: Schwangeren viel Jod verpassen, in: Medical Tribune Nr. 47, 1999, S. 9

- [K. Gritz]: Kinderärzte für Prävention, in: Tagesspiegel (Berlin) 31. August 1999
  (K. Gritz, Präsident des Berufsverbandes der Kinder- und Jugendärzte fordert in Berlin, die rechtlichen Hürden für eine generelle Jodierung des Trinkwassers zu beseitigen.)

- [M. Grußendorf]: Dem Jodmangel per Gesetz den Kampf ansagen, in: Ärztliche Praxis 52. Jg, Nr. 8, 28. Januar 2000
  Der Stuttgarter Endokrinologe Prof. Martin Grußendorf fordert, die Nahrungsmitteljodierung gesetzlich vorzuschreiben.)

- [R. Großklaus]: Sicherung der Jodversorgung durch jodierte Fleischerzeugnisse, in: Informationsdienst „Fleisch aus Deutschland", September 1999

- I. Kraft: Die junge Frau mochte schon gar nicht mehr in den Spiegel schauen, in: Tina, Heft 18, 24. 4. 1997
  (Berichtet von einer neuartigen chirurgischen Methode, mit der Prof. Neven Olivari, Chefarzt der plastischen Chirurgie am Dreifaltigkeitskrankenhaus in Wesseling, bei Basedowpatienten das Herausquellen der Augen behebt.)

- [K. Mann]: Deutsche Schilddrüsen atmen auf, in: Medical Tribune Nr. 34, 1999, S. 2

- N. Messing: Der große BIO-Salz-Report, in: Bio Spezial Nr. 6, 1999, S. 10 - 18

- R. Müller: Die Schweizer – ein Volk von Jodlern, in: Neue Luzerner Zeitung, August 1996
  (Die Joddosis in der Schweiz muss zum dritten Mal verdoppelt werden, weil ein Wirkungsverlust eintritt. 1 kg Schweizer Käse enthält 1996 bis 3000µg, 1 Liter Mineralwasser bis zu 200µg, und 1 Liter Milch bis zu 120µg Jod.)

- J. Pelka: Tausendmal recycelt und immer wieder wie neu – Troisdorfer Unternehmen entwickelte Verfahren, um Jod wiederaufzubereiten – Weltweit einzigartig, in: Generalanzeiger (Bonn), 12. November 1996

- P. Pfannenstiel: Die Schilddrüse – eines der wichtigsten Organe des Körpers, in: Ders. (Hrsg.): Doctor's Letter 2, Frankfurt 1993

- P. Pfannenstiel: Mit der Verwendung von Jodsalz ist schon viel getan, in: topmedizin 12, 1995

- U. Pollmer: Mit einem Bein im Gefängnis, in: Eulenspiegel, hrsg. von U. Pollmer u. a., Nummer 3, 24. April 1996, S. 1 - 7

- U. Pollmer: Überflüssig wie ein Kropf: Jod im Salz, in: Natur, Februar 1996, S. 70 - 71

- [Spiegel]: Artikel „Verschleppter Kampf" – Wegen Jodmangels sind Millionen Chinesen geistig zurückgeblieben. Auch die Deutschen nehmen zu wenig Jod zu sich. In: Der Spiegel Nr. 25, 1996, S. 176
  (Das übelste Beispiel eines sich andienenden Journalismus, das wir kennen: völlig verantwortungslose Panikmache. Zitiert zum Thema Jodmangel Peter Pfannenstiel, der aber in „Hallo, wie gehts?" zugeben musste, dass er in seiner ärztlichen Praxis noch nie einen Fall von Jodkretinismus gesehen habe.)

- [Volks-Gesundheits-Welt]: 1938, Nr. 6, S. 92 - 95: „Jodarzneien in der Laienwerbung"

- M. Weber: Krebs durch Jod? Ein Spurenelement unter neuem Verdacht, in: Das Goldene Blatt, Nr. 29, 1999, S. 28

- M. Weber: Kranke Schilddrüse – Das hilft bei Unterfunktion, in: Das Goldene Blatt, Nr. 38, 1998, S. 28

- [M. Weber] Wie gesund ist Jod wirklich?, in: Das Goldene Blatt, Nr. 37, 1998, S. 24

C.

Selbsthilfegruppen und andere Institutionen

- **Deutsche Selbsthilfegruppe der Jodallergiker, Morbus-Basedow- und Hyperthyreose-Kranken**
  Postfach 2967, D-54219 Trier
  Internet: http://www.jod-krank.de/
  sowie: http://home.t-online.de/home/Martin.Lipka/jod.htm
  Ständig aktualisierte umfangreiche „Infomappe"
  (u.a. „Grundinformation", „Was wir noch essen können", „Kurzinformation für ökologisch interessierte Milch- und Fleischerzeuger" [alles auch per download über http://www.jod-krank.de abrufbar]), kleine Gruppen in vielen Städten, Telefonkontakt der Mitglieder untereinander.

- **Die „Schildbürger"** – Selbsthilfegruppe für Schilddrüsenkranke und ihre Familien. Franz Jürgen Scharnickel, Prof.-v.-Capitaine-Straße 17, D-52459 Inden-Pier, Telefon: 02465/1729
  Internet: http://www.jod-krank.de/schildbuerger/index1.html

- **Arbeitsgemeinschaft Naturheilkunde**
  Ansprechpartner: Hans Heinrich Jörgensen,
  Moorbeker Str. 35, D-26197 Großenkneten
  Telefon: 04435/5068 – Fax: 04435/6186

- **Arbeitskreis für Ernährungsforschung e. V.**
  Niddastr. 14, D-61118 Bad Vilbel
  Telefon: 06101/521875 – Fax: 06101/521886
  Der Jodprophylaxe gegenüber vorsichtig eingestellt, bringt viermal im Jahr den (anthroposophisch orientierten) „Ernährungsrundbrief" heraus mit wertvollen wissenschaftlichen Informationen und interessanten Buchbesprechungen (Redaktion: Dr. sc. agr. Petra Kühne).

- **Arbeitskreis Jodmangel**
  Postfach 1541, D-64505 Groß-Gerau
  Sprecher: Prof. emer. Dr. Dieter Hötzel,
  Institut für Ernährungswissenschaft der Universität Bonn
  Telefon der Organisationsstelle Groß-Gerau (Herr Fischer):

Tel.: 06152/40021 – Fax: 06152/81788
(Betreibt, unterstützt u.a. durch Spenden aus der Versicherungswirtschaft, seit 1985 Öffentlichkeitsarbeit im Sinn der „Jodprophylaxe".)
Mitglieder: Prof. Dr. M. Anke (Jena), Prof. Dr. Christian A. Barth (Bergholz-Rehbrücke), Prof. Dr. Karl Bauch (Chemnitz), Prof. Dr. Otto Bellmann (Düsseldorf), Prof. Dr. H. G. Bohnet (Hamburg), Prof. Dr. W. Forth (München), Prof. Dr. R. Gärtner (München), Prof. Dr. R. Großklaus (Berlin), Prof. Dr. W. Heeschen (Kiel), Prof. Dr. Rainer Hehrmann (Stuttgart), Prof. Dr. V. Hesse (Berlin), Prof. Dr. F. A. Horster (Hilden), Prof. Dr. D. Hötzel (Bonn), Prof. Dr. F. Manz (Dortmund, Forschungsinstitut für Kinderernährung), Prof. Dr. Wieland Meng (Greifswald), Prof. Dr. C. R. Pickardt (München), Prof. Dr. P. C. Scriba (München), Prof. Dr. G. Wolfram (Freising-Weihenstephan)

– **Auswertungs- und Informationsdienst für Ernährung, Landwirtschaft und Forsten e.V. (aid)**
Konstantinstraße 124, D-53179 Bonn
Beliefert, bzw. überschüttet vor allem die Presse mit Informationen zur Jodprophylaxe, die meist vom Arbeitskreis Jodmangel ausgearbeitet sind. (Zitate aus dem „Special" zum Jodmangel: „Nur wenige Außenseiter predigen hartnäckig von nicht bewiesenen Nachteilen; diesen Aussagen sollte kein Glauben geschenkt werden." ... „Meine Freundin behauptet, von Jod bekommt man Pickel. Stimmt das? Unsinn! Die Pickel hast du bestimmt nicht vom Jodsalz.")

– **Berliner Verein homöopathischer Ärzte e. V.**
Nassauische Straße 2, D-10717 Berlin
1. Vorsitzende: Dr. Karin Bandelin
Telefon und Fax: 030/8732593

– **Biochemischer Verein Groß-Berlin e. V.**
1. Vorsitzender: Herr Jürgen Toreck
Greifswalder Str. 4, Haus der Demokratie und Menschenrechte, Zi. 315
D-10405 Berlin; Telefon: 030/204-4599 – Fax: 030/201-2047

– **Bundesinstitut für gesundheitlichen Verbraucherschutz und Veterinärmedizin (bgvv)**
Thielallee 88 - 92, D-14195 Berlin
Direktor: Prof. Dr. med. vet. Rolf Großklaus
Telefon: 030/8412 3230
(Großklaus brachte in einer Berliner Tagung im Jahr 1994 alle wichtigen Leute an einen Tisch: Das Ergebnis ist gedruckt. „Die Notwendigkeit der Jodsalzprophylaxe", hrsg. von Rolf Großklaus, A. Somogyi, München 1994 (= bga Schriften 3/94). Diese Berliner Tagung war der organisatorische „Startschuss" der Jodierung in Deutschland, weil sie die Vertreter der Interessenverbände in die Aktion einband.)

- **Bundesministerium für Gesundheit (BGM)**
  Am Propsthof 78a, D-53108 Bonn
  Büro der Ministerin, Frau Andrea Fischer, Berlin,
  Telefon: 030/ 227/ 76250 – Fax 030/ 227/ 71601

- **Bundeszentrale für gesundheitliche Aufklärung**
  Ostmerheimer Str. 220, D-51109 Köln
  Postfach 910152, D-51071 Köln
  Ansprechpartner zum Thema Jodprophylaxe: Herr Bernd Milinski

- **Deutsche Gesellschaft für Ernährung (DGE)**
  Postfach 93 02 01, D-60457 Frankfurt/Main
  Ansprechpartner in Fragen der Jodprophylaxe:
  Herr Dr. Helmut Oberritter

- **Forum Schilddrüse e. V.**
  Komturstraße 52-62, D-12099 Berlin
  Sekretariat: Heimhuder-Straße 70, D-20148 Hamburg
  Telefon: 040/ 447095 – Fax: 040/ 414 78 450
  Vorsitzender des wissenschaftlichen Beirates:
  Prof. Dr. Wieland Meng, Greifswald
  Beirat: Prof. Dr. W. Becker (Göttingen), Prof. Dr. H. G. Bohnet (Hamburg), Dr. C. Eckert-Lill (Eschborn), Prof. Dr. P. E. Goretzki (Düsseldorf), Prof. Dr. A. Grüters-Kießlich (Berlin), Prof. Dr. J. P. Hanker (Trier), Prof. Dr. Rainer Hehrmann (Stuttgart), Prof. Dr. B. Ranke (Tübingen), Prof. Dr. C. Reiners (Würzburg), Prof. Dr. K. H. Rudorff (Wuppertal)
  (Betreibt mit Unterstützung der Firma Henning-Berlin Öffentlichkeitsarbeit im Sinn der „Jodprophylaxe".)

- **Gesellschaft für Gesundheitsberatung GGB e. V.**
  Taunusblick 1, D-56112 Lahnstein
  Telefon: 02621/917010 – Fax: 02621/917033
  Vorsitzender: Dr. med. Max Otto Bruker
  Geschäftsführung: Ilse Gutjahr

- **Schilddrüsen-Liga Deutschland e. V.**
  Peter-Sander-Straße 15, D-55252 Mainz-Kastel
  Vorsitzender des wissenschaftlichen Beirates:
  Prof. Dr. Peter Pfannenstiel
  Peter-Sandner-Straße 15, D-55252 Mainz-Kastel
  Telefon: 06134/729011 – Fax: 06134/729203
  Mitgliedsbeitrag für Erwerbstätige DM 60,– jährlich
  (organisiert mit Unterstützung der Firmen Henning-Berlin und Merck-Darmstadt Informationsveranstaltungen für Mitglieder sowie (jährlich) die wissenschaftliche Fachtagung „Mainzer Schilddrüsengespräche")

D.

Medienereignisse

– Katrin Reusch: „Krank durch Jod" Erstsendung in **„brisant"** (MDR)
vom 19. Mai 1998
(Professor Jürgen Hengstmann, Berlin, stellt fest: „10 bis 15% der Be-
völkerung werden unter der Hochjodierung leiden".)

– ARD-Talkshow **„Fliege"** „Zeitbombe am Hals: Die Schilddrüse" vom
28. 6. 1999
(Zeigt den erschütternden Fall eines Patienten, der in die Psychiatrie
eingeliefert wurde, weil niemand ihm gesagt hatte, dass er kein Jod zu
sich nehmen durfte.)

E.

Weiterführende Literatur
aus dem
Dingfelder Verlag

Dagmar Braunschweig-Pauli

Jod–Empfindlich

Symptomatik – Erste Hilfe
mit Beiträgen erfahrener Fachärzte

I.   Wie zeigt sich Jod-Empfindlichkeit?

II. Welche Produktgruppen können künstliche Jodzusätze enthalten?

III. Erste Hilfe bei Jod-Problemen

   a) aus ärztlicher Sicht

   b) im Rahmen der Naturheilkunde

   c) Erfahrungsberichte Betroffener

IV. Kontaktadressen für die medizinische Beratung

Taschenbuch (erscheint baldmöglichst)
ISBN 3-926253-59-2

Gerd E. Gmelin

»Jod-Frei«

Einkaufen in Deutschland
Woher man Lebensmittel
ohne künstliche Jodierung beziehen kann

Dank der Initiative zahlreicher von der Jodierung negativ betroffener Menschen beginnt eine stetig wachsende Gemeinschaft von Lebensmittel herstellenden Betrieben und Vertriebsorganisationen, der Bevölkerung alternative Produkte aus den Bereichen Lebensmittel, Körper- und Gesundheitspflege zur Verfügung zu stellen, um den Gefahren der unkontrollierten, ungewollten Aufnahme künstlicher Jodzusätze wirksam begegnen zu können. Dieses „Branchenbuch" will es vielen Betroffenen in ganz Deutschland ermöglichen, möglichst nahe gelegene Bezugsquellen für „Unjodiertes" ausfindig zu machen.

Mit dieser Initiative wollen wir einen ersten Schritt in jene Richtung vornehmen, an deren Zielpunkt die Wiederherstellung der staatlich garantierten Produkttransparenz hinsichtlich der Jodsubstitution und damit des Freiwilligkeitsprinzips stehen muss.

Loseblattsammlung, Grundwerk mit Ergänzungen
(erscheint baldmöglichst)

ISBN 3-926253-74-6

Gerd E. Gmelin

»Jod-Frei«

Essen gehen in Deutschland
Welche Gastronomen auch Mahlzeiten
ohne künstliche Jodierung anbieten

Ungezählte Menschen gehen einem Beruf nach, der sie regelmäßig dazu zwingt, die Angebote der Gastronomie in Anspruch zu nehmen. Für jodempfindliche Menschen bedeutet
dies meist, ein völlig unkalkulierbares Risiko hinsichtlich
Wohlbefinden und Gesundheit auf sich nehmen zu müssen.

Dieses fortlaufend aktualisierte Branchenbuch stellt solche
Gastronomiebetriebe vor, die es entweder gestatten, dass jodempfindliche Gäste ihre mitgebrachte Nahrung verzehren,
oder aber die bereit sind, die mitgebrachten Speisen individuell
zuzubereiten, oder schließlich solche, die mindestens ein voll-
wertiges Menü anbieten, bei dem garantiert werden kann, dass
vom Urprodukt bis zur fertigen Mahlzeit keinerlei künstliche
Jodierung vorgenommen wurde.

Loseblattsammlung, Grundwerk mit Ergänzungen
(erscheint baldmöglichst)

ISBN 3-926253-75-4

Dr. med. Ulrich Kübler

Krebs wäre heilbar!

Immuntherapie setzt den üblichen
Behandlungsqualen ein Ende

Die klassischen Krebsdiagnose- und -behandlungsmethoden stehen vor der totalen Kapitulation. Von wenigen Ausnahmen einmal abgesehen, muss man feststellen, dass angesichts der weltweit rasanten Ausbreitung der Krebserkrankungen die bisherige Vorgehensweise, gemessen am nachhaltigen Erfolg, letztlich auf ganzer Linie versagt hat. Und obwohl bekanntermaßen (und heute leicht nachweisbar) jeder zweite Krebspatient aufgrund eines genetischen Defektes seiner Krebszellen völlig therapieresistent gegen Chemotherapie und Bestrahlung ist, werden diese Menschen trotzdem unnötigerweise – und dabei außerordentlich kostenintensiv – bis zum absehbaren Tod immer weiter den quälenden Begleiterscheinungen dieser Behandlungsformen unterworfen.

Wirksame Früherkennung hingegen setzt lange vor den üblichen Diagnoseverfahren ein. Der Autor – selbst Spezialist für Tumorimmunologie und Biochemie – betreibt als Arzt ein privates Forschungsinstitut, in dem er international patentierte Verfahren zur frühestmöglichen Krebsdiagnostik und -behandlung entwickelt hat. Der sich damit eröffnende Handlungsspielraum im Wettlauf um die Zeit gibt Arzt und Patient die realistische Chance, das geschädigte Immunsystem des Patienten frühzeitig in den notwendigen Strategien zum autonomen Sieg über die beginnende Krebserkrankung zu „unterweisen" und somit einen Heilungsprozess ohne „Verstümmelungen" bewirken zu können.

Wie das funktioniert, kann man hier nachlesen! Sowohl der medizinische Laie als auch der Arzt und Wissenschaftler erhalten neben einem Ausblick auf die heutige desolate Situation der herkömmlichen Krebstherapie einen fundierten Einblick in den aktuellen Stand der Forschung und die sich daraus ergebenden wirksamen Behandlungsmöglichkeiten.

ISBN 3-926253-78-9 (erscheint Anfang 2001)

Dr. rer. nat. David Schweitzer

Thought Form Photography

Wie das Wasser Informationen
speichert und sich wieder an sie erinnert

„Wir sind die Seelen-Schöpfung all dessen, was wir wahrnehmen;
unser Denken erschafft unmittelbar unsere Wirklichkeit."

Zu diesem zwingenden Ergebnis gelangt der Autor im Rahmen seiner Entdeckungen zur Wasserforschung. Seit es ihm im Jahre 1996 gelungen ist, die im Wasser gespeicherten Energiemuster unter dem Mikroskop sichtbar zu machen, hat sich in zahlreichen Untersuchungen immer deutlicher herausgestellt, dass Wasser das universelle Speichermedium für alle Lebensformen darstellt. Wir alle sind über das Wasser ebenso untereinander wie mit dem kosmischen Geschehen insgesamt verbunden, jeder unserer Gedanken wirkt somit zwingend verändernd ein auf die Entwicklungen in der ganzen Welt, selbst wenn wir keine äußerliche Tat damit verknüpfen.

David Schweitzer, als medizinischer Wissenschaftler spezialisiert auf besondere Methoden zur Krankheits-Früherkennung mittels modernster Blutanalyseverfahren, ist Träger internationaler Auszeichnungen, die seine humanitäre Arbeit in Afrika sowie seine Verdienste um die Komplementär-Medizin würdigen. In diesem reich bebilderten Buch beschreibt er den Verlauf seiner Forschungsarbeit. Folgende Themen stehen im Zentrum der Arbeit: Die Geschichte der Gedankenfotografie – Die Natur des Wassers – Der Photonengürtel und seine Auswirkungen auf unser Leben – Zeta-Potential und Somatiden – Kornkreise, Heilige Geometrie und Energiestrukturen – Fraktale Strukturen als Schöpfungsgesetz – Wassercluster und das Phänomen der Spiralwendel – Die Chakras (Energiezentren im Menschen) und ihr energetisches Abbild im Wasser – Die Sichtbarmachung homöopathischer Informationen – Musik im Wasser – Die Qualität unseres Denkens . . .

ISBN 3-926253-79-7 (erscheint Anfang 2001)

Alle Bücher erhältlich bei: Dingfelder Verlag, Annette und Gerd Gmelin GbR,
Abt. Versandbuchhandlung, Erlinger Höhe 9, D 82346 Andechs,
Telefon: +49/(0)8152/6671; Fax: +49/(0)8152/5120; internet: http://www.dingfelder.de/